Dagmar Härle

Praxisbuch traumasensitives Yoga

Über die heilende Wirkung von Yoga bei komplexen Traumata

DAGMAR HÄRLE

PRAXISBUCH TRAUMASENSITIVES YOGA

ÜBER DIE HEILENDE WIRKUNG VON YOGA BEI KOMPLEXEN TRAUMATA

Vorwort von David Emerson

Mit Video-Übungsprogramm

Junfermann Verlag
Paderborn
2016

Copyright	© Junfermann Verlag, Paderborn 2016
Coverbild	© ankdesign – Fotolia
Fotos im Innenteil	Sabine Tröndle
Covergestaltung / Reihenentwurf	JUNFERMANN Druck & Service GmbH & Co. KG, Paderborn
Satz & Layout	JUNFERMANN Druck & Service GmbH & Co. KG, Paderborn

Bibliografische Information der Deutschen Nationalbibliothek

Die Deutsche Nationalbibliothek verzeichnet diese Publikation in der Deutschen Nationalbibliografie; detaillierte bibliografische Daten sind im Internet über http://dnb.ddb.de abrufbar.

ISBN 978-3-95571-570-0
Dieses Buch erscheint parallel als E-Book.
ISBN 978-3-95571-578-6 (EPUB), 978-3-95571-580-9 (PDF), 978-3-95571-579-3 (MOBI).

Inhalt

Vorwort von David Emerson

Die neueste Forschung macht deutlich: Die Heilung von Traumafolgestörungen erfordert, etwas zu *tun,* anstatt ausschließlich über das traumatisierende Geschehen zu sprechen.

Herkömmliche Behandlungswege für psychische Erkrankungen, Trauma und posttraumatischen Stress eingeschlossen, basieren auf einem psychodynamischen Therapieansatz. Dieser beschreibt die Wechselwirkung seelischer Vorgänge in Abhängigkeit von äußeren und inneren Ereignissen und setzt in der Therapie ausschließlich in der Vergangenheit an, über die es zu reden gilt. Diese Sichtweise haben in jüngster Zeit Fachleute, die Traumafolgestörungen untersuchen und behandeln, einer kritischen Prüfung unterzogen. Die psychodynamische Therapietradition erzielt fraglos viele Erfolge, doch bei der Behandlung von Menschen, die chronischen Missbrauch oder Vernachlässigung erlitten haben, sind die Ergebnisse wenig überzeugend. Zieht man in Betracht, mit welchem Schmerz und welchem Leid Kinder zu kämpfen haben, die von ihren Eltern oder anderen Bezugspersonen vernachlässigt wurden; Erwachsene, die jahrelang in einer missbräuchlichen Beziehung feststeckten oder Menschen, die Gefangenschaft und Folter überlebt haben, dann reicht es bei Weitem nicht aus, nur über die Vergangenheit zu sprechen.

In den letzten Jahrzehnten haben sich nach anfänglichen Experimenten Therapieansätze herausgebildet, die bei posttraumatischem Stress dem *Handeln* den Vorzug geben – allgemein spricht man von „körperlichen (somatischen) Interventionen“. Vor nicht allzu langer Zeit hat dieses körperbezogene Vorgehen (Methoden, bei denen die Betroffenen ihren Körper *aktiv* einsetzen) die Aufmerksamkeit jener Instanzen auf sich gezogen, die die Mittel für die wissenschaftlichen Untersuchungen von Therapiemethoden bereitstellen. Psychodynamische Therapieansätze waren und sind in ihrer Bedeutung unangefochten Das Verständnis, dass Trauma sich auf den gesamten Organismus erstreckt, führte jedoch dazu, dass in der westliche Welt Untersuchungen von körperorientierten Therapiemethoden finanziert und durchgeführt wurden. Traumasensitives Yoga (TSY) ist ein Teil dieser neuen Strömung. Wir entwickelten TSY 2003 am Trauma Center in Brookline, Massachusetts, und als Erste und bisher Einzige erhielten wir für unsere Studie einen Zuschuss von der Regierung der Vereinigten Staaten, um den Erfolg von TSY in einer randomisierten (zufällige Auswahl, Anm. der Autorin) kontrollierten Studie[1] zu untersuchen. Die Resultate erwiesen sich als vielversprechend.

1 Yoga as an adjunctive treatment for posttraumatic stress disorder: a randomized controlled trial. (Yoga als begleitende Therapiemaßnahme bei der Behandlung von posttraumatischem Stress: eine randomisierte, kontrollierte Studie), van der Kolk, Stone, West, Rhodes, Emerson, Suvak, Spinazzola, Journal of Clinical Psychiatry, 75 (6), e559-e565, 2014.

Werkzeuge, die traumatisierten Menschen helfen, ihren Körper wieder aktiv einzusetzen, müssen klar und einfach sein. Das vorliegende Buch von Dagmar Härle erfüllt diesen Anspruch vollumfänglich und kann als eine Art „Betriebsanleitung" für einen von der traumatischen Vergangenheit geprägten Körper verstanden werden. Betroffene lernen aus diesem Buch, auf welche Weise ein Trauma unseren Körper, genauer gesagt unsere Neurophysiologie und damit unser Erleben in jedem einzelnen Augenblick beeinflusst. Für unseren Therapieansatz mit TSY sind vor allem die Veränderungen der sogenannten interozeptiven Nervenbahnen (Interozeption: unsere Fähigkeit, Vorgänge im Körperinnern wahrzunehmen) von Interesse. Interozeptive Nervenbahnen leiten Informationen unseres Körpers zum Gehirn und machen uns seine Befindlichkeit bewusst: Auf diese Weise spüren wir unsere Füße auf dem Boden, unseren Herzschlag oder die Muskeln in unserem Arm, wenn wir einen schweren Gegenstand heben. Chronische Traumatisierung führt dazu, dass diese interozeptiven Empfindungen weniger verlässlich sind und der eigene Körper beispielsweise nicht mehr als berechenbar oder die Körperempfindungen und -grenzen nicht mehr als klar und konsistent wahrgenommen werden können, oder sich, im Gegenteil, permanent Anspannung breitmacht. Ein Teilnehmer des Yogaprogramms im Trauma Center drückte es folgendermaßen aus: „Ich fühlte mich getrennt von meinem Körper, war immer in einer Art Autopilotmodus. Hatte ich mich verletzt, konnte ich nicht einmal den Schmerz spüren."[2]

Hinter traumasensitivem Yoga steht die Idee, dass wir mit den Yogaübungen unsere Aufmerksamkeit auf das lenken, was wir in unserem Körper spüren, und so die interozeptiven Nervenbahnen reaktivieren können. Infolgedessen können wir unseren Körper als verlässlicher und berechenbarer – als einen sicheren Ort – wahrnehmen. Die vorliegende Anleitung von Dagmar Härle liefert hierzu einen wichtigen Beitrag. Das Buch verschafft Betroffenen einen leichten Zugang zu TSY, sodass sie den Nutzen, den ihnen der aktive Einsatz ihres Körpers beschert, voll ausschöpfen können.

David Emerson
The Trauma Center
Brookline, Massachusetts
Im Januar 2016

---

2 Claiming peaceful embodiment through yoga in the aftermath of trauma. Alison M. Rhodes, Complementary Threrapies in Clinical Practice 21 (2015)

Einleitung

Da Sie, liebe Leserin, lieber Leser, am Thema dieses Buchs interessiert sind, gehören Sie vermutlich zu jenen Menschen, die eine persönliche Krise durchgestanden haben oder in ihrem Leben von belastenden Begebenheiten heimgesucht wurden. Sie leiden unter den Folgen dieser Traumata und sind auf der Suche nach einem gangbaren Weg, selbst aktiv zu werden, um zu einem entspannten, sicheren und selbstgesteuerten Lebensgefühl (zurück) zu finden. Möglicherweise haben Sie im Rahmen einer Therapie traumasensitives Yoga kennengelernt oder sind darauf aufmerksam gemacht worden und möchten es nun zu Hause üben. Oder aber Sie zählen zur Gruppe der Helfer, sind selbst Therapeut oder Therapeutin und suchen nach einem Leitfaden für eine körperorientierten Methode, die die Selbstwirksamkeit und Affektregulation von Traumapatienten fördert.

Das vorliegende Praxisbuch eröffnet neben einem kurzen Einblick in die Hintergründe von Trauma und traumasensitivem Yoga einen Übungsraum mit einer Fülle von Beispielen und praktischen Anleitungen, die Sie in der Therapie ebenso wie zu Hause nutzen können.

Warum körperorientierte Traumatherapie?

Ein Trauma besteht neben den im Gedächtnis gespeicherten Erinnerungen aus Körpererinnerungen, die sich beispielsweise in einer flachen Atmung, einer andauernden Körperspannung oder in einem gekrümmten Rücken und gesenktem Blick manifestiert haben. Der Körper friert zum Zeitpunkt des traumatisierenden Ereignisses ein und reagiert fortan auf traumabezogene Auslösereize (Trigger) mit hoher Erregung, so, als widerfahre ihm die traumatische Situation aufs Neue. Die Betroffenen sind in einer sich ständig wiederholenden Stressantwort stecken geblieben. Dieses „Steckenbleiben" offenbart sich unter anderem in Bewegungs-, Atem- und Haltungsmustern.

Erinnert ein Traumatrigger an das schreckliche Ereignis, möchte der Betroffene handeln, das heißt sich zur Wehr setzen oder davonlaufen. Er fühlt sich entweder von Emotionen überschwemmt, die er nicht kontrollieren kann, oder er erstarrt in ohnmächtiger Hilflosigkeit. Wiederholt lässt ihn sein Körper im Stich – er kann sich nicht auf ihn verlassen: Weder bringt er ihn in Sicherheit, noch ist er ein Ort des Wohlbefindens. Auch Entspannung und Ruhe können sich als schwierig erweisen, wenn sich Empfindungen von Überwachsamkeit (Hypervigilanz) und Nervosität mit Taubheit und Lähmung abwechseln. Da sich Gefühle und Erregungszustände im Körper, genauer in den Körperempfindungen, abspielen, erscheint es mehr als logisch, diesen Umstand zu nutzen und in die Behandlung von Traumafolgestörungen einzubeziehen.

Warum Yoga?

Die meisten von uns haben schon einmal die Erfahrung gemacht, dass sie ihre Befindlichkeiten über den Körper regulieren können, jedoch setzen wir dieses Wissen, anders als andere Kulturen, nicht systematisch ein. Tanz, Rhythmus, Gesang oder Tai Chi, Qigong oder Yoga sind nur einige Beispiele, wie der Körper jenseits der Gesprächstherapie Erfahrungen zu verarbeiten vermag. Diesen Erfahrungsschatz der Wechselwirkungen zwischen Körper und Seele nutzen wir im traumasensitiven Yoga, um dem Körper zu helfen, das traumatische Erleben zu verarbeiten.

Yoga und Achtsamkeitstraining sind inzwischen in aller Munde und gelten als probate Wege, zu lernen, sich auf den Körper einzulassen, im Hier und Jetzt zu leben und eine wertfreie Beobachterposition auszubilden. Die im Yoga geübten Körperhaltungen (Asanas) und Atemübungen (Pranayama) eröffnen einen Raum, in dem die Konzentration auf körperliche Aspekte, wie die Dehnung oder die kraftvolle Aktivität eines Muskels, das achtsame Beobachten der Körperreaktionen im Mittelpunkt stehen. Der stete Wechsel von Anstrengung und Erholung trainiert zudem unser Nervensystem und macht es widerstandsfähiger. Das Ziel des Yoga ist ein ruhiger, beobachtender Geist, der sich nicht von Gefühlen überwältigen lässt. Diese Fähigkeit kommt traumatisierten Patienten sowohl im Alltag als auch in der Expositionstherapie zugute.

Warum traumasensitives Yoga?

Vielleicht gehören Sie zu jenen, die feststellen mussten, dass Yoga und Achtsamkeit Ihnen überhaupt nicht guttun, ja dass sie das Gegenteil von dem bewirkten, das Sie anstrebten, und eher beängstigende und negative Gefühle auslösten.

Wenn Sie unter den Folgen einer Traumatisierung leiden, werden oft gerade in der Stille die „Dämonen“ wach, und der Fokus auf den Körper kann alte Wunden wieder aufreißen und noch bewusster aufzeigen, dass Sie sich mit Körperempfindungen schwertun oder sie Ihnen gar verschlossen sind. Auch kann der Besuch einer Yogaklasse mit vielen Menschen auf engem Raum, ebenso wie Anforderungen, denen Sie genügen sollen oder wollen, Traumaerinnerungen wachrufen. Folglich muss die Yogapraxis auf Ihre Bedürfnisse zugeschnitten sein.

Seit vielen Jahren unterrichte ich Yoga und bin von den vielfältigen Wirkungen, die es auf mich selbst und meine Schülerinnen und Schüler hat, immer wieder aufs Neue beeindruckt. Daher beschäftigte mich bereits während meines Studiums der Psychotraumatologie die Frage, welchen Nutzen Yoga in der Traumatherapie haben könnte, und ich begann nach Abschluss des Studiums, Traumapatienten in kleinen Gruppen in „Achtsamkeitsyoga" zu schulen. Im Unterschied zum üblichen Yogaunterricht, in dem das Programm klar vorgegeben ist, ermutigte ich die Teilnehmenden, die Asanas und Atemübungen auf die eigenen Bedürfnisse abzustimmen. Die Übenden hatten also immer eine Wahl. Ganz anders verhält es sich bei einer traumatisierenden Erfahrung, die dem Betroffenen keinen Raum für Entscheidungsfreiheit und Selbstbestimmung lässt.

Im Unterricht wies ich auf konkrete körperliche Wahrnehmungen hin, was den Übenden half, ihren Fokus im Hier und Jetzt zu halten und nicht mit ihren Traumaerinnerungen in die Vergangenheit oder zu ihren Zukunftsängsten in das Morgen abzudriften. Um dies zu erleichtern, sprach ich Empfindungen wie ein Gefühl der Dehnung in Muskeln oder Sehnen an, das Gewicht eines Körperteils oder die Atmung. Mir war klar, dass manche der Teilnehmenden wenig oder gar nichts davon spürten, jedoch veränderte sich dieses Empfinden mit zunehmendem Training. Ich machte auch Fehler. Damals war mir noch nicht klar, dass die nach dem Yoga übliche Entspannung für viele Traumatisierte nur ein „Durchhalten" darstellte und somit keine gute Erfahrung war. Die Rückmeldungen meiner Yogaschüler lehrten mich, wie ich das Yoga besser an ihre Bedürfnisse anpassen konnte.

Neben den Gruppen begann ich, mit Patienten in der Einzeltherapie Yogaasanas und Atemübungen einzuflechten. Manche Haltungen dienten als Ressource zur Stabilisierung, andere halfen, ein besseres Gewahrsein für den Körper zu entwickeln; wieder andere konnten eine Dissoziation, das Abspalten von der gegenwärtigen Erfahrung, beenden.

Eine wichtige Bestätigung für meine Beobachtungen und Erfahrungen erfuhr ich von David Emerson, Director of Yoga Services im Trauma Center in Brookline und Buchautor[3]. Traumasensitive Yogagruppen sind in Brookline fester Bestandteil der Therapie. Die positive Wirkung dieser Herangehensweise ist inzwischen durch Studien mehrfach bestätigt worden. Nach meiner Weiterbildung am Traumacenter zum

3 Trauma-Yoga – Heilung durch sorgsame Körperarbeit (Emerson & Hopper 2011) und Trauma-Yoga in der Therapie (Emerson 2015).

cert. Facilitator TCTSY (Trauma Center Traumasensitives Yoga) konnte ich meine Erfahrungen systematisieren, erweitern und in dem Buch *Körperorientierte Traumatherapie. Sanfte Heilung mit traumasensitivem Yoga* für die Einzeltherapie nutzbar machen.

Patienten und Gruppenteilnehmer bitten mich oft um Übungsanleitungen, da sie traumasensitives Yoga (TSY) auch außerhalb der Therapiestunden und TSY-Gruppen praktizieren wollten. So entstand dieses Praxisbuch, in dem sich Werkzeuge finden, mit deren Hilfe überwältigenden Erinnerungen etwas entgegengesetzt werden kann.

> Dieses Buch ist kein Ersatz für eine Traumatherapie, und ich möchte nicht den Anschein erwecken, dass Sie sich damit „selbst heilen" können oder sollen. Es kann Sie jedoch ergänzend dabei unterstützen, Erregungszustände leichter zu kontrollieren, sich selbst als wirksam und effektiv zu erleben, was auch die Traumatherapie erleichtert.

Leidet ein Mensch unter den Folgen einer oder mehrerer traumatischer Erfahrungen, werden Traumaerinnerungen leicht durch unterschiedlichste traumabezogene Auslösereize, sogenannte Trigger, entfacht, was sowohl zu Erregungszuständen als auch zu Gefühlen von Taubheit, Abschalten oder Hilflosigkeit führen kann. Da diese Trigger vielfältig sind, werden Sie bei der Lektüre möglicherweise an Ihre persönliche Geschichte erinnert. Bei der Arbeit mit meinen Patienten pflege ich, wenn die Erregung über die Gebühr ansteigt, die Sitzung zu unterbrechen, und wir suchen Körperhaltungen (Asanas) oder Atemübungen (Pranayama) aus dem Yoga, die beruhigend wirken. Wir „bremsen" also die Erregung ab. Ich verwende hier bewusst das Wort „suchen". Da sich Erlebnisse und Erinnerungen unterscheiden und jeder Mensch anders reagiert, ist die Wirkung eines Asanas oder einer Atemübung nie im Voraus genau abzuschätzen. Was den einen beruhigt, kann beim anderen das Gegenteil erzeugen. Hat man Übungen gefunden, die die Erregungszustände mildern, stehen sie als Ressourcen immer dann zur Verfügung, wenn der Stress zu intensiv wird.

Ich möchte Sie ermutigen, das Buch aus der Hand zu legen, wann immer es Ihnen „zu viel" wird, sei es im Theorieteil, in dem Sie über die verschiedenen Arten von Traumatisierung, über Symptome und deren Ursachen lesen, oder im Praxisteil, in dem Sie Yogahaltungen und Atemübungen finden. Manchmal ist es nicht ganz einfach herauszufinden, wann es Zeit für eine Pause ist und was hilft, sich aus dem Sog der Traumaerinnerungen zu befreien, um sich wieder in der Gegenwart zu verankern und sich zu beruhigen. Blättern Sie, wann immer Sie Lust dazu verspüren oder eine „Pause" brauchen, im Praxisteil und probieren Sie aus, welche Yogahaltungen oder Atemübungen Ihnen guttun. Mit Yoga betreten wir einen Raum, in dem es kein Richtig oder Falsch gibt, in dem nur Ihre eigene Erfahrung zählt.

Sollten Sie die Möglichkeit haben, Übungen aus diesem Buch mit Ihrer Therapeutin oder Ihrem Therapeuten gemeinsam anzuwenden und mithilfe dieser vertrauten Person in einem sicheren Rahmen über Ihre Erfahrungen zu sprechen, nutzen Sie diesen Vorteil.

Das Buch ist folgendermaßen aufgebaut:

Teil I lädt Sie in die Welt des Yoga mit Asanas, Pranayama und Achtsamkeit ein. Teil II beinhaltet Informationen über die verschiedenen Formen von Trauma und verhilft Ihnen dazu, Ihre Symptome zu verstehen und einordnen zu können. Teil III bringt beide Elemente zusammen und führt Sie ein in die traumasensitive Art, Yoga zu üben. Teil IV ist ganz der Praxis gewidmet. Hier finden Sie Asanas und Pranayama, die Ihnen das Rüstzeug an die Hand geben, sich selbst zu helfen. Die ersten sechs der in Kapitel 17 vorgestellten Übungsprogramme bieten wir – leicht modifiziert – zudem im Video an. Natürlich können Sie die Videos auch als Unterstützung für die Ausführung einzelner Asanas nutzen.

Die Videos stehen Ihnen kostenlos online zur Verfügung. Nutzen Sie dafür den nebenstehenden QR-Code. Auf der Seite, auf die Sie dann gelangen, müssen Sie lediglich ein Passwort anlegen und eine E-Mailadresse angeben.

Im Anhang finden Sie u. a. Selbstbeobachtungsbögen, die Ihnen ermöglichen, Ihre Erfahrungen zu dokumentieren und zu reflektieren, sodass sie auch für Ihre Traumatherapie nutzbar werden.

Teil I

Hinführung zum Yoga

Das Zur-Ruhe-Kommen der seelisch-geistigen Vorgänge erlangt man durch „Übung" und „Loslösung".
Die intensive Bemühung um diesen Ruhezustand ist die Übung.

„Abhyasā-vairāgyābhyām tan-nirodhah
tatra sthitau yatno 'bhyāsah"

Yoga Sutra[4] 12 und 13 Patānjali (2010)

4 Sutra: Ein aufs Äußerte reduzierter Ausspruch oder Merksatz, der eine ganze Lehre oder Tradition zusammenfasst.

1. Yoga

Wenn Sie unter den Folgen eines Traumas leiden, suchen Sie vielleicht schon lange Wege, wie Sie sich im Alltag besser entspannen sowie Ihre Gefühle und Körperreaktionen kontrollieren können. Sie möchten also bereits den Beginn eines Erregungszustands bemerken und eingreifen können, bevor Sie sich überwältigt fühlen. Yoga kann helfen, diese Ziele zu erreichen, da sich die Yogis seit jeher mit den Zusammenhängen zwischen Atmung, Körperhaltungen und inneren Befindlichkeiten auseinandergesetzt haben. Sie wussten, dass Gedanken und Worte alleine nicht helfen, Zustände hoher Erregung zu dämpfen. Durch intensives Beobachten und Erforschen lernten sie, dass unser körperlicher Ausdruck unsere Stimmungslage beeinflusst, und sie entwickelten Haltungen und Atemübungen, die einen gezielten Einsatz dieses Wissens ermöglichen. Indem sie über die Biologie unseres Körpers reflektierten, sie erforschten und positiv zu beeinflussen suchten, entwickelten sie probate Mittel zur Affektregulierung. Die alten Yogis wurden zu echten Meistern, Körper und Atem zur Beruhigung des Geists und der Emotionen einzusetzen, um immer wieder ins Hier und Jetzt zu kommen. Auf den folgenden Seiten lade ich Sie ein, die Konzepte, Werkzeuge und Ziele von Yoga kennenzulernen.

Was ist Yoga? Sucht man nach dem Wortstamm, findet man Begriffe wie „verbinden", „zusammenfügen", „vereinigen". Was soll miteinander verbunden werden? Aus spiritueller Perspektive drückt der Begriff die Verbindung des individuellen mit dem universellen Bewusstsein aus. Sehen wir es eher praktisch, so bringt Yoga unseren Körper, unseren Geist und unsere Emotionen ins Gleichgewicht. Yoga unterstützt gemäß des obigen Sutras die Ausgewogenheit aller körperlichen Funktionen und Vorgänge und wirkt sich, bei regelmäßiger Übung, ausgleichend auf mentale, körperliche und emotionale Bereiche aus.

Die mehr als 2000 Jahre alte Geschichte des Yoga kennt eine Vielfalt an Yogalehrweisen. Die einen bevorzugen körperliches, andere geistiges Üben. Wieder andere sind eher religiös gefärbt oder betonen das Üben in unseren alltäglichen Handlungen. Alle Richtungen jedoch verfolgen dasselbe Ziel, die Bewusstheit der Menschen zu fördern (Wolz-Gottwald 2013).

1.1 Ein kurzer Ausflug in die Yogaphilosophie

Wollen wir noch ein wenig genauer wissen, was Yoga ist, empfiehlt es sich, den bekanntesten Grundlagentext zurate zu ziehen, der Patanjali (2010) zugeschrieben wird. Dort wird Yoga wie folgt definiert: **„citta vritti nirodhah“**, was übersetzt heißt: „Yoga ist jener innere Zustand, in dem die seelisch-geistigen Vorgänge zur Ruhe kommen.“ Der Schlüssel zu innerer Ruhe und Gelassenheit ist Achtsamkeit oder achtsames Gewahrsein, das uns erlaubt, unsere Gedanken, Gefühle, Erinnerungen, Gewohnheiten und Einstellungen zu erkennen. Stetes Üben von Innehalten und Beobachten führt allmählich zu einem Gefühl geistiger und körperlicher Präsenz. Das reine Beobachten dessen, was in uns vorgeht, ohne dem inneren Diktat zu unterliegen, darauf zu reagieren, verleiht uns ein Gefühl der Selbstwirksamkeit.

Untersuchen wir nun, was die einzelnen Begriffe des Sutras bedeuten. **Citta** kann man am besten mit „Geist“ übersetzen. Er geht über den Begriff des Verstands hinaus. Gemeint ist jener Bereich unserer Wahrnehmungen, Erinnerungen, Gedanken, Gefühle und inneren Bilder, der von unseren Erlebnissen geprägt und strukturiert wurde und wird. Unser Geist, das wissen wir aus Erfahrung, ist von Natur aus alles andere als ruhig. Unsere Gedanken lassen sich von äußeren wie inneren Reizen leicht ablenken und sind ständig in Bewegung oder im Grübeln verfangen. Eingefahrene, sich wiederholende Gedankenmuster führen, weil wir sie selten hinterfragen, zu Starrheit im Denken und Verhalten. Geschieht etwas, das nicht in diese mentalen Muster passt, ist unser Geist sofort wieder unruhig (vgl. Trökes & Knothe 2014, Siegel 2007, Wolz-Gottwald 2013).

Vritti heißt so viel wie „wählen, vorziehen“. Damit gibt uns Patanjali gleich eine Begründung für das Vagabundieren unseres unruhigen Geistes. Um wählen zu können, müssen wir zunächst eine Bewertung vornehmen, was der Natur unseres Gehirns entspricht. Es bewertet die einströmenden Reize, prüft, ob sie eine Bedeutung für uns haben, und wenn ja, teilt es sie in unangenehm oder angenehm, bedrohlich oder sicher ein. Diese Wertungen beruhen auf unseren unbewussten bewussten Prägungen, im Yoga Samskaras genannt. Trökes schreibt hierzu: „Es sind Erinnerungen, die uns einen derart tiefen oder andauernden Ein-Druck gemacht haben, dass sie uns dadurch im wahrsten Sinne des Wortes prägen konnten, sodass wir zu dem wurden, die oder der wir sind“ (Trökes & Knothe 2014, S. 50). Unsere Samskaras oder Prägungen bestimmen unser Weltbild, unsere Gedanken, aber auch unsere Körperhaltung, unsere Körpersprache und unser Verhalten.

Mit **citta vritti** ist also unser unruhiges, von Prägungen gesteuertes Alltagsbewusstsein gemeint, das viel Leid in unserem Leben verursacht. Yoga weist uns Wege, auf denen es uns durch stetiges Üben von achtsamem, nicht wertendem Gewahrsein gelingt, uns von unseren Prägungen zu lösen. Wolz-Gottwald schreibt hierzu: „Die Wahrnehmung der Samskaras fördert ihre Auflösung, sodass der Yogi weiter in tiefere Schichten des Geistes vorzudringen vermag“ (2013, S. 116).

Yoga als Weg der Befreiung bietet uns Übungen, die uns helfen, zur Ruhe zu kommen, sodass wir durch eine nicht wertende Achtsamkeitspraxis unsere Prägungen erkennen und uns allmählich von unseren eingefahrenen Mustern lösen können. **Nirodhah** bedeutet zur Ruhe kommen von allem Tun, Denken und Vorstellen – ein beobachtendes, nicht wertendes Gewahrsein. Das Sutra am Anfang des Kapitels beschreibt diesen Prozess: „Das Zur-Ruhe-Kommen der seelisch-geistigen Vorgänge erlangt man durch ‚Übung‘ und ‚Loslösung‘. Die intensive Bemühung um diesen Ruhezustand ist die Übung.“

1.2 Yoga heute

War Yoga ursprünglich ein spiritueller Weg, nur wenigen auserwählten Männern vorbehalten, steht es heute allen offen. Überall auf der Welt praktizieren Menschen aus den unterschiedlichsten Gründen Yoga: um gesund zu bleiben, den Körper zu trainieren, fit und beweglich zu sein, Stress abzubauen und Entspannungstechniken zu lernen. Wenngleich die spirituelle Entfaltung und Bewusstseinserweiterung das höchste Ziel und zentrale Thema im Yoga bleiben: Die Yogaübungen sind wertvoll und nutzbringend, egal, welche Ziele der Übende verfolgt. Die gesundheitlichen Segnungen des Yoga sind vielfach wissenschaftlich untersucht und beschrieben worden. Allem voran harmonisieren die Übungen nachweislich das Nerven- und Hormondrüsensystem, welches wiederum direkt alle anderen Systeme des Körpers beeinflusst (vgl. Saraswati 2001).

Forscher haben in zahlreichen Studien nachgewiesen, dass Yoga positive Wirkungen auf viele körperliche und geistige Bereiche hat (Khalsa & Stauth 2004). Darunter finden wir positiven Einfluss auf:

- die individuelle Gemütsverfassung,
- den Blutdruck,
- das Atemsystem,
- das Dämpfen von Übererregung,
- die Konzentration.

Die stimmungsaufhellende Wirkung von Yoga könnte darauf zurückzuführen sein, dass Atemübungen (Pranayama) und andere Achtsamkeitstechniken es den Praktizierenden erleichtern, ihre negativen Gedanken zu identifizieren, sie auf ihre Richtigkeit hin zu überprüfen und sie zu korrigieren (Segal, Williams & Teasdale 2012). Seine beruhigende Wirkung könnte mit der gesteigerten Ausschüttung eines Neurotransmitters[5], der Gamma-Amino-Buttersäure (GABA), zusammenhängen. Forscher konnten zeigen, dass auch bei Ungeübten wahre Wellen des beruhigenden Stoffs freigesetzt wurden (Streeter 2007). Dass die Wirkung nicht allein auf der Bewegung beruht, belegte dasselbe Forscherteam drei Jahre später in einem Vergleich von Yoga mit Walking. Zwar zeigte auch die Walkinggruppe eine erhöhte Ausschüttung von GABA, doch lag die der Yogagruppe bei Weitem höher. Des Weiteren schult Yoga die Fähigkeit der Selbstberuhigung, wie es viele andere körperorientierte Ansätze, die mit Muskelspannung und -entspannung, Rhythmik, Tanz oder Meditation arbeiten, auch tun. Ihnen gegenüber hat Yoga jedoch einen großen Vorteil aufzuweisen: Es vereint Atmung, Achtsamkeit, Meditation und rhythmische Bewegung.

Die beruhigende und stimmungsaufhellende Wirkung bringt große Vorteile für das tägliche Leben und die Stressbewältigung. Yoga kann dem Übenden helfen, in belastenden Alltagssituationen mittels eines gezielten Einsatzes von Übungen Ruhe und Abstand zu finden. In der Therapie erleichtert die Fähigkeit der Selbstbeobachtung und Selbstberuhigung das Durcharbeiten von Traumaerinnerungen. Sind Therapeut und Patient mit hilfreichen Maßnahmen vertraut, ist eine Traumatherapie weniger belastend. Forscher konnten bestätigen, dass eine Kombination aus Yoga und Traumatherapie diesen Nutzen bietet (Descilo 2010, Franzblau 2006, Gerbarg 2008).

Yoga ist jedoch nicht gleich Yoga. Es werden viele verschiedene Richtungen praktiziert. Ich möchte Ihnen hier die bekanntesten vorstellen:

Hatha Yoga basiert auf Atemübungen und Körperhaltungen unterschiedlicher Schwierigkeitsgrade. Letztere werden bewusst eingenommen, gehalten und wieder aufgelöst. Das Innehalten zischen den Übungen hilft dem Übenden (auch „Adept" genannt), die jeweiligen Wirkungen zu beobachten. Der Lehrer plant die Auswahl der Übungen und damit den Schwerpunkt einer Stunde.

Ashtanga Yoga fußt auf dem Hatha-Yoga-System. Anders als im Hatha Yoga werden festgelegte Serien von Yogastellungen aneinandergereiht, dynamisch ausgeführt und mit dem Atem synchronisiert. Neuzeitliche Yogastile wie „Power Yoga", „Vinyasa Yoga", „Yoga Flow" etc. leiten sich aus dem Ashtanga Yoga ab.

Power Yoga ist eine Variation des Ashtanga Yoga, von dem es sich darin unterscheidet, dass Positionen, Bewegungsabläufe und Atemtechnik den Praktizierenden angepasst werden, während die Bewegungsabläufe und Positionen im Ashtanga Yoga

---

5 Neurotransmitter sind Botenstoffe, die die Erregung einer Nervenzelle auf andere Zellen weiterleiten. Weitere Beispiele für Neurotransmitter sind Adrenalin und Serotonin.

eine festgelegte Abfolge haben. Power Yoga ist eine Sportart, die Ausdauer, Körperkraft und Beweglichkeit trainiert und die körperliche Fitness zum Ziel hat.

Im **Iyengar Yoga** werden Hilfsmittel wie Kissen, Stühle, Seile, Yogablöcke usw. verwendet, um die Wirkung von Asanas zu steigern oder Probleme der Ausübung aufgrund körperlicher Einschränkungen zu umgehen. Die Hilfsmittel dienen dem Ziel, sehr genau und subtil zu arbeiten.

Yoga auf dem Stuhl (Rohnfeld 2004) wurde in den 1980er-Jahren für Menschen entwickelt, die nicht (mehr) in der Lage sind, im Schneidersitz auf einem Kissen zu sitzen oder körperlich herausfordernde Haltungen einzunehmen. Diese Art des Yoga bedarf keinerlei besonderer Voraussetzungen und kann in vielen Alltagssituationen praktiziert werden.

Das **traumasensitive Yoga** (TSY) basiert auf dem Hatha Yoga, jedoch legen die Yogalehrer großen Wert darauf, den Teilnehmenden Wahlmöglichkeiten anzubieten, um ein Gefühl von Kontrolle und Selbstbestimmung zu fördern. Die Formulierungen werden daher nicht als Anweisungen, sondern als Vorschläge formuliert und geben den Übenden die Gelegenheit, von den Variationen zu profitieren. Die Lehrenden verweisen differenzierter, als normalerweise in Yogakursen üblich, auf die interozeptiven Vorgänge im Körper (Dehnung oder Anspannung der Muskulatur, Druck, Gewicht, Temperatur etc.), um den Übenden zu einem besseren Körpergewahrsein zu verhelfen (Emerson & Hopper 2012, Emerson 2009, Härle 2015).

Über die Prämissen des TSY erfahren Sie ab Seite 69 ff. mehr. Betrachten wir im nächsten Schritt die Werkzeuge des Yoga, die im „achtfachen Pfad“ beschrieben sind.

2. Die Werkzeuge

2.1 Asanas

In der ganz frühen Zeit der Yogaentwicklung bedeutete Asana ausschließlich „stabile Sitzhaltung“. Die Vielfalt der Asanas verdanken wir jedoch der Erkenntnis der Yogis, dass sich durch bestimmte Körperhaltungen Energiebahnen und psychischen Zentren öffnen lassen. Durch sie kann der Adept Kontrolle über Körper und Geist erlangen, und die Übungen befähigen so zu höherer Achtsamkeit und Präsenz im Alltag. Die Yogis erfassten, dass sich durch die Kontrolle des Körpers – Haltung und Atmung – der Geist lenken lässt.

Yogaübungen unterscheiden sich von Gymnastik in vielerlei Hinsicht, auch wenn Yoga als Work-out Eingang in die Fitnessbewegung gefunden hat. Vorrangig im Yoga ist jedoch nicht die körperliche Fitness, sondern das Erkennen und Beruhigen des Geistes, das Erlernen von Achtsamkeit und Präsenz im Hier und Jetzt – Fähigkeiten, die jedem Menschen zugutekommen, insbesondere jenen, die unter hoher Anspannung und Überforderung stehen, wie es bei Traumabetroffenen oft der Fall ist. Yoga wird daher auch als „Work-in“ bezeichnet.

Körperhaltungen und Bewegungen sind untrennbar mit unseren Emotionen verbunden, man nennt dies Embodiment. Es ist daher einsichtig, dass die Abwandlung eingeschliffener körperlicher Tendenzen eine Veränderung unseres Gefühlserlebens bewirkt. Vielleicht kennen Sie den Test: Man sinkt in sich zusammen, lässt die Arme hängen und versucht zu denken: „Ich bin so glücklich!“ Oder man richtet sich auf, strafft die Schultern, reckt das Kinn und sagt sich: „Ich bin so traurig!“ Beides funktioniert nicht, die Haltungen „passen“ nicht zu den Gefühlen. Man kann hier die berühmte Frage nach der Henne und dem Ei stellen: Hat das Körpermuster, beispielsweise für depressive Verstimmungen, sich aufgrund dieser Haltungs- und Atemtendenz in einem niedergeschlagenen Gefühl manifestiert oder begann alles mit Freud- und Hoffnungslosigkeit, denen der Körper gefolgt ist? Tatsache ist, dass wir mit unserer Haltung unsere Gefühle beeinflussen können.

Übertragen auf Yoga heißt dies: Wir nehmen eine für uns ungewohnte Haltung ein, zum Beispiel eine verstärkte Aufrichtung in eine Rückbeuge, und spüren der Wirkung achtsam nach. Bemerken wir, dass die Rückbeuge Angst auslöst, beschließen wir, den Oberkörper nach vorn zu beugen und beobachten wieder aufmerksam, was jetzt geschieht. Oder wir bewegen uns zwischen den beiden Positionen hin und her, wie bei der Übung Katze – Kuh (Seite 123 f., 182), bei der sich Rückbeuge und Vorwärtsbeuge abwechseln. Mit der Zeit gewöhnt sich unser Körper an neue Haltungs- und Bewegungsmuster.

Eines möchte ich betonen: Es geht bei einer Rückbeuge – um beim Beispiel zu bleiben – nicht darum, sich möglichst perfekt oder weit nach hinten lehnen zu können, erst recht nicht, wenn eine solche Haltung beklemmende Gefühle auslöst. Sinnvoller ist es, sich allmählich in kleinen Schritten an ungewohnte Positionen heranzutasten, die Wirkung achtsam zu erforschen und, ganz im Sinne des yogischen Prinzips, gewaltlos und freundlich mit sich selbst umzugehen.

Wir können die Asanas in folgende Gruppen unterteilen:

- Asanas im Stehen und im Sitzen
- Haltungen, in denen wir uns nach vorne, zur Seite oder nach hinten neigen
- Asanas, die unser Gleichgewicht trainieren
- Drehbewegungen unserer Wirbelsäule
- Entspannende Asanas
- Statische und dynamische Asanas
- Umkehrhaltungen

Jedes Asana hat zahlreiche Variationsmöglichkeiten und kann flexibel auf die Bedürfnisse jedes Übenden sowie auf die Gegebenheiten des Raums abgestimmt werden. Wir können kraftvolle oder sanfte, statische oder dynamische Übungen wählen und auf diese Weise unserer körperlichen, mentalen und emotionalen Verfassung Rechnung tragen. Wir können auf dem Stuhl, im Stehen oder auf der Matte üben, um uns auf die Gegebenheiten des Raums einstellen (vgl. Berufsverband deutscher Yogalehrer 2007, Fuchs 2007).

Yoga passt sich dem Schüler an und nicht umgekehrt. Im Yoga ging es schon immer darum, ohne Leistungsdruck zu üben und einen Beobachter zu etablieren, der uns hilft, präsent zu bleiben und die Geschehnisse mit Abstand zu betrachten. Im Yoga schulen wir unseren Beobachter, indem wir nachspüren und achtsam verfolgen, was eine Übung auslöst. Auch wenn wir manchmal gar nichts spüren oder beobachten können, so ist der Geist dennoch fokussiert und suchend, und wir sind mit unserer Aufmerksamkeit bei unserem Körper und beim Atem – eben präsent.

2.2 Pranayama

Ein Erwachsener macht etwa 15 Atemzüge pro Minute, das sind ca. 21.600 Atemzüge pro Tag (Saraswati 2001). Durch die Atmung wird Sauerstoff aufgenommen und Kohlendioxid abgegeben. Sauerstoff ist unabdingbar für den Zellstoffwechsel. Ohne ihn kommt es im Körper weder zum Verbrennungsprozess noch zur Energiegewinnung, Grundvoraussetzungen für jede Art von Bewegung, für die Bildung und Ausschüttung von Hormonen, für die Verdauung und für alle mentalen Vorgänge. Ohne Sauerstoff gibt es kein Leben.

Atmen ist ein unwillkürlicher, aber ebenso ein willentlicher Vorgang und stellt damit eine Ausnahme in unserem Organismus dar. Viele Prozesse wie Verdauung, Hormonausschüttung oder Energiestoffwechsel entziehen sich unserem Willen, jedoch können wir jederzeit entscheiden, ob wir den Atem anhalten bzw. langsam oder schnell atmen wollen. Die meiste Zeit des Tages wird unser Atem jedoch vom Atemzentrum gesteuert und ist, wie die oben genannten Beispiele, ein unwillkürlicher Prozess, dem wir so gut wie keine Aufmerksamkeit schenken. Die Yogis haben bereits früh erkannt, dass wir mit dem Atem unsere Befindlichkeit steuern können, und ihm aus diesem Grund große Bedeutung beigemessen. Unter der Bezeichnung Pranayama sind Atemübungen zu einem Bestandteil des Yogas geworden.

Der Atem ist das Tor zu unserem Nervensystem. Betrachten wir das Atmen genauer, so kann man vier Phasen unterscheiden:

- Einatmung
- Ausatmung
- Pause nach dem Einatmen
- Pause nach dem Ausatmen

Man kann sich das Atmen als Kreis oder anschaulicher als Ellipse vorstellen, da die Pausen nach dem Ein- bzw. Ausatmen vergleichsweise kürzer sind als die Ein- und Ausatmung selbst. Jede Pranayama-Technik macht sich diese vier Aspekte zunutze.

Sollten Sie beim Lesen dieser Zeilen bemerken, dass Sie sich zu sehr auf Ihren Atem konzentrieren und dies unangenehme Gefühle bei Ihnen auslöst, machen Sie eine Pause, stehen Sie auf und gehen einer vertrauten Tätigkeit nach, die Ihnen hilft, sich wieder nach außen zu fokussieren.

Die Anatomie und Dynamik der Atmung

Bei jedem Atemzug verformen sich die Brust- und Bauchhöhle dreidimensional, das heißt nach oben, nach unten und nach vorne. Als wichtigster Atemmuskel fungiert das Zwerchfell, das Brust- und Bauchhöhle voneinander trennt. Man kann es sich als stark gewölbten Fallschirm vorstellen, der an der Wirbelsäule und an den Rippen festgemacht ist. Bei der sogenannten Bauchatmung flacht das Zwerchfell beim Einatmen ab und macht Platz für die Lungen. Dieses Abflachen bewirkt, dass die inneren Organe nach unten und nach außen gedrückt werden, das Zwerchfell wird zum „Bauchwölber". Für diese Art der Atmung muss der Bauch entspannt sein. Auch an der sogenannten Brustatmung ist das Zwerchfell beteiligt. Bei dieser hebt es den Brustkorb, und die Rippen verschieben sich gegeneinander, sodass wiederum Platz für das Lungenvolumen geschaffen wird. Der Bauch bleibt ruhig, während das Zwerchfell den Brustkorb hebt – es wird zum „Brustkorbheber". Für diese Art der Brustatmung muss der Brustkorb entspannt sein (vgl. Kaminoff 2007, S. 19).

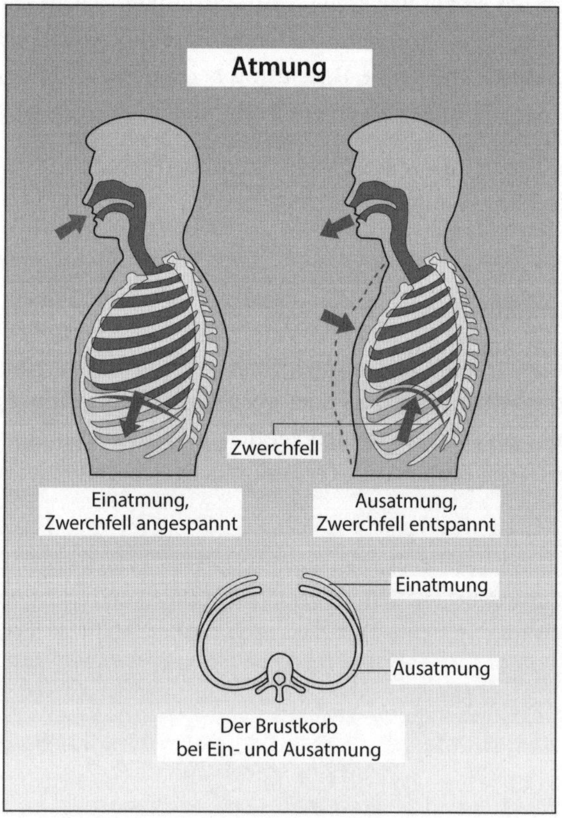

Abbildung 2.1: Brustatmung (© rob3000 – Fotolia.com)

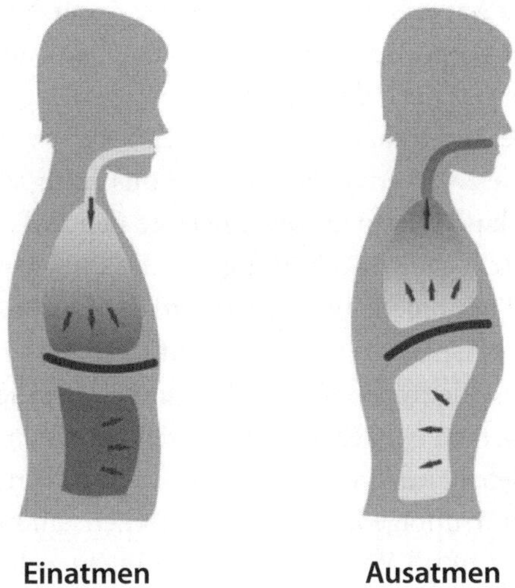

Abbildung 2.2: Bauchatmung (© linaluna86 – Fotolia.com)

Auf den Abbildungen ist zu erkennen, wie sich Brustkorb (Abb. 2.1) und Bauch (Abb. 2.2) verformen und auf welche Weise sich die Bauch- von der Brustatmung unterscheidet. Ich möchte mit dieser kurzen Einführung in die Atemfunktion deutlich machen, dass auch bei der Brustatmung das Zwerchfell eingesetzt wird und daher nicht allein die Bauchatmung eine Zwerchfellaktivität erfordert. Wir brauchen beide Atemformen, denn Asanas, bei denen wir die Bauchmuskeln anspannen, lassen keine Bauchatmung zu (vgl. Kaminoff 2007). Deshalb ist es irreführend, von der Bauchatmung als „richtiger" und von der Brustatmung als „falscher" Atmung zu sprechen. Das alleinige Interesse des Yoga liegt in einer achtsamen Atembeobachtung sowie darin, dass wir mittels Pranayama-Übungen Einfluss auf unseren Atem und damit auf unser Nervensystem nehmen können.

Es existiert noch eine dritte Form der Atmung: die Schreckatmung oder paradoxe Atmung. Wenn wir erschrecken, atmen wir kräftig ein, ziehen den Brustkorb nach oben, den Bauch nach innen und halten den Atem an. Dauert die Schrecksituation an, gehen wir in einen leisen, kaum hörbaren Atem über, der sich nur noch in der Schlüsselbeinregion abspielt. Beide Atemmuster können sich „verselbstständigen", sodass wir auch im Alltag nur noch flach atmen und / oder beim Einatmen den Bauch einziehen. Diese Atemmuster aktivieren den Sympathikus, jenen Teil des Nervensystems, der für Kampf und Flucht zuständig ist, und signalisieren dem Organismus, dass Wachsamkeit angezeigt ist und Gefahr im Anzug sein kann.

Atemkontrolle im Yoga hat das Ziel, mittels Atem unser Nervensystem zu beeinflussen. Bei jeder Einatmung, ebenso bei einem schnellen Atemrhythmus, wird der Teil des Nervensystems aktiviert, der uns zur Tat vorbereitet – der sogenannte Sympathikus. Jedes Mal, wenn wir ausatmen oder wenn wir langsam atmen, regen wir hingegen jenen Zweig des Nervensystems an, der uns ruhig werden lässt, den sogenannten Parasympathikus. Einatmen beschleunigt den Puls und macht uns aktiv und wach, Ausatmen hingegen wirkt beruhigend, der Puls wird langsamer. Im Yoga machen wir uns diese Phänomene bewusst zunutze. Manche Asanas und Pranayama-Techniken nehmen beispielsweise Einfluss auf unsere Atemfrequenz oder -tiefe. Indem wir den Atem beschleunigen oder verlangsamen, erzielen wir die gewünschte Wirkung. Andere Techniken wiederum fokussieren auf einen gleichmäßigen Atem, da ein rhythmisches, tiefes und langsames Atmen zu ruhigeren, gleichmäßigen Gehirnrhythmen führt und infolgedessen zu physischer, emotionaler und mentaler Entspannung (Saraswati 2001). Wieder andere Übungen zielen auf eine verlängerte Ausatmung ab und beruhigen somit Körper und Geist.

2.3 Achtsamkeit

Wie wir weiter oben gesehen haben, ist die Achtsamkeit oder achtsames Gewahrsein der Schlüssel zum Yoga. Achtsamkeit, Englisch *mindfulness*, und Achtsamkeitsmeditation sind zu gängigen Begriffen geworden: achtsam gehen, achtsam essen, achtsam miteinander umgehen. Was verbirgt sich jedoch genau hinter der Idee des „achtsamen“ Handelns?

Achtsamkeit: Eine Definition

Achtsamkeit hat das Ziel, Inhalte des aktuellen Bewusstseins lediglich zur Kenntnis zu nehmen. Sie hat weder Entspannung noch Veränderung aufkommender Gefühle zum Ziel. Die Aufmerksamkeit bleibt auf das unmittelbare Erleben gerichtet und ermöglicht eine wachsende Wahrnehmungsfähigkeit aller körperlichen, emotionalen und mentalen Vorgänge im gegenwärtigen Moment. Die Orientierung auf das gegenwärtige Erleben ist durch Neugier, Offenheit und Akzeptanz gekennzeichnet (Bishop & Lau 2004).

Man kann beim Üben von Achtsamkeit also nichts falsch machen oder versagen, beispielsweise weil die Gedanken abgeschweift sind. Jede Beobachtung, auch die der abschweifenden Gedanken, und jede Wahrnehmung ist richtig. Ziel ist nicht die Veränderung, sondern allein die Beobachtung. Mit zunehmender Praxis wird es einfacher, sich von den Inhalten des Bewusstseins zu lösen, Distanz zu den Geschehnissen zu bekommen und ausschließlich zu beobachten, ohne zu bewerten. Je besser dies gelingt, desto weniger werden wir von Gefühlen oder Empfindungen überrollt und weggeschwemmt.

Achtsamkeit will uns helfen wahrzunehmen, dass sich Bewusstseinsinhalte konstant verändern und vergänglich sind. Sobald wir von schlimmen Erinnerungen und Gefühlen überschwemmt werden, geht dieses Empfinden verloren. Im Strudel der Gefühle existiert weder die Hoffnung, dass dieser Zustand bald vorbei sein wird, noch das Gewahrsein, dass die Intensität der Gemütsbewegung nicht konstant bleibt. Es ist der ewig gleichbleibende Horrorfilm. Achtsamkeit zu üben kann sich also lohnen, denn sie schult unseren Geist und ermöglicht uns, Veränderungen wahrzunehmen sowie uns von Gefühlen und Empfindungen zu distanzieren.

Es existieren zwei Denkmodelle in Bezug auf Achtsamkeit. Das eine Modell geht von der Akzeptanz unangenehmer Empfindungen aus – solange sie nicht schaden. Nach diesem Modell kontrolliert der Verstand den Körper, die Weisheit wird im Geist und weniger im Köper vermutet. Die andere Form betont die Weisheit des Körpers. Beim Auftreten unangenehmer Empfindungen wird eine Übung verändert oder beendet. Die Übungsvorschläge dienen hier ausschließlich dem Experimentieren, Spüren und Erleben (Huppertz 2011). Ich persönlich präferiere die zweite Auffassung, die auch die Basis der Übungen in diesem Buch ist. Passives Aushalten trägt aus meiner Sicht nicht zur Heilung traumatischer Erfahrungen bei. Hingegen zu lernen, seinem Körper wie auch seinen körperlichen Impulsen zu vertrauen, schafft ein Gefühl der Selbstwirksamkeit und Sicherheit.

Ein weiterer Aspekt von Achtsamkeit ist, wie oben bereits erwähnt, das „Nichtbewerten". Das hat jedoch nichts mit akzeptierendem passivem Verhalten zu tun im Sinne von „aushalten". Wenn Sie beispielsweise während des Übens achtsam Ihre Körperempfindungen beobachten und Ihr Knie zu schmerzen anfängt, nehmen Sie bewusst eine andere Haltung ein. Sie bewerten durchaus den Schmerz im Knie als negativ – was er ja auch ist – und unternehmen aktiv etwas dagegen. Sie trainieren auf diese Weise Ihre Selbstwirksamkeitserwartung[6].

Spüren Sie jedoch beim Üben einen Dehnungsreiz, können Sie sich entscheiden, diesen Reiz zu verringern, indem Sie Ihre Haltung verändern und wahrnehmen, was Sie nun empfinden, oder indem Sie das Dehnungsgefühl interessiert beobachten. Eventuell bemerken Sie, dass es zu- oder abnimmt oder sich anderweitig verändert. Im

6 Selbstwirksamkeitserwartung bedeutet, dass wir davon überzeugt sind, etwas zu be*wirken,* in schwierigen Situationen selbstständig handeln und damit gezielt Einfluss auf die Welt und unser Geschick nehmen können, statt äußere Umstände, andere Personen, Zufall, Glück und andere unkontrollierbare Faktoren als ursächlich anzusehen.

reinen wertfreien Beobachten gewinnen Sie Abstand zu Ihren Empfindungen. Ihre Entscheidung, eine Stellung zu verändern oder noch ein wenig in der Haltung zu verbleiben, können Sie wertfrei im Auge behalten – keine der beiden Varianten ist besser! Achtsamkeit so einzusetzen ermutigt uns und stärkt unser Selbstwertgefühl und unsere Selbstwirksamkeitserwartung.

Betrachten wir Achtsamkeit aus einer neurobiologischen Perspektive, so weiß man heute, dass Aufmerksamkeit eine große Unterstützung, wenn nicht sogar eine Voraussetzung für tief greifende Veränderungen in den neuronalen Strukturen darstellt. Das heißt, erst mit einer aufmerksamen Gesinnung können Veränderungen wirksam werden (Wellensiek 2010). Achtsamkeit zu üben bedeutet folglich: in der Gegenwart beobachten, was von Moment zu Moment wahrnehmbar ist. Im TSY fokussieren wir uns vor allem auf die körperlichen Phänomene und weniger auf die gedanklichen. Sind wir in der Lage, diese achtsam zu beobachten, wächst unsere Fähigkeit, Abstand von überwältigenden Empfindungen zu gewinnen und uns nicht mehr von ihnen „wegspülen" zu lassen.

Wollen wir Yoga bestmöglich zur Heilung von komplexen Traumafolgen nutzen, verhilft ein gutes Verständnis über die Zusammenhänge zwischen Ereignissen und Symptomen, das Yoga traumasensitiv zu gestalten und gezielt einzusetzen. Auf den folgenden Seiten erhalten Sie daher Einblicke in die Erkenntnisse der Psychotraumatologie.

Teil II

Trauma und Folgen

„Wenn Menschen ihr Trauma wiedererleben, bringt sie das häufig so außer Fassung, dass sie nicht mehr in der Lage sind zu sprechen. Daher erschien es mir nur logisch, dass wir einen Weg suchten, der den Betroffenen einen Zugang zu ihren traumatischen Erinnerungen ermöglichte, ohne dass sie panisch reagierten oder dichtmachten. Wir suchten demzufolge Möglichkeiten, die sie unterstützten, so ruhig zu bleiben, dass sie ihre Erinnerungen tolerieren konnten. Es war nur allzu deutlich, dass sich keine tief greifenden Veränderungen einstellten, wenn die Menschen nur ruhig dasaßen und ihre Zunge im Mund bewegten."

(Bessel van der Kolk 2005)

3. Was verstehen wir unter einem Trauma?

Traumata und die Folgen einer Traumatisierung sind nicht erst in unseren Tagen von Interesse. Ein schamanisches Ritual wie die Seelenrückholung, in dessen Zuge der Schamane in die Anderswelt reist, um das durch das Trauma verloren gegangene Stück Seele – die Lebensenergie – zurückzuholen, ist nur eines von vielen Zeugnissen, dass sich die Menschheit schon immer über die widrigen Spätfolgen von Traumata bewusst war und nach Möglichkeiten suchte, diese zu verhindern oder zu heilen. Die Zeiten änderten sich. Während der beiden Weltkriege, die unzählige traumatisierte Soldaten hinterließen, wurde zwar von Shell-Shock oder Kampfesmüdigkeit gesprochen, jedoch befand man die Betroffenen der Heilung nicht würdig. War einst ein Trauma ein Ereignis, dessen man sich annehmen musste, damit es den Menschen und die Gemeinschaft nicht dauerhaft schädigte, hatte der Einzelne seine psychischen Probleme jetzt selbst zu verantworten. Erst Ende der 1970er-Jahre wurde angesichts unzähliger traumatisierter Vietnamveteranen eine Traumatisierung als behandelbare psychische Störung erkannt, bei der nicht die Konstitution des Betroffenen, sondern die Schwere der Ereignisse sowie deren Anzahl den Ausschlag gibt. Einige Jahre später wurden diese wichtigen Erkenntnisse auf das zivile Leben übertragen und Erlebnisse wie eine Vergewaltigung, ein Autounfall oder eine Naturkatastrophe als ursächlich für Traumafolgestörungen anerkannt.

Der Begriff „Trauma“ lässt sich nicht so leicht fassen. In den Diagnosehandbüchern wird er wie folgt umschrieben: Als Trauma gilt ein kurzes oder lang anhaltendes Ereignis oder Erlebnis von außergewöhnlicher Bedrohung mit katastrophalem Ausmaß, das nahezu bei jedem Menschen tief greifende Verzweiflung auslösen würde (International Statistical Classification of Diseases and Related Health Problems – ICD 10).

Beispiele für Traumata:

- Verkehrs- bzw. Arbeitsunfall
- Lebensbedrohlich Erkrankung
- Naturkatastrophen
- Vergewaltigung
- Überfall
- Feuer / Explosion
- Terroranschlag
- Sexuelle, psychische oder körperliche Gewalterlebnisse

- Kriegserlebnisse
- Politische Verfolgung
- Geiselnahmen
- Folter

(Vgl. auch Ehring & Ehlers 2012)

Aus der Aufzählung wird ersichtlich, dass wir es mit recht unterschiedlichen Geschehnissen zu tun haben. Die Folgen sexueller oder körperlicher Gewalterlebnisse in der Kindheit, von Geiselnahme und Folter sind schwer mit denen eines einmaligen Verkehrs- oder Arbeitsunfalls zu vergleichen. Auf diesen Umstand werde ich in Kapitel 5, „Was versteht man unter komplexen Traumafolgestörungen?“, näher eingehen.

4. Wie äußern sich die Symptome einer Traumafolgestörung?

Dass jemand kurz nach einer traumatischen Erfahrung mit Stresssymptomen wie Albträumen, wiederkehrenden Bilder des Geschehens oder Schlafstörungen zu kämpfen hat, ist nachvollziehbar, völlig normal und zu diesem Zeitpunkt noch nicht behandlungsbedürftig. Der menschliche Organismus versucht, die widrige Erfahrung zu verarbeiten und einzuordnen. Man spricht in den ersten vier Wochen nach einem traumatischen Ereignis von einer akuten Belastungsstörung, deren Symptome sich sehr häufig zurückbilden. Erst wenn sich die Symptome ausweiten und intensivieren oder auch nach Ablauf eines Monats nicht wesentlich zurückgegangen sind, spricht man von einer behandlungsbedürftigen Posttraumatischen Belastungsstörung (vgl. Maercker 2009, van der Kolk 2005, Ehlers 2009).

Die Symptomatik einer Traumafolgestörung lässt sich in folgende Symptomgruppen unterteilen:

- Wiedererleben
- Übererregung
- Bewusstseinsveränderung
- Vermeidung

Wiedererleben, man spricht auch von **Intrusionen**, äußert sich in ungewollten, unkontrollierbaren Erinnerungen. Intrusive Gedanken, Bilder oder Laute / Geräusche / Stimmen fallen ins Bewusstsein ein und unterscheiden sich von normalen Gedächtnisleistungen dadurch, dass sie viel detailreicher und wirklichkeitsnäher sind und sich nicht steuern lassen. „Ungewollte" Erinnerungen kennen wir alle: Ein bestimmter Geruch erinnert uns an eine Szene in unserer Kindheit, ein Lied an unsere erste Liebe, ein Streit an die laute Stimme eines Lehrers, vor dem wir Angst hatten. Solche Phänomene sind jedoch so lange unproblematisch, wie wir unsere Gefühle und Erfahrungen bewusst verarbeiten und kontrollieren können, wir also nicht von ihnen überwältigt werden.

Bedrängen uns jedoch unvorhergesehen und wiederholt Erinnerungen an eine unerträgliche Situation, so spricht man von einem intrusiven (eindringenden) Geschehen. Betroffene sagen, es sei „wie in einem Film" oder „in einem sehr realen Traum". Dies ist extrem belastend, weil die damit einhergehenden Bilder, Gefühle und Empfindungen denen während des Traumas gleichen und sich absolut wirklichkeitsgetreu anfühlen. Intrusionen in Form von Albträumen können den Schlaf empfindlich stören. Diese Träume können das traumatische Geschehen wieder aufleben lassen oder „nur" die Emotionen und Empfindungen widerspiegeln, beispielsweise in Form von Verfolgungsträumen, Angstträumen etc. Körperliche Intrusionen lösen bei Betroffenen ohne ersichtlichen Grund Phänomene wie Angstzustände, Schmerzen, Pulsrasen und Übelkeit aus oder das Gefühl, ohnmächtig zu werden.

Eine weitere Form unkontrollierbarer Erinnerungen sind sogenannte Flashbacks. Diese katapultieren die Betroffenen in die Zeit während des traumatischen Geschehens. In solchen Momenten verlieren sie den Kontakt zur Gegenwart. Sie agieren, als wären sie aktuell wieder im traumatischen Geschehen.

Übererregung kann sich in Form von Schlafstörungen, mangelnder Konzentration, Überwachsamkeit, Schreckhaftigkeit, Aggressivität, Rücksichtslosigkeit und/oder in selbstzerstörerischem Verhalten zeigen. Menschen, die ständig unter einem erhöhten Erregungsniveau leiden, können sich kaum entspannen und regenerieren. Die Belastbarkeit sinkt, und bereits geringer Stress kann sich nachhaltig und schwerwiegend auswirken. Patienten in einem Zustand andauernder Anspannung klagen über mangelnde Möglichkeiten, sich zu erholen.

Übererregung kann sich auch in aggressivem Verhalten ausdrücken, was für die Betroffenen selbst oft sehr belastend ist. Sie fahren wegen Kleinigkeiten aus der Haut, schreien oder bedrohen ihre Mitmenschen und sind nicht in der Lage, sich zu beherrschen. Nach ihren Ausbrüchen leiden sie oft unter Selbstvorwürfen und Schuldgefühlen, was die Dynamik der Symptome noch verstärkt.

Ähnlich wie intrusive Erinnerungen sind **veränderte Bewusstseinszustände** bis zu einem gewissen Grad normal und uns allen vertraut. Wer ist nicht schon einmal nach Hause gefahren und konnte sich nicht mehr an den zurückgelegten Weg erinnern? Gerade bei Routinearbeiten können unsere Gedanken leicht abschweifen, während unser Körper sozusagen im Autopilotmodus funktioniert. Solche „unachtsamen" Momente tragen uns entweder in die Vergangenheit, zu unseren Erinnerungen oder in die Zukunft, zu unseren Plänen oder Ängsten, das heißt: weg vom gegenwärtigen Erleben.

Nach einer Traumatisierung treten bewusstseinsveränderte Zustände, man spricht von Dissoziation (Abspaltung), jedoch oft häufiger auf, und sie sind einschneidender. Dazu zählen neben Gedächtnislücken, die das Trauma betreffen, auch Momente oder ganze Zeitabschnitte, die aktuell nicht bewusst erlebt und erinnert werden, oft verbunden mit dem Gefühl von körperlicher und emotionaler Taubheit, Leblosigkeit, Entfremdung von sich selbst und anderen oder dem Fehlen positiver Gefühle. Genauso können nicht enden wollende Gefühle von Horror, Panik, Wut, Scham, Schuld, Vertrauensverlust in die Welt, in sich selbst und in andere Menschen das Bewusstsein eines Betroffenen verändern. Das geht häufig mit veränderten Gedankenmustern einher, wie beispielsweise: „Ich bin schuld." „Mit mir stimmt etwas nicht." „Alle sind gegen mich." Eine Negativspirale von Gedankenmustern, Gefühlen, körperlichen Empfindungen und Erfahrungen beginnt sich zu etablieren. Um im Alltag funktionieren zu können, spaltet (dissoziiert) unsere Psyche derartig Belastendes ab.

Das bewusste oder unbewusste **Vermeiden** von Gedanken und Erinnerungen an schreckliche Ereignisse sowie der Versuch, sich überwältigenden Gefühlslagen gar nicht erst auszusetzen, ist nur allzu verständlich. Vermeidung hat viele Gesichter. Sie kann neben Gedanken und Erinnerungen auch Orte, Menschen und Aktivitäten betreffen wie auch körperliche Empfindungen. Viele Betroffene sind sich gar nicht bewusst, dass sie etwas vermeiden, bzw. würden das, was sie tun oder unterlassen, nicht als Vermeidung bezeichnen. Ihre Angst vor bestimmten Situationen verstecken sie – meist unbewusst – hinter einem ablehnenden bzw. abwartenden Verhalten. Neben der Tatsache, dass keine korrigierenden positiven Erfahrungen gemacht werden können, besteht der Preis der Vermeidung häufig in einem Gefühl der Taubheit und Entfremdung.

Fassen wir zusammen:

Wir sprechen von einer Posttraumatischen Belastungsstörung (PTBS), wenn:

- eine Person ein Trauma erlebt hat,
- die PTBS-Symptomatik (Intrusionen, Vermeidung / Gefühlstaubheit, Veränderung des Bewusstseins und Übererregung) länger als einen Monat nach dem Trauma anhält,
- die Belastung durch die Symptome zu Einschränkungen im Leben des Betroffenen führt.

Im Anhang auf der Seite 251 finden Sie einen Fragebogen, der Ihnen anhand bestimmter Symptome eine Einschätzung ermöglicht, ob Sie unter den Folgen einer Traumatisierung leiden und ob für Sie eine Traumatherapie hilfreich sein könnte. Dieser Fragebogen soll und will jedoch keine Diagnose ersetzen!

Während Sie in diesem Buch lesen, einen Fragebogen oder ein Arbeitsblatt ausfüllen oder auch während Sie Yoga üben: Sollten Sie bemerken, dass Ihre Erregung wächst oder / und Sie von Erinnerungen und Gefühlen überschwemmt werden, finden Sie auf Seite 247 ff. im Anhang Vorschläge für Übungen zur Stabilisierung und Beruhigung.

5. Was versteht man unter komplexen Traumafolgestörungen?

Judith Herman, eine Pionierin auf dem Gebiet der komplexen Traumatisierung, wies auf die unterschiedlichen Symptome von einmaligen und wiederholten Traumatisierungen hin. Bei Patienten, die mit unterschiedlichen Störungsbildern in ihre Praxis kamen, war ihr aufgefallen, dass die Symptome von denjenigen, die in der Kindheit missbraucht, vernachlässigt oder mehrfach physischer oder psychischer Gewalt ausgesetzt waren, einerseits den Symptomen einer PTBS in mancher Hinsicht ähnelten, andererseits sich jedoch stark von selbigen unterschieden. Wichtige Unterschiede sind, so Herman, dass komplexe Traumatisierungen– bei Erwachsenen wie bei Kindern – im Kontext von Beziehungen stattfinden, die Opfer der Situation über einen längeren Zeitraum ausgesetzt sind und ihr nicht entfliehen können. Die Folgen derartiger Traumatisierungen sind weitreichender als die nach einem einmaligen Trauma. Sie zeigen sich beispielsweise in Schwierigkeiten, Gefühle zu kontrollieren, in depressiven Symptomen, Selbsthass, Angststörungen und Panikattacken, aber auch in Bindungsstörungen mit großem Misstrauen oder mangelndem Selbstschutz. Auch mangelnde Selbstfürsorge, massive Scham- und Schuldgefühle, selbstverletzendes Verhalten und Gedächtnisverlust in Bezug auf die traumatischen Ereignisse können Folgen sein (vgl. Maercker 2009, Herman 1992, 2003).

5.1 Ereignisse und Auswirkungen

Eine komplexe Traumafolgestörung kann sich infolge schwerer und anhaltender Traumatisierungen (z. B. Misshandlungen oder sexueller Missbrauch, Kriegserfahrung, Folter, Naturkatastrophen, physische oder emotionale Vernachlässigung in der Kindheit, existenzbedrohende Lebensereignisse) entwickeln. Die Symptome können sowohl direkt im Anschluss an die Traumata als auch mit zeitlicher Verzögerung (Monate bis Jahre) in Erscheinung treten.

Nicht nur in der Kindheit, auch im Erwachsenenalter kann eine wiederholte Traumatisierung, z. B. durch Folter, Gefangenschaft oder Geiselnahme, zu einer komplexen PTBS und damit zu einer Beeinträchtigung der Persönlichkeit, des Selbstbilds, des Wohlbefindens und langfristig der Gesundheit führen. Judith Herman belegte diese Art der Traumatisierung mit dem Begriff „Gefangenschaft“, um den Umstand des „Nicht-entfliehen-Könnens“ klar herauszustellen (Herman 1992, 2003). Aber nicht nur das „Gefangensein" in der Situation bestimmt die Folgen. Ein von Menschen verursachtes Trauma zeitigt tiefere Verletzungen als ein Schicksalsschlag wie etwa eine Naturkatastrophe oder ein Unfall. Von nahestehenden Menschen hervorgerufene Traumata können, aufgrund des Beziehungsaspekts, bei den Betroffenen zu negativen Überzeugungen führen: Beispielsweise empfinden sie sich als „wertlos", „hilflos" oder „immer als Opfer". Menschen sei „nicht zu trauen", sie würden „immer verraten und verlassen" oder die Welt sei „gefährlich". Diese Denkmuster prägen Gefühle und Verhalten, haben Auswirkungen auf die Gestaltung von Beziehungen und sind somit bestimmend für das Leben. Der Glaube, die Welt ist grundsätzlich ein sicherer und verstehbarer Ort und die Menschen sind im Allgemeinen freundlich und vertrauenswürdig, wird tief erschüttert.

5.2 Widrige Kindheitserlebnisse – Bindungs- und Entwicklungstrauma

Wir haben gesehen, dass auch erwachsene Menschen eine komplexe Traumafolgestörung erleiden können. Dabei darf man nicht vergessen, dass ein Trauma im Erwachsenenalter ein ausgereiftes Gehirn betrifft, während sich das Gehirn eines Kindes noch im Entwicklungsprozess befindet. Dies bedeutet: Je jünger ein Kind ist, desto weniger ist es in der Lage, Zusammenhänge zu erkennen und logische Erklärungen zu finden. Zudem ist ein Kind nur bedingt fähig, sich selbst zu beruhigen und seine Affekte zu kontrollieren. Ein kleines Kind braucht einen aufmerksamen und einfühlsamen Erwachsenen, der seine Bedürfnisse erkennt und ausgleichend einwirkt, sodass es sich wieder beruhigen kann. Das kann das Stillen von Hunger oder Durst betreffen, das Zu- oder Aufdecken zur Temperaturregulierung oder Nähe und Trost, wenn sich das Kind verlassen fühlt. Säuglinge und Kleinkinder sind Erwachsenen nicht nur körperlich unterlegen, ihr Widerstand, den sie nur durch Schreien, Strampeln oder Versteifen äußern können, kann zudem leicht übersehen und ebenso einfach überwältigt werden. Passiert dies häufig, geben kleine Kinder immer schneller auf. Aber auch ältere Kinder wehren sich nicht immer gegen ein Elternteil oder Familienmitglied. Sie erleben widerstreitende Gefühle – ein Erwachsener, der sie schützen und behüten sollte, verletzt oder missachtet sie –, sind verwirrt, erstarren und erdulden das Geschehen.

Doch stellen nicht nur Übergriffe für den kindlichen Organismus eine Belastung dar. Abgesehen von Gewalt und Missbrauch erzeugt Vernachlässigung einen ebenso intensiven Stress und wirkt sich negativ auf die kindliche Entwicklung aus. Ein Kind, das dürfen wir Erwachsenen nicht vergessen, ist lange abhängig, und es kann sich nicht selbst verpflegen oder für Anregung, Beziehung, Wärme und Nähe sorgen. Vermag die Bezugsperson, aus welchen Gründen auch immer, nicht angemessen auf die Bedürfnisse des Kindes einzugehen, wird das unausgereifte Gehirn von Stresshormonen ebenso überschwemmt wie durch wiederholte Gewalterfahrung. Die chronische Überflutung mit Stresshormonen wirkt sich auf die Reifung des Gehirns verheerend aus. Je jünger das Kind zum Zeitpunkt der traumatisierenden Erfahrungen ist, desto einschneidender sind die Folgen.

Die sogenannte ACE-Studie (**A**dverse **C**hildhood **E**xperience – widrige Kindheitserlebnisse), eine der umfassendsten Studien zu diesem Thema, zeigt deutlich die gesundheitlichen und psychischen Folgen von widrigen Kindheitserlebnissen auf. Dazu zählen neben Missbrauch und Vernachlässigung auch die Zeugenschaft von häuslicher Gewalt oder schwerwiegende Störungen im Familienleben. Je höher die Stressbelastung des sich in der Entwicklung befindlichen Gehirns ist, desto höher ist das Risiko für Erkrankungen im Erwachsenenalter (sogenannte Komorbiditäten = Begleiterkrankungen), beispielsweise somatische Erkrankungen wie Diabetes, Herz-Kreislauf-Erkrankungen und psychische Beeinträchtigungen wie Depressionen, Suchterkrankungen, Angststörungen etc. (Anda et al. 2006).

Widrige Kindheitserlebnisse hinterlassen tiefe Spuren in Gehirn und Nervensystem und damit im Leben des Menschen. Erschwerend wirkt sich aus, dass ein Kind völlig auf seine Bezugspersonen angewiesen ist. Erfährt es von diesen Gewalt oder Vernachlässigung, hat das Kind nicht nur mit dem Stress aufgrund von Angst und Hilflosigkeit zu kämpfen, es muss zudem die Beziehung zu dieser Person aufrechterhalten. Unberechenbares Verhalten, Wutausbrüche, Liebesentzug, tagelanges Schweigen und Beziehungsabbrüche sind nur einige Beispiele, weshalb Kinder in arge Not kommen können. Neben Erstarren und Dissoziation kann man beobachten, dass Kinder besonders freundlich und fröhlich auf die furchteinflößende Person reagieren – sie „täuschen" den Erwachsenen, um ja keine Angriffsfläche zu bieten.

Folgende Ereignisse können ins Feld geführt werden:

- Häufiges oder dauerndes Ausgesetztsein gegenüber einer oder verschiedenen entwicklungshemmenden, zwischenmenschlichen Traumatisierung/en. Dazu können z. B. Verlassenwerden, körperliche, emotionale oder sexuelle Misshandlung oder Übergriffe gezählt werden.
- Subjektive Erfahrung von Wut, Vertrauensbruch, Angst, Resignation, Demütigung, Beschämung.

(van der Kolk 2005, 2009; Ford et al. 2013, D'Andrea et al. 2012).

Bei einem Entwicklungstrauma und einer komplexen Traumatisierung spielen in der Regel Menschen eine wichtige Rolle, sodass man auch von einem Bindungstrauma sprechen kann. „Komplexe posttraumatische Belastungsstörungen sind immer auch Bindungsstörungen" (Wöller 2006, S. 40). Gerade wenn die Bezugspersonen die Verursacher sind, muss das Kind die belastenden Ereignisse abspalten, damit es weiterhin mit diesen Menschen leben kann. Die Ereignisse werden sozusagen vor sich selbst verborgen und weggeschlossen, und oft setzt sich die Loyalität den Eltern gegenüber bis ins Erwachsenenalter fort. Sogar bei offensichtlich traumatisierenden Erlebnissen wie Gewalt oder sexuellem Missbrauch empfinden sich die Betroffenen häufig nicht als Opfer, sondern geben sich selbst die Schuld. „Ich war böse und habe Papa geärgert." „Er musste ja davon ausgehen, dass ich das auch will, ich habe mich nicht gewehrt." Das Kind kann nur den Schluss ziehen, dass es an ihm liegt, es nicht liebenswert ist und nichts recht machen kann. Vielleicht ist es sogar unerwünscht und sollte gar nicht da sein. Unter solchen Belastungen kann ein Kind sich nicht frei entfalten und entwickeln und hat infolgedessen zu wenig Kapazität für Neugierde, Forscherdrang und Spiel, bei dem es seine Fähigkeiten – seien sie kognitiver, sozialer oder motorischer Natur – ausbaut und erweitert. Im Spiel erproben wir das Leben. Hat ein Kind zu wenig Gelegenheit zu spielen, lernt es nicht, sich mit anderen im Spiel auseinanderzusetzten, sich zu messen, zu streiten und sich wieder zu versöhnen. Es fehlen ihm wichtige Kompetenzen für das spätere Leben.

Auf Seite 252 im Anhang finden Sie einen Fragebogen für komplexe Traumafolgestörungen, der Ihnen helfen kann, Ihre Symptome einzuschätzen. Auch für diesen Fragebogen gilt: Er soll keine Diagnose ersetzen, sondern Ihnen lediglich eine Einschätzung geben und Sie ermutigen, sich professionelle Hilfe zu holen, falls Sie viele der Fragen zustimmend beantworten und Sie nicht bereits in Therapie sind.

Zum besseren Verständnis, wie Traumafolgestörungen entstehen, wie man sie behandeln kann und was Sie selbst mit traumasensitivem Yoga erreichen können, möchte ich Sie auf den folgenden Seiten zu einem Ausflug in unser Nervensystem einladen. Dieses Wissen unterstützt Sie auch, die für Sie passenden Werkzeuge aus dem Yoga zu finden.

6. Wie aus Ereignissen Symptome werden

Unser alltägliches Leben spielt sich im Wechsel zwischen Erregung und Beruhigung ab. Dazu muss unser Nervensystem in der Lage sein, flexibel mit Momenten von An- und Entspannung umzugehen. Wie es dies zustande bringt und warum es nach einer traumatisierenden Erfahrung anders sein kann, möchte ich auf den folgenden Seiten darlegen.

Sehen wir uns zunächst die Komponenten unseres Nervensystems an. Man unterscheidet zwischen dem zentralen Nervensystem (Gehirn und Rückenmark) und dem peripheren (dezentralen) Nervensystem, das alle Nerven in unserem Körper, also jene außerhalb des Schädels und Rückenmarks, umfasst.

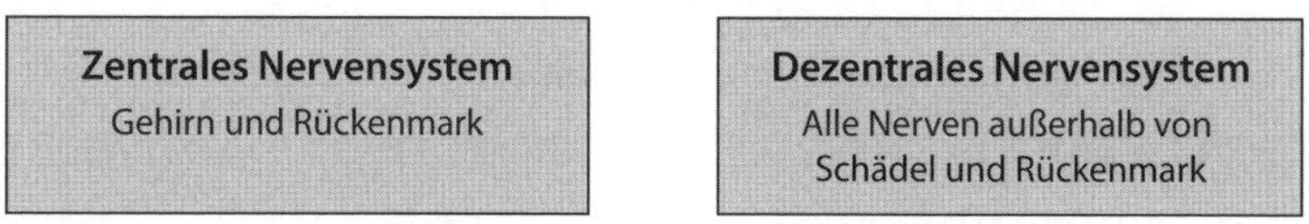

Abbildung 6.1: Unser Nervensystem

Das dezentrale Nervensystem gliedert sich in einen unserem Willen unterworfenen und einen unwillkürlichen Teil:

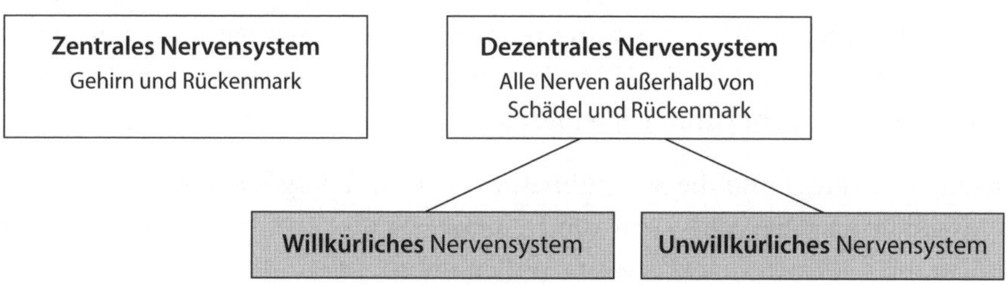

Abbildung 6.2: Aufgliederung des dezentralen Nervensystems

Mithilfe unserer Skelettmuskulatur können wir unsere Bewegungen und körperlichen Aktivitäten *willentlich* steuern. Dieser unserem Willen zugängliche Teil unseres Nervensystems regelt Funktionen, die uns aktiv mit der Außenwelt in Beziehung treten lassen, also beispielsweise auf etwas oder jemanden zugehen oder den Rückzug.

Das *unwillkürliche* oder autonome Nervensystem entzieht sich weitgehend unserem Einfluss. Es kontrolliert lebenswichtige Funktionen wie Atmung, Verdauung und Stoffwechsel. Dieser Teil des Nervensystems besteht seinerseits aus zwei Komponenten: dem Sympathikus und seinem Gegenspieler, dem Parasympathikus. Vielleicht erinnern Sie sich – wir haben diesem Umstand bereits in Kapitel 2.2 beleuchtet.

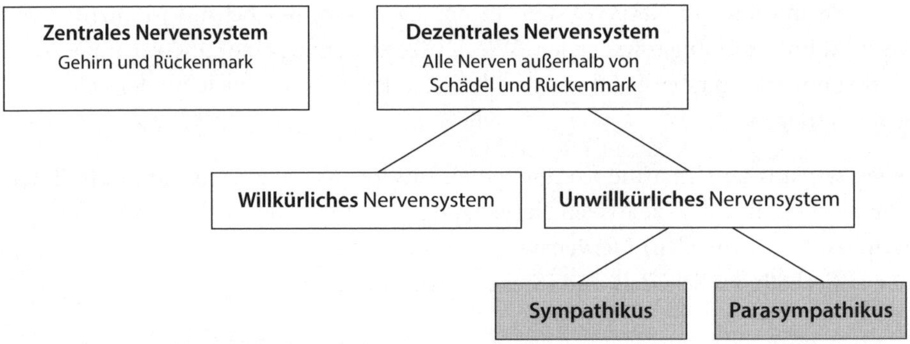

Abbildung 6.3: Aufgliederung des unwillkürlichen Nervensystems

Der **Sympathikus** ist für die schnelle Reaktion auf Umweltreize und die Mobilisierung des Körpers („Angriff oder Flucht") verantwortlich, während der **Parasympathikus** für die Dämpfung und Beruhigung der nach außen gerichteten Aktivität („Ruhen und Verdauen") zuständig ist. Letzterer verhilft unserem Organismus auch in Momenten übergroßen Stresses zu Fühllosigkeit und Taubheit. Der Begriff „Gegenspieler" trifft aber nur teilweise zu. Für viele Funktionsabläufe im Körper ist das Zusammenspiel beider Systeme notwendig. Stresszustände, Gemütsbewegungen wie auch freudige oder sexuelle Erregung mobilisieren den Sympathikus und würden uns jedes Mal in einen Flucht- oder Angriffsmodus versetzen, würde unser parasympathisches System nicht hemmend eingreifen.

Bezogen auf Trauma und die Symptomatik von Traumafolgestörungen ist vor allem das unwillkürliche Nervensystem von Interesse, da die Stressreaktion, die während eines Traumas auftritt, nicht unserem Willen unterworfen ist.

Die in Kapitel 5 beschriebenen Symptome spiegeln die Zweige unseres unwillkürlichen Nervensystems wider, äußern sich doch die Symptome einer Traumafolgestörung entweder in Erregung bzw. Übererregung (Sympathikus) oder in Lähmung, Taubheit und Dissoziation (Parasympathikus).

6.1 Was passiert bei einem Trauma in unserem Körper?

Der Sympathikus ist, wie wir gesehen haben, in bedrohlichen Situationen für Flucht oder Angriff zuständig. Wird es brenzlig, mobilisiert er unsere Energiereserven, lässt Blutdruck und Puls hochschnellen und macht uns bereit zur Tat. Diese unwillkürlichen Vorgänge entziehen sich unserem bewussten Denken, da „niedere", nicht bewusste Gehirnregionen (Hirnstamm[7] und limbisches System[8]) die Führung übernehmen. Das ist auch gut so, denn in einer Situation, in der wir augenblicklich, das heißt reflexartig reagieren müssen, wäre eine bewussten Prüfung hinderlich. Wird es gefährlich, werden wir blitzschnell darauf vorbereitet, wegzulaufen oder uns zu wehren.

Ist die Gefahr vorüber, entweder weil uns die Flucht gelungen ist oder wir den Gegner in dieselbe geschlagen haben, schaltet sich der dämpfende Effekt des Parasympathikus ein, und wir beruhigen uns wieder. In diesem Fall haben wir eine positive Lernerfahrung gemacht und können uns wieder unserem Leben zuwenden. Erfolgreich gemeisterte Bedrohungen und Gefahren sind in der Regel nicht traumatisierend, da sie im Gedächtnis als gelungene Strategie gespeichert werden. Erst wenn wir uns in einer ausweglosen Situation befinden, wenn also Flucht oder Abwehr nicht möglich sind, wird es eng.

Unsere Natur hat für diese Fälle einen dritten, ebenfalls unbewusst ablaufenden Mechanismus vorgesehen: den Totstellreflex. Haben wir einer Bedrohung nichts entgegenzusetzen und sind ausgeliefert und hilflos, schaltet sich automatisch der beruhigende Effekt des Parasympathikus ein und sorgt dafür, dass wir uns nicht mehr bewegen, nichts mehr fühlen und nicht mehr denken können. Er ist für das „Einfrieren", die sogenannte Immobilität, zuständig. Sein Gegenspieler, der Sympathikus, wird langsam zurückgefahren, um Gefühle wie Panik und Aggression, die uns zu einer Bewegung drängen würden, zu hemmen. Wir erstarren. Vor Jahrtausenden, als Menschen leicht Opfer von Raubtieren werden konnten, war der Totstellreflex eine durchaus weise Einrichtung der Natur, denn Raubtiere können nur eine Beute

---

7 Der Hirnstamm ist für die Grundfunktionen des Organismus zuständig. In ihm sind genetisch festgelegte Reflexe und Verhaltensweisen (fast) unabänderlich gespeichert. Alle dem Hirnstamm zugehörigen Gehirnteile dienen der Steuerung, Regelung, Regulation, Koordination und Modulation überwiegend unbewusst ablaufender Prozesse im Körper (Atmung, Herzschlag) und der Steuerung des Körpers (Bewegungen, Reflexe) (vgl. ↗ http://www.simplyscience.ch).

8 Unser limbische System wird oft auch als Gefühlshirn bezeichnet. Es ist der Ursprung unserer Emotionen und hat außerdem eine zentrale Bedeutung für unser Gedächtnis und unser Lernvermögen. Was wir wahrnehmen, denken oder fühlen, wird im limbischen System automatisch, unbewusst und blitzschnell in positiv, neutral oder negativ eingeteilt. Diese Informationen leitet das limbische System weiter an den Hirnstamm, woraus körperlichen Reaktionen erfolgen (vgl. ↗ http://www.simplyscience.ch).

erspähen, die sich bewegt. Die ausbleibende Gegenwehr verringert außerdem das Verletzungsrisiko und kann den Angreifer zudem täuschen und in Sicherheit wiegen. Wird er infolgedessen unaufmerksam, können wir im Zustand der Erstarrung unsere letzten Kräfte mobilisieren und fliehen oder uns zur Wehr setzen.

Ist auch dieser letzte Ausweg versperrt, gleiten wir, vom Parasympathikus gesteuert, von der starren in eine schlaffe Immobilität (Unbeweglichkeit). In diesem Zustand haben wir weder Körperempfindungen wie Schmerz oder Kälte noch Emotionen wie Angst oder Wut. Die Realität erscheint ganz fern oder wie verschleiert. Diese Abspaltung von überwältigenden Emotionen und Empfindungen nennt man Dissoziation. Die Immobilität kann in eine Ohnmacht übergehen, wir verlieren das Bewusstsein.

Je bedrohlicher und auswegloser die Situation ist, desto sicherer „enden" wir im Zustand der Immobilität und Dissoziation. Wir haben kaum Erinnerungen an das Geschehen, was von Gedächtnislücken bis zu einem völligen Verlust von Erinnerungen, also einer teilweisen bis totalen Amnesie, reichen kann.

Immobilität und Dissoziation erhöhen das Risiko, nach einer traumatisierenden Situation eine Traumafolgestörung zu entwickeln. Werden unsere Flucht- oder Angriffsreflexe nicht abgeschlossen, bleibt unser Körper in seiner Stressreaktion stecken. Dieser traumatische Stress wird bei jeder Erinnerung wieder ausgelöst und führt zu den bekannten Symptomen von Übererregung (Wut, Panik) oder Dissoziation und Lähmung. Daher versucht der Betroffene, alles zu vermeiden, was ihn wieder in diese Stressreaktion bringen könnte.

Wichtig: Bezogen auf traumatisierende Ereignisse und Traumafolgestörungen ist vor allem das **unwillkürliche Nervensystem** von Interesse, da die Stressreaktion während eines Traumas – Kampf bzw. Flucht (Sympathikus) oder Totstellreflex (Parasympathikus) – sowie die Traumafolgesymptome aufgrund der chronischen Übererregung (Sympathikus) bzw. Taubheit und Dissoziation (Parasympathikus) nicht unserem Willen unterworfen sind. Uralte biologische Systeme übernehmen die Regie und „erkennen", dass wir angesichts einer solchen Übermacht so die besten Überlebenschancen haben.

Die Erstarrung ist der beste Schutz vor größeren Verletzungen und sichert uns das Überleben in einer ausweglosen Situation. Wir können den Totstellreflex und die Dissoziation auch als psychische Flucht ansehen. Wir ziehen uns in unser Inneres zurück und koppeln uns von der Welt und unseren Wahrnehmungen und Emotionen ab. Erstarren und Erschlaffen bedeutet nicht, dass wir *bewusst* aufgegeben oder uns unterworfen haben!

Das Muster von Flucht / Angriff und Totstellreflex ist eine von der Natur festgelegte Reaktionskette. Folgendes Schaubild fasst den Ablauf noch einmal zusammen:

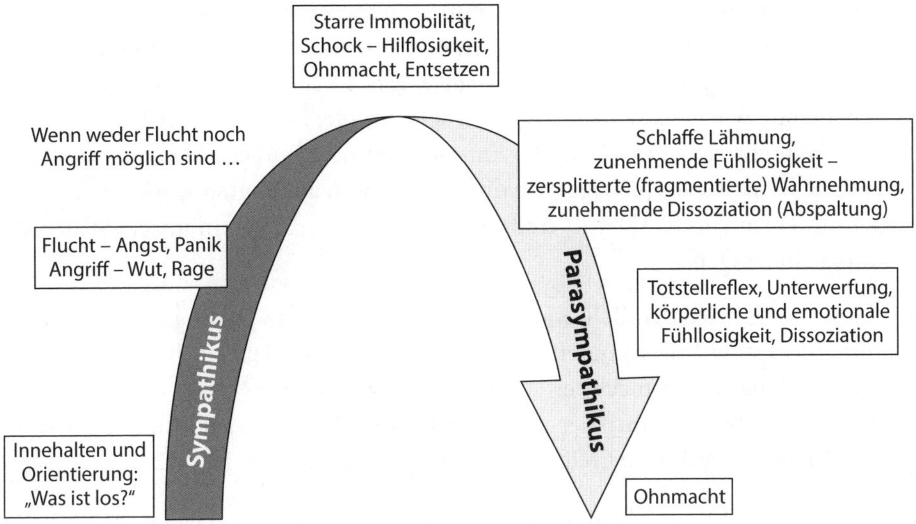

Abbildung 6.4: Reaktionskette der Verteidigung (vgl. Schauer & Elbert 2010)

Abbildung 6.4 verdeutlicht, wie unser Körper, vom unwillkürlichen Nervensystem gesteuert, auf eine Bedrohung reagiert:

- Im ersten Schreckmoment orientiert sich der Organismus, erstarrt kurz und versucht, sich zu orientieren, um seine Reaktion abzustimmen.
- Fällt die Bewertung negativ aus, also wird die Situation als bedrohlich eingeschätzt, wird der Sympathikus aktiviert. Der Organismus ist in Alarmbereitschaft und rüstet sich für Flucht oder Angriff. Der Mensch fühlt sich leicht schwindlig, der Herzschlag beschleunigt sich, der Mund wird trocken, die Muskeln spannen sich an. Bei wachsender Erregung stellt sich allmählich ein Gefühl der Taubheit und Irrealität ein.
- Im weiteren Verlauf erreicht der Organismus den Zustand der starren Immobilität, in dem sich der Puls beschleunigt und die Blutgefäße verengen, was zu einer Blutdruckerhöhung führt. Die Aggression wird unterdrückt, die Furcht wächst. Die dissoziativen Phänomene nehmen zu.
- Findet sich kein Ausweg, setzt die schlaffe Lähmung ein. Wenn auf der letzten Stufe Kampf oder Flucht aussichtslos sind, signalisiert dieser Zustand Hilf- und Hoffnungslosigkeit (Putnam 1997). Die Blutgefäße erweitern sich, der Blutdruck fällt, der Herzschlag verlangsamt sich. Emotionale Regungen sind ebenso abgeschaltet wie das Denken und die Schmerzempfindung: Der Betroffene dissoziiert und „verabschiedet" sich von der äußeren Welt, was bis zur tatsächlichen Ohnmacht gehen kann. Die schlaffe Lähmung setzt langsam ein, und es braucht Zeit, bis der Betroffene wieder aus ihr „erwacht" (vgl. Schauer & Elbert 2010). In

diesem Zustand wird die Wahrnehmung fragmentiert, das heißt sie zersplittert. Wir können das Geschehen weder als Ganzes wahr- bzw. aufnehmen noch als schlüssiges Ereignis im Gedächtnis speichern. Lediglich einzelne Aspekte und Fragmente, wie etwa ein Bild, ein Geruch, ein Geräusch etc. werden sich mehr oder weniger zusammenhangslos im Gedächtnis einprägen. Solche Fragmente können, angestoßen (getriggert) von einem traumabedingten Auslösereiz (Trigger), in Form von Flashbacks und intrusiven Erinnerungen in unsere Wahrnehmung eindringen.

An dieser Stelle wird deutlich, warum wir uns nach einem traumatischen Ereignis oft nur an einzelne, unverbundene Teile oder auch an gar nichts mehr erinnern können. Dieses Phänomen macht es schwer, das Trauma „hinter sich zu lassen", weil solche Fragmente eine „Im-Hier-und-Jetzt-Qualität" haben, sich also anfühlen, als spiele sich das schreckliche Ereignis in der Gegenwart ab (vgl. Härle 2015).

Betrachten wir nun das Phänomen der Dissoziation und ihre Folgen im nächsten Abschnitt genauer.

6.2 Die Rolle der Dissoziation

Dissoziation ist, wie wir gesehen haben, ein Überlebensmechanismus in einer Gefahrensituation. Körperlich kann ein Betroffener zwar nicht entfliehen, aber es besteht der Ausweg in eine „psychische" Flucht, indem die traumatische Erfahrung mit all ihren Empfindungen, Gedanken und Erinnerungen abgespalten wird. Die Umwelt wird irreal oder surreal, das Zeitgefühl verändert sich – die Zeit scheint stehen zu bleiben oder beschleunigt sich. Gewohntes erscheint fremd oder inexistent – es kommt zur Derealisation.

Oft ist die Dissoziation im Moment der Traumatisierung mit befremdlichen körperlichen Empfindungen verbunden: Man sieht sich aus der Entfernung, vermeint zu schweben oder hat das Gefühl, das Geschehen widerfahre nicht einem selbst. Der Betroffene ist nicht mehr mit seinem Körper in Kontakt. All diese Vorgänge sind zunächst normale Reaktionen auf großen Stress. Sie können jedoch auch nach der traumatischen Erfahrung weiterbestehen, sodass Betroffene den Kontakt zu allen Empfindungen verlieren und vermeintlich nur noch vom Kopf her existieren. Wer seinen Körper nicht spürt, hat auch keinen Zugang mehr zu wichtigen Informationen. Wenn z. B. eine reale Gefahr droht, gibt es auch immer körperliche Warnzeichen, die nun nicht mehr spürbar sind.

Die sensorische (körperliche) Taubheit bewirkt ein Gefühl der Unsicherheit und des Realitätsverlusts. Die emotionale Taubheit hilft im Moment des Traumas beim Überleben, weil sie uns vor dem Entsetzen oder der Verzweiflung schützt. Langfristig kann sie jedoch zu einer Vermeidung aller Gefühlsäußerungen, auch der positiven, führen und damit zu einem Gefühl des Abgestorbenseins. Auf Dauer wirkt Dissoziation erschöpfend und ist kräftezehrend.

Betrachten wir Dissoziation unter dem Aspekt des Kindheits- und Entwicklungstraumas bzw. der widrigen Kindheitserlebnisse (ACEs), wird eines deutlich: Der letzte Ausweg, also die psychische Flucht, ist umso wahrscheinlicher, je jünger der Betroffene zum Zeitpunkt der Traumatisierung ist. Selbst im Schlaf, das haben Forscher nachgewiesen, reagiert ein Säugling auf Streit und Aggression (s. Mischel 2015) mit Anzeichen von Stress. Die Abspaltung wird zur Gewohnheit – das betroffene Kind reagiert automatisch mit innerer Flucht, wenn zum Beispiel die Stimmen laut werden oder sich der Täter nähert. Als Erwachsener legt ein betroffener Mensch diese Gewohnheit leider nicht automatisch ab.

Dissoziation kann nur kurze Episoden im Alltag betreffen oder chronisch werden und leichte bis tief greifende Formen annehmen. Fragt man Betroffene, wie sie Dissoziation erleben, so beschreiben sie diese Zustände als „Nebel“, „schwarze Löcher“ oder als „Wegsein“, „Eingefrorensein“, „wie in Watte“, „nicht wirklich existierend“ oder im „Autopilotmodus“. Aber auch: „Ich fühle mich, als hätte ich verschiedene Teile in mir, die ihr Eigenleben führen.“

Ziehen wir die wichtige Rolle der Dissoziation bei der Traumafolgestörung in Betracht, wird deutlich, dass wir bei hoher Erregung andere Werkzeuge brauchen als im Zustand der Abspaltung. Im ersten Fall müssen wir uns wieder beruhigen können, im zweiten sollten wir wieder „zurückkommen“ und präsent sein. Traumasensitives Yoga hat beide Seiten im Blick. Auch wenn jeder Mensch individuell reagiert, weil seine Trigger einzigartig sind, kann man doch eine Tendenz beim Einsatz der verschiedenen Asanas und Atemübungen erkennen. Vielen Betroffenen helfen Haltungen, die Muskelkraft oder kraftvolle Bewegung erfordern, aus der Dissoziation heraus, während ruhige Atemübungen und sanfte Haltungen eher eine beruhigende Wirkung haben. Jedoch möchte ich Sie bereits an dieser Stelle mit einer der wichtigsten Prämissen des traumasensitiven Yoga vertraut machen:

> Im traumasensitiven Yoga zählt ausschließlich Ihre persönliche Erfahrung. Egal, was Sie lesen oder was immer man Ihnen sagen mag: Ihre eigenen Empfindungen und Wahrnehmungen sind richtig.

6.3 Was macht uns anfällig für eine Traumafolgestörung und warum?

Manche Menschen scheinen ein dickeres Fell als andere zu haben. Oberflächlich betrachtet sieht es so aus, als könne dem einen ein widriges Ereignis nichts anhaben, während das scheinbar gleiche Geschehen einen anderen aus der Bahn wirft. Warum ist das so? Die folgenden Ausführungen über die Biologie des Nervensystems geben hierzu Antworten.

Waren wir in der Lage, uns zu wehren oder einer Gefahr zu entkommen, das heißt, haben wir weder Immobilität noch Dissoziation erlebt, wird unser Organismus dieses Erlebnis integrieren. Vielleicht haben einige von uns danach noch für eine gewisse Zeit sehr wache Erinnerungen oder Albträume, die jedoch allmählich verblassen. Das gewohnte Leben kehrt zurück, und das schreckliche Geschehen wird ein Teil unserer Biografie, an das wir denken und über das wir reden können, ohne dass unsere Gefühle uns allzu sehr übermannen. Weder unser Gedächtnis noch unser Körper bringt diese Art des Ereignisses mit Ohnmacht oder Hilflosigkeit in Verbindung, im Gegenteil, wir halten uns für befähigt, uns in Sicherheit zu bringen. Es bleibt also ein Gefühl der Ermächtigung und Selbstwirksamkeit („Ich kann") zurück.

Anders sieht es aus, wenn unsere Flucht bzw. unser Angriffsversuch nicht erfolgreich war, wir unsere Abwehr nicht vollendeten und in der Bewegung „einfroren". Dasselbe gilt, wenn wir keinen Ausweg sahen und Ohnmacht, Hilflosigkeit sowie Erschlaffung, Dissoziation und Immobilität im Zentrum der Erinnerung stehen. In beiden Fällen wächst die Gefahr, dass wir die Erfahrung nicht integrieren können und unter den Folgen des Traumas zu leiden haben werden. Das Grundgefühl der Hilflosigkeit und Immobilität setzt sich im Leben fort.

Aber selbst eine tief greifende traumatische Erfahrung muss sie sich nicht zwangsläufig zu einer Traumafolgestörung auswachsen. Werden wir danach von fürsorglichen und liebevollen Menschen aufgefangen, wird uns Verständnis und Geduld entgegengebracht, sinkt diese Gefahr. Als weiterer Faktor spielt die Anzahl der Traumata eine Rolle. Je häufiger ein Mensch einer lebensbedrohlichen Situation ausgesetzt ist, desto höher ist das Risiko, an den Folgen zu leiden. Nicht jede Situation führt also zwangsläufig zu einer Traumafolgestörung, und auf den ersten Blick sehr ähnliche Situationen können unterschiedliche Auswirkungen haben.

Risikofaktoren

- Dissoziation während des Ereignisses
- Alter (jünger oder älter) und weibliches Geschlecht
  Beides kann bedeuten, aufgrund körperlicher Unterlegenheit sich nicht so gut wehren zu können bzw. das nicht gelernt zu haben.
- Mangelnde soziale Unterstützung
  Werden wir nach einem Ereignis allein gelassen, kann dies extrem verstörend sein, weil Nähe und menschliche Wärme uns Trost spenden und helfen, mit dem Unwägbaren fertig zu werden.
- Die Anzahl bzw. Dauer des Traumas oder der Traumata
  Je länger bzw. häufiger ein Mensch traumatisierenden Ereignissen ausgesetzt ist, desto wahrscheinlicher ist es, dass er posttraumatische Symptome entwickelt.

Neben den Risikofaktoren gibt es auch sogenannte Schutzfaktoren, die Menschen widerstandsfähiger machen. Zu ihnen zählen:

Schutzfaktoren

- Positives Temperament
- Kognitive Fähigkeiten / Intelligenz
- Positive Selbstwahrnehmung
- Selbstwirksamkeitserwartungen
- Soziale Kompetenzen
- Aktive Bewältigungsstrategien
- Kreativität und Fantasie
- Humor
- Stabile Bindungen
- Soziale Unterstützung

(nach Bengel et al. 2004)

7. Warum kann man ein Trauma nicht einfach hinter sich lassen?

Erinnerungen an eine traumatisierende Situation, seien sie visueller, akustischer oder körperlicher Natur, graben sich tief in unser Gedächtnis ein, auch wenn uns bewusste Zeugnisse des Erlebten fehlen. Warum selbst jahrzehntealte Erinnerungen Gegenwartscharakter haben, während wir viele andere Begebenheiten vergessen, ist ein Phänomen, dem wir in diesem Kapitel auf den Grund gehen wollen. Wir werfen dafür einen Blick in unser Gehirn und seine Funktionen. Mit diesem Wissen und Verständnis ausgestattet, können wir hilfreiche Interventionen ableiten, um die Traumafolgesymptome zu überwinden.

7.1 Gehirn, Gedächtnis und Trauma

Komplexe Traumafolgestörungen führen zu komplexen Symptomen, an denen, wie wir gesehen haben, zunächst nicht die bewussten gedanklichen Vorgänge, sondern allem voran unsere biologischen Überlebensmechanismen und damit die „niederen" Gehirnstrukturen beteiligt sind. Gedanken wie: „Ich bin selbst schuld" oder: „Ich habe mich nicht heftig genug gewehrt", reifen in unserem bewussten Verstand erst nach dem Ereignis. Die Ursache kann darin liegen, dass wir ins Grübeln kommen, weil wir begreifen und einordnen wollen, was sich unserem logischen Denken und unserem Weltbild entzieht. Es kann aber auch sein, dass jemand aus unserem Umfeld Bemerkungen fallen lässt wie beispielsweise: „Wer geht schon spätnachts alleine in eine solche Spelunke?" Oder: „Es musste ja mal so weit kommen …" Negative Urteile können Gedanken anstoßen wie: „Ich bin wertlos, beschmutzt, immer Opfer, selbst schuld, hilflos etc.", die Scham- und Schuldgefühle sowie Hilf- und Hoffnungslosigkeit nach sich ziehen.

Es ist wichtig, sich mit diesen Gedankenmustern und Emotionen auseinanderzusetzen. Um jedoch klare Gedanken fassen und unsere kognitiven Fähigkeiten wieder einsetzen zu können, müssen wir Werkzeuge haben, um uns aus dem emotionalen Erregungsstrudel und damit aus dem Überlebensmodus zu befreien. Nicht wenige meiner Patient/innen sagen, dass ihr Leben im Grunde einem „Überleben" gleicht, weil sie sich permanent in hohen Erregungszuständen oder in der Dissoziation befinden. Um zu verstehen, wie sich der Überlebensmodus beenden lässt, ist es hilfreich, Kenntnis über die „Verdrahtung" der biologischen Überlebensmechanismen in unserem Gehirn zu haben.

Betrachten wir unser Gehirn genauer, können wir es grob in drei verschiedene Regionen unterteilen: das Großhirn, das limbische System und das Stammhirn (den beiden Letztgenannten sind Sie bereits weiter oben begegnet). Diese Gehirnregionen arbeiten eng zusammen, sodass man einzelne Funktionen nicht unabhängig voneinander betrachten kann. Eine allgemeine Zuordnung der verschiedenen Aufgaben verhilft uns jedoch zu einem tieferen Verständnis für Trauma und Traumafolgestörungen.

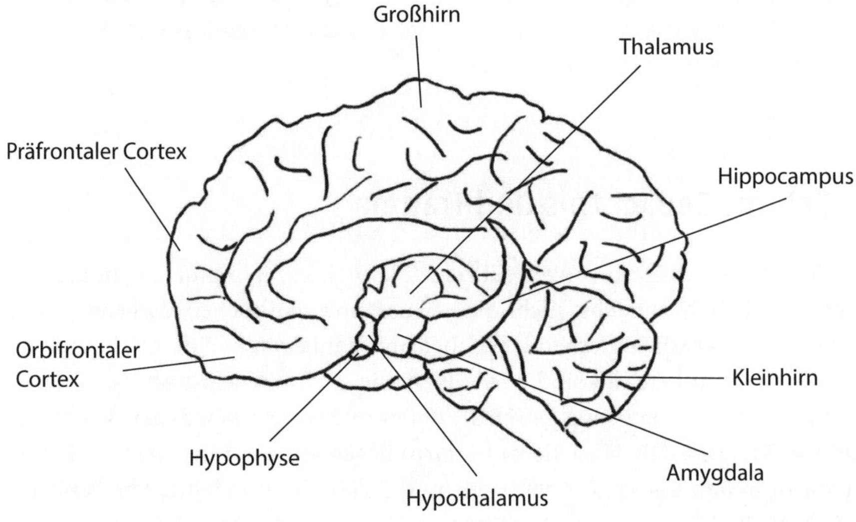

Abbildung 7.1: Gehirnregionen

Das **Großhirn** ist entwicklungsgeschichtlich unsere neueste Errungenschaft. Es ermöglicht uns die Fähigkeit zu lernen, zu sprechen und zu denken und ist für Bewusstsein und Gedächtnis zuständig. Hier werden Fakten und logische Zusammenhänge gespeichert.

Das **limbische System** oder Zwischenhirn besteht aus einfachen Hirnstrukturen zwischen Großhirn und Hirnstamm. Es steuert überlebenswichtige Triebe und Emotionen wie Furcht, Wut, Hunger und Sexualität und ist an emotionalen Lernprozessen beteiligt. Ein wichtiger Teil des limbischen Systems ist die Amygdala (Mandelkern), die eine wichtige Rolle bei der Gefahrenerkennung spielt – hier werden unsere emotional gefärbten Erinnerungen gespeichert.

Das **Stammhirn** ist für die essenziellen Lebensfunktionen zuständig und steuert u.a. Herzfrequenz, Blutdruck und Atmung. Auch ist das Stammhirn für wichtige Reflexe wie den Lidschluss-, Schluck- oder Hustenreflex verantwortlich.

Zwei für das Traumaverständnis wichtige Teile des Gehirns sind der Hippocampus und die bereits erwähnte Amygdala. Betrachten wir diese Funktionen genauer:

Das limbische System, unser „Gefühlshirn", ist darauf spezialisiert, blitzschnell auf äußere Emotionen auslösende Reize zu reagieren, die Lust, Schmerz, Wut oder Furcht hervorrufen. Seine Aktivierung löst bei Bedrohung und Gefahr reflexartig, das heißt automatisch, die Ihnen bereits bekannte Kaskade der Verteidigungs- und Fluchtreaktion aus. In unseren ersten Lebensjahren ist dieses System tonangebend – erst mit der weiteren Entwicklung des Gehirns entfaltet sich die Fähigkeit, Situationen zu analysieren und vorauszuplanen (Mischel 2015). Hier kommt die Amygdala ins Spiel. Sie hat eine zentrale Rolle beim Lernen und Speichern unserer *gefühlsbetonten* Erinnerungen und bei der Verarbeitung von Gefühlen. Als „Rauchmelder" unseres Gehirns, der Gefahren sofort erkennt, koordiniert sie blitzschnell die Antwort des Körpers auf Bedrohung und aktiviert hierfür den Sympathikus. Ihr obliegt es, permanent zu prüfen, ob Informationen, die wir über unsere Sinnesorgane aufnehmen, beispielsweise Berührung, Geschmack, Geräusche, Geruch oder Bilder, bedrohlich oder wünschenswert sind. Über diese Erfahrungen sichert sie unser Überleben und sorgt dafür, dass wir kampf- oder fluchtbereit sind bzw. in einer ausweglosen Situation in die Erstarrung und Dissoziation gleiten. Dieses primitive System ist nicht vernunftbegabt. Es reagiert auf Reize aufgrund von vorangegangenem Erleben – genau dasselbe geschieht, wenn Traumaerinnerungen in sicherer Umgebung ausgelöst werden, was die leicht triggerbaren Traumaerinnerungen wie Intrusionen und Flashbacks erklärt.

Vergleicht man die emotional gefärbte Reaktion der Amygdala mit einer Schnellstraße, so verläuft im Gegensatz dazu der Informationsfluss über das Großhirn, genauer gesagt über den Hippocampus, wesentlich langsamer und sehr viel weniger emotional. Durch die Hippocampusfunktion haben wir ein Gefühl dafür, wer wir sind, das heißt, er ist für unser Eigenempfinden zuständig. Zudem speichert er Kontextinformationen, beispielsweise zeitliche Informationen wie: „Damals war ich in der dritten Klasse"; örtliche Fakten wie: „Damals wohnten wir noch in München"; lebensgeschichtliche Ereignisse: „In dem Jahr landeten die Amerikaner auf dem Mond". All das hilft uns, unsere Gedächtnisinhalte zu strukturieren und unser Leben als etwas lückenlos Zusammenhängendes zu begreifen und zu erzählen. Auch wirkt der Hippocampus bei der Auswahl und Umwandlung der Informationen mit, die ins Langzeitgedächtnis überführt werden sollen. Nicht jede Erinnerung „schafft" es in unser Langzeitgedächtnis, was auch gut ist, denn würden wir uns an jedes Zähneputzen erinnern, wären wir hoffnungslos überfordert.

Fühlen wir uns gelöst und unbesorgt, sind wir dank der Hippocampusaktivität in der Lage, über unsere Sinnesorgane eingehende Informationen, also was wir sehen, hören, riechen, schmecken oder fühlen, logisch zu analysieren. Wir können sie mit unseren bereits vorhandenen Gedächtnisinhalten abgleichen und mittels Vernunft auswerten. Ergibt die Analyse, dass wir in Sicherheit sind, dominiert der Hippocampus die Amygdala, und wir können ungestört unseren Interessen nachgehen. In der Regel sind beide Systeme gut ausbalanciert, ergänzen einander und stehen in dauernder Wechselbeziehung, das heißt, sobald die Aktivität des einen zunimmt, sinkt die des anderen. Diese Abstimmung ist äußert wichtig, da hereinkommende Informationen ununterbrochen auf ihren Grad von Sicherheit beziehungsweise Bedrohung geprüft werden müssen. Weder ein Fehlalarm noch das Übersehen einer Gefahr sind hier besonders zuträglich.

Bereits ein relativ milder akuter, aber *unkontrollierbarer* Stress bewirkt einen raschen und dramatischen Verlust der kognitiven Fähigkeiten (Arnsten 2009), da das amygdaläre System aktiviert und im Gegenzug der logische Verstand zurückgefahren wird. Großer Stress hingegen lässt das logische System „ausfallen". Die Amygdala übernimmt komplett die Führung, und wir werden von starken Gefühlsregungen und Körperempfindungen überflutet oder dissoziieren. Die Hippocampusaktivität sinkt drastisch, denn Denken, Verstehen, Strukturieren und Einordnen ins Langzeitgedächtnis spielen in einer Gefahrensituation keine Rolle. Vorrangig ist jetzt eine prompte Reaktion auf äußere Reize.

Nach einer massiven oder / und anhaltenden traumatischen Stressphase bleibt das Alarmsystem „online" (Sanderson 2013). Die Amygdala versetzt unseren Organismus in eine dauernde Alarmbereitschaft. Infolge dieser erhöhten Reaktionsbereitschaft werden innere wie äußere Trigger nicht mehr durch den Filter des Hippocampus geschleust und analysiert. Sie umgehen die kognitive Überprüfung und bleiben bedrohlich, auch wenn sie in der gegenwärtigen Situation keine Bedrohung darstellen. Durch die dauerhaft verminderte Hippocampusfunktion werden sie auch später keiner kognitiven Prüfung mehr unterzogen, weshalb solche Trigger immer wieder dieselbe Reaktion auslösen. Diese Tatsachen verdeutlichen, warum wir auch in einer sicheren Umgebung anfällig für traumabezogene Trigger bleiben, selbst wenn andere uns versichern, dass keine Gefahr herrscht und auch „ein Teil von uns" sich dessen bewusst sein kann.

Praktisch bedeutet dies, dass beispielsweise ein innerer Trigger wie ein beschleunigter Puls, der als ein Hinweis auf Gefahr gespeichert worden ist, zu einer Panikreaktion führen kann. Das kann auch dann passieren, wenn unser Herz schneller schlägt, weil wir versucht haben, mit einem schnellen Sprint einen abfahrbereiten Zug noch zu erreichen. Das Fehlen der korrigierenden kognitiven Analyse verhindert, dass wir die Empfindung im aktuellen Kontext wertfrei betrachten und uns wieder beruhigen können. Dieselbe Reaktion kann ein äußerer Trigger wie das Geräusch schneller Schritte hinter uns hervorrufen. Ist diesem Geräusch die Bedeutung „bedrohlich" zugeschrieben worden, feuert die Amygdala und versetzt uns augenblicklich in Alarmbereitschaft, auch wenn die Situation harmlos ist.

Da in beiden Beispielen – beschleunigter Puls und Geräusche von Schritten – keine kognitive Prüfung und „Entwarnung" erfolgen, rufen Trigger auch noch nach Jahren dieselben Reaktionen hervor. Die verschiedenen traumabezogenen Trigger verbinden sich zu einem sogenannten Furchtnetzwerk, in dem verschiedenste Elemente wie Bilder, Geräusche, Körperempfindungen, Gedanken, Emotionen etc. gespeichert werden. Ein einziger Trigger alarmiert das gesamte Netzwerk und löst die Verteidigungsreaktion mit Angst, Panik, Wut, Aggression oder Dissoziation aus, hat also einen Dominoeffekt.

Bleiben Erregungsniveau und Alarmbereitschaft dauerhaft erhöht, braucht es nicht viel, um das sensible System in Gang zu setzen. Weil ein Element des Furchtnetzwerks wie ein Engegefühl in der Brust, ein Gedanke, ein Satz oder ein flaues Gefühl im Magen die gesamte Verteidigungskaskade auslösen können, ist es für Betroffene enorm schwierig, die tatsächlichen Umstände einzuschätzen. Sie suchen deshalb – was nur zu verständlich ist – ihr Heil in der Vermeidung. Jedoch halten sie damit die Symptomatik aufrecht, weil keine korrigierenden Erfahrungen gemacht werden. Ein an sich ungefährlicher Reiz kann, wenn er vermieden wird, nicht analysiert, differenziert betrachtet und daraufhin neu bewertet werden. Es findet kein Neulernen statt.

7.2 Wie beruhigt man das Alarmsystem?

Wollen wir auf unsere reflexhaft ablaufende Verteidigungsreaktion Einfluss nehmen, hat es sich als praktikabel erwiesen, mit folgender Metapher zu arbeiten: Stellen wir uns unser emotionales Alarmsystem als Thermometer vor, auf dem die Temperatur unsere Emotionen anzeigt.

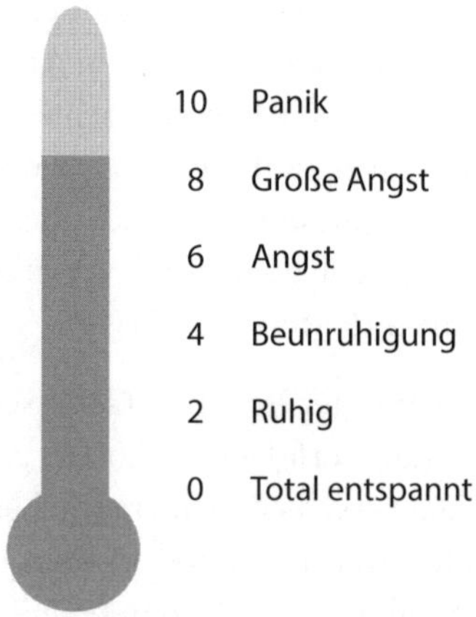
10 Panik
8 Große Angst
6 Angst
4 Beunruhigung
2 Ruhig
0 Total entspannt

Abbildung 7.2: Das Alarmsystem als Thermometer (vgl. Sanderson 2013)

Fühlen wir uns unbeschwert und sicher, steht unser Alarmsystem auf „null". Es gibt keinerlei Grund zur Beunruhigung. Ebenso verhält es sich auf zwei. Wir sind beschäftigt oder mit anderen im regen Austausch, zwar nicht mehr absolut entspannt, aber auch nicht nervös oder aufgebracht. Beginnt sich eine negative emotionale Färbung einzuschleichen, werden wir unruhig, und die Skala steigt vielleicht auf vier. Etwas stimmt nicht! Wir werden wachsamer. Kann diese Beurteilung nicht entkräftet werden, steigern sich die Emotionen von Angst bis hin zur Panik.

Je höher unsere Erregung und mit ihr das Thermometer steigt, desto schwieriger wird es, wieder „herunterzukommen". Wir wissen aus dem vorigen Kapitel, dass der Sympathikus und damit die Amygdala die Führung übernommen haben. Je höher die Grundanspannung einer Person ist, desto schneller reagiert das Alarmsystem. Manche Menschen sind nie unter einer „Vier". Das Gefühl von Sicherheit und Wohlbefinden kennen sie schon lange nicht mehr oder allenfalls in raren Momenten.

Betrachten wir die Kurve, die das Verteidigungssystem (siehe Abb. 6.4) beschreibt, stellen wir jedoch fest, dass wir es nicht nur mit Zuständen der Übererregung, sondern auch mit dissoziativen Momenten oder Untererregung zu tun haben. Die Untererregung setzt entweder infolge der kontinuierlich wachsenden Übererregung ein oder sie schlägt durch, ohne dass beim Betroffenen die Flucht- oder Angriffsreaktion ausgelöst wird. Dies geschieht vor allem bei Menschen, die frühkindliche oder sehr schwere Traumata erlitten haben; die „Flucht nach innen" war der einzige Ausweg. Will man der Untererregung etwas entgegensetzen, heißt das, man möchte wieder präsent werden und in Kontakt mit sich selbst, der Welt und den anderen treten. Nutzen wir auch hierfür die Metapher des Thermometers, können wir die Untererregung als „Minusgrade" darstellen, die jeweilige Zahl zeigt den Grad der Dissoziation an.

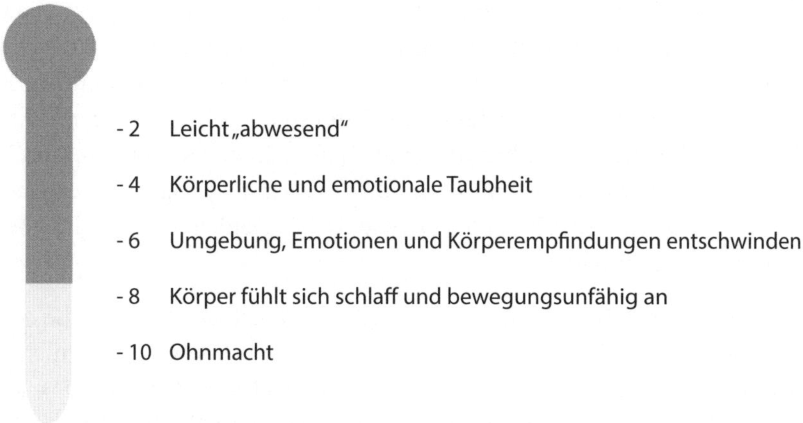

Abbildung 7.3: Untererregung als Minusgrade auf dem Thermometer

Das Ziel muss also sein, dass Sie

- in der Lage sind, Ihr Nervensystem zu beruhigen, sodass Sie sich im Allgemeinen ruhiger und entspannter fühlen;
- Ihre Gefühle und Körperreaktionen kontrollieren und sich wieder beruhigen können;
- bereits den Beginn eines Erregungszustands bemerken und somit früher eingreifen können, also bevor Sie sich überwältigt fühlen;
- bereits den Anfang einer Dissoziation erkennen und rasch eingreifen können;
- bei Dissoziation Werkzeuge haben, die Sie wieder ins Hier und Jetzt bringen.

Dass wir mit unseren Gedanken unseren Körper beeinflussen können, ist sicher nichts Neues für Sie. Schreckliche Zukunftsszenarien haben eine andere emotionale und körperliche Wirkung wie hoffnungsvolle oder gar freudige Aussichten. Wäre es jedoch so einfach, würden Gedanken wie: „Das ist jetzt vorbei" oder: „Ich kann mich zur Wehr setzen" ausreichen, um unser System zu beruhigen. Wir könnten uns dann, wie es uns bei mildem Stress gelingt, mit selbstmotivierenden Gedanken beruhigen. In Fällen niedriger und mittlerer Erregung können logische Argumente sozusagen von oben nach unten, „top down", Einfluss auf unseren Körper und damit auf unser Befinden nehmen.

Je höher jedoch die Erregung steigt, desto weniger greifen diese kognitiven Strategien, und wir wissen nun auch, warum: Traumaerinnerungen in den „niederen" Gehirnregionen sind, weil sie in der Amygdala feststecken, kognitiv weder erreichbar noch beeinflussbar. Gutes Zureden allein kann also wenig bewirken. Folglich brauchen wir Hilfsmittel, die uns dabei unterstützen, die automatische Kaskade der biologischen Reaktionen zu unterbrechen bzw. abzubremsen. Erst wenn die Erregungskurve gesunken ist, wir unseren Körper und unsere Biologie wieder kontrollieren und uns selbst als effizient wahrnehmen können, erreicht der kognitive Teil unseres Gehirns seine volle Leistungsfähigkeit. Dann sind wir in der Lage, mit Abstand über das Geschehen nachzudenken und es als Ganzes in den Kontext unseres Lebens einzuordnen und abzuspeichern. Dies führt uns zu der Frage: Wie erreichen wir die Amygdala, wenn weder Erzählen noch logisches Denken im Zustand höchster Erregung etwas bewirken?

Wieder können wir auf unsere persönlichen Erfahrungen bzw. auf die der Yogis und das Konzept des „Embodiements " zurückgreifen: Wir wissen, dass nicht nur unsere Gedanken, sondern auch unser körperlicher Ausdruck „bottom-up" – also von unten nach oben – unsere Stimmungslage beeinflusst. Stellen Sie sich vor: Sie bewegen sich langsam, mit schlurfenden Schritten, den Blick gesenkt, der Atem flach. Was empfinden Sie? Und nun hüpfen Sie „im Geiste" mit einem Lächeln auf den Lippen locker eine Straße hinunter. Was löst diese Vorstellung in Ihnen aus? Unsere Haltungs- und Bewegungsmuster färben unser emotionales Befinden und beeinflussen unsere Stimmung und unsere Gedanken. Sitzen wir in gebeugter Haltung, sind uns positiv gestimmte Gedanken weniger zugänglich als in einer aufrechten Position, und umgekehrt (vgl. Ogden 2009).

Besonders interessant ist dieser Umstand, weil unsere Haltungs- und Bewegungsmuster einen direkten Draht zu unseren niederen Hirnregionen haben. Sie wirken „bottom-up" – also vom Körper auf das Gehirn. Diesen Umstand nutzen wir im Yoga. Über die Haltung und die Bewegungen unseres Körpers zu reflektieren, sie zu erforschen und zu verändern ist ein altes und probates Mittel, um seine Affekte zu regulieren und sich wieder zu beruhigen. Andere Kulturen können uns auf diesem Gebiet Vorbild sein. Tanz, Rhythmus, Trommeln und Bewegung sind in afrikanischen Kulturen tief verwurzelt und helfen den Menschen von jeher, ihre Emotionen zu regulieren. Als fernöstliche Wege kennen wir Tai Chi, Qigong oder Yoga. Allen ist gemeinsam, dass sie den Körper und seine Ausdrucksmöglichkeiten nutzen, um wieder zu sich zu kommen, sich zu fokussieren und Altes zu transformieren.

Vielleicht beschreiten Sie bereits einen dieser Wege und haben damit gute Erfahrungen gemacht. Dann möchte ich Sie einladen, die Prinzipien des TSY, die ich im Folgenden näher beleuchten werde, auf Ihre eigene Disziplin anzuwenden.

Teil III

Traumaheilung mit Yoga und Achtsamkeit

„Bei der Behandlung von PTSD ist es äußerst nützlich, das Gewahrsein des Klienten vom Zustand seines Körpers zu nutzen – seine Wahrnehmung der präzisen Empfindungen, die aufgrund äußerer und innerer Reize entstehen.“

(Rothschild 2002, S. 148)

8. Was hilft bei der Behandlung von Traumafolgestörungen?

Bevor wir uns damit befassen, wie Yoga Sie dabei unterstützen kann, mehr Kontrolle über Ihre Symptomatik zu erlangen, ist es hilfreich zu klären, was „Traumatherapie" bedeutet.

Eine Traumatherapie besteht in der Regel aus drei Phasen:
- Stabilisierung
- Traumaexposition
- Integration

Bevor sich also der Therapeut mit dem Patienten an die Traumaerinnerungen heranwagt, werden in der Stabilisierungsphase gemeinsam Möglichkeiten erarbeitet, die helfen, seine Affektregulation zu verbessern. Gelingt es dem Patienten zunehmend – Sie erinnern sich sicher an das „Abbremsen" der Erregung –, stellt er sich im geschützten Rahmen den traumatischen Erinnerungen in Form einer Traumaexposition; Exposition heißt wörtlich übersetzt „nach außen bringen".

Beide Phasen sind jedoch nicht strikt voneinander getrennt. Gerade in der Expositionsphase ist das Stabilisieren immer wieder vonnöten, um sich auf sichere Weise den Erinnerungen zu stellen. Ziel der Traumaexposition ist es, der Vermeidung entgegenzuwirken und auf diese Weise die Traumatrigger zu „entschärfen". Dazu braucht es Werkzeuge zur Selbstberuhigung, damit sich allmählich eine Gelassenheit in Bezug auf die körperlichen und emotionalen Reaktionen entwickeln kann. Die Erregung im Nervensystem zeigt sich, wie wir bereits gesehen haben, vor allem in körperlichen Reaktionen. Eine aufkommende Panik zeigt sich beispielsweise in Form von Herzrasen, Enge in der Brust, Schwindel etc. Damit ist unser Körper unser wichtigster Verbündeter beim Erreichen dieses Ziels.

Wer jedoch seinen Körper wenig oder gar nicht spürt, kann ihn auch nicht als Instrument zur Beruhigung nutzen. Eine Klientin drückte sich, als ich sie nach ihren körperlichen Anzeichen der Erregung auf einer Skala von 1 bis 10 fragte, folgendermaßen aus: „Es gibt 1, und dann gibt es 10. Zwischenstufen spüre ich nicht. Vielleicht ist da sogar nicht mal immer eine 1. Oft spüre ich gar nichts, also eher unter 0 und dann 10."

Je besser Sie in der Lage sind, Ihren Körper zu spüren, Ihre Körperreaktionen zu beobachten und beschreibend Abstand zu gewinnen, desto mehr Sicherheit und Selbstbestimmung erleben Sie. Eine Möglichkeit, dies zu erreichen, ist ein bewusster und gezielter Einsatz des körperlichen Gewahrseins, wie wir es im Yoga mit jedem Asana und jeder Atemübung trainieren. Durch das Üben von bewusst eingenommenen Körperhaltungen und Atemübungen lernen Sie, zunehmend Kontrolle über eine ungebremste Gefühlsflut auszuüben. Ihren Körper und damit sich selbst erfahren Sie auf eine neue, eher funktionale Weise. Sie erforschen Körperempfindungen, spüren Druck, Dehnung, Spannung oder ein Gewicht, indem Sie Asanas üben. Das bewusste Üben versorgt Sie mit Informationen aus Ihrem Inneren. Mithilfe dieser Botschaften gelingt es Ihnen allmählich, die Auswirkungen der verschiedenen Übungen auf Ihre Emotionen und Erregungszustände zu beobachten und gezielt zu nutzen. Vielleicht bemerken Sie, dass eine Haltung Angst auslöst, eine andere eher beruhigend wirkt. Je besser Sie sich spüren, desto leichter können Sie Haltungen oder Übungen so verändern, dass sie Ihren Bedürfnissen entsprechen. Vielleicht bemerken Sie auch, dass Sie anfänglich sehr wenig spüren. Diese wichtige Erkenntnis befähigt Sie, durch stetes Üben allmählich Veränderungen wahrzunehmen.

9. Was macht Yoga traumasensitiv?

„Der Stil der Yogaarbeit hat starken Einfluss auf das Erleben, und wir müssen uns Gedanken darüber machen, welche Eigenarten positiv wirken, welche ablenken und welche schädlich oder sogar gefährlich sind, wenn wir eine traumasensitive Yogapraxis entwickeln wollen."

David Emerson[9]

9.1 Wie sieht eine übliche Yogaklasse aus?

Typischerweise leitet ein Lehrer bzw. eine Lehrerin die Übungen an, indem er oder sie Haltungen vormacht und deren Ausführung erklärt. Die Klasse folgt den Anleitungen. Die Kursleiter geben in der Regel die Reihenfolge der Asanas vor, ebenso, wie lange ein Asana gehalten bzw. in welchem Tempo es ausgeführt werden sollte. In manchen Yogastunden hört man Bemerkungen wie: „Geht noch ein wenig tiefer, haltet ein bisschen länger" wie auch: „Streckt den rechten Arm parallel zum Boden, zieht die Schultern nach unten". Das Ziel ist jeweils, die Leistung zu steigern und einer Form Genüge zu tun. Manche Lehrer machen die Übungen mit, andere bleiben beobachtend vor der Klasse auf ihrer Matte, und wieder andere gehen durch den Raum und korrigieren die Schüler.

Je nach Einstellung des Lehrers wird verbal oder „hands on" korrigiert. Hands on bedeutet, dass der Yogalehrer dem Schüler hilft, eine Position zu verbessern, indem er mit seinen Händen beispielsweise Druck oder Zug ausübt oder eine Arm- oder Beinstellung korrigiert. Ein Asana akkurat auszuführen hat zum einen das Ziel, sich körperlich nicht zu schaden, zum anderen soll es in der korrekten Form seine volle Wirkung entfalten. In der Regel endet eine Unterrichtsstunde mit einer Entspannungsphase, bei der man ca. zehn Minuten still, mit geschlossenen Augen, auf dem Rücken liegt, geistig wach und präsent bleibt und dabei die Spannung aus Körper und Geist weichen lässt.

Für Traumapatienten können in einer typischen Yogaklasse Trigger lauern, wie beispielsweise:

- Asanas lange halten bzw. in einer unbeeinflussbaren Zeitdauer darin verweilen (Gefahr für ein Gefühl von Freeze)
- Das Gefühl, die Vorgaben des Lehrers erfüllen zu müssen
- Keine Kontrolle haben

---

9 Emerson & Hopper 2012, S. 58.

- Anweisungen, die autoritär wirken
- Den Anspruch bzw. Stress, die Asanas korrekt auszuführen
- Sich vom Lehrer oder von anderen beobachtet fühlen
- Einen beschleunigten Atem bzw. Puls aushalten
- Im Pranayama Atemmuster ausüben, die Angst machen
- Das Empfinden, nicht wegzukönnen
- Die Befürchtung, der Lehrer bzw. der Lehrerin könnte einen berühren
- Die Angst, der Lehrer bzw. die Lehrerin könnten hinter oder neben einem auftauchen
- Die Aufforderung, die Augen zu schließen
- In der Entspannungsphase ein eventuell abgedunkelter Raum; eine lange Zeit der Stille und Bewegungslosigkeit
- Durch die Nase atmen
- Auf dem Rücken liegen

Diese und weitere Themen können Traumapatienten davon abhalten, eine Yogaklasse zu besuchen.

9.2 Was ist anders im traumasensitiven Yoga?

Auf den ersten flüchtigen Blick unterscheidet sich traumasensitives Yoga (TSY) nicht von üblichen Yogaklassen. Es gibt aber einen Unterschied: die Herangehensweise und die inneren Haltung des Lehrers. Im TSY liegt der Fokus nicht auf der äußeren korrekten Form einer Übung, sondern auf der inneren Erfahrung. Keine von außen kommende Autorität, weder ein Lehrer noch ein Therapeut, diktiert dem Schüler, wie er ein Asana interpretieren und ausführen soll, noch wird sein Tun als richtig oder falsch beurteilt. Jeder Schüler fasst eine Haltung anders auf, erfährt und empfindet sie auf seine ganz individuelle Weise.

Daher bietet ein traumasensitiver Yogalehrer seinen Schülern Wahlmöglichkeiten an, lässt sie ein **Asana** auf ihre Weise ausüben und korrigiert nur, wenn eine Haltung gesundheitsschädigend ausgeführt wird. Wie lange in einem Asana verharrt wird, richtet sich ebenfalls einzig nach der persönlichen Erfahrung des Übenden. Die Orientierung von außen nach innen, also hin zu den körperlichen Empfindungen, ist der Schlüssel zum traumasensitiven Yoga. Wir gewichten die innere Erfahrung höher als eine äußere, „perfekte" Form. Dies bedeutet, dass es kein Richtig oder Falsch gibt und aussschließlich die persönlichen Empfindungen in einer Haltung zählen. Zum Beispiel: Sie können die Arme in einem Asana parallel zum Boden, höher oder tiefer halten, ganz nach Ihrem eigenen Gutdünken. Wie Sie sich entscheiden, hängt von davon ab, wie es sich für Sie anfühlt. Dies hat zur Folge, dass die Macht dem Übenden zurückgegeben wird, also demjenigen, der die Erfahrung macht. Niemandem sonst – keinem Lehrer, keinem Therapeuten, keiner Autorität – wird sie überlassen (vgl. Emerson 2015).

Dasselbe gilt für **Pranayama**. Anders als in den üblichen Yogaklassen weisen wir im TSY niemanden an, wie er atmen soll. Vielfach wird im Yoga gelehrt, wie richtig oder besser geatmet werden sollte, ob durch die Nase statt durch den Mund, in den Bauch statt in der Brust, langsamer statt schneller etc. Im TSY nutzen wir den Atem – genauso wie die Yogahaltungen – ausschließlich dafür, Erfahrungen zu machen. Möchte ein Übender seine Atmung verändern, z. B. langsamer oder tiefer atmen, entscheidet er aufgrund seiner Beobachtungen; nicht, weil es so „besser" ist. Nur die persönliche Erfahrung zählt – und deshalb haben wir kein Konzept für richtiges oder falsches Atmen.

Achtsamkeit dient in einer üblichen Yogaklasse dazu, Gedanken, Gefühle, Pläne, Erinnerungen, Geräusche wie auch körperliche Erfahrungen absichtsvoll zu fokussieren und zu beobachten. Achtsamkeit basiert auf einer nichtwertenden Haltung gegenüber dem, was gerade im Moment geschieht (Kabat-Zinn 2007). Das heißt in der Praxis: Alles, was in uns aufkommen mag, nehmen wir wahr – achtsam und ohne zu werten. Im TSY hingegen interessieren wir uns in erster Linie für die interozeptive Wahrnehmung. Das bedeutet, unser Fokus liegt vor allem auf dem körperlichen Erleben, und das ist, wie wir bereits gesehen haben, der Schlüssel zu den „niedrigen" Hirnregionen und damit zur Affektregulierung.

Ein weiterer wichtiger Unterschied liegt im Gebrauch der **Sprache**. Nun werden Sie sich vielleicht fragen, welche Relevanz die Sprache für Ihre ganz private Yogapraxis in den eigenen vier Wänden haben kann. Die Art und Weise, wie Sie sich selbst anleiten und Ihre Aufmerksamkeit fokussieren, gestaltet sich jedoch als innerer Monolog – und hier kommt die Sprache ins Spiel. Doch was bedeutet das nun für Ihre Übungspraxis?

Normalerweise gibt ein Lehrer eine Anweisung, die der Übende befolgt: „Stell den rechten Fuß weit nach vorn, der linke bleibt hinten, beuge das rechte Knie und zieh die linke Ferse Richtung Matte." Diese Art der Instruktion lässt keine Wahlmöglichkeit und impliziert eine Bewertung: richtig oder falsch. Wenn Sie sich selbst auf eine autoritäre Weise anleiten, kann es sein, dass Sie sich zwar beobachten, jedoch permanent bewerten, ob Sie die Übung „richtig" ausführen. Laden Sie sich hingegen ein, etwas auszuprobieren, so eröffnen Sie einen Raum, in dem Sie Erfahrungen machen und Wahlmöglichkeiten haben. Sie können sich beispielsweise sagen: „Ich möchte das Asana ausprobieren und stelle den rechten Fuß nach vorn. Dann entscheide ich, wie groß der Schritt ausfallen soll. Ich kann dies immer korrigieren und das Asana jederzeit auflösen. Wenn es für mich stimmt, beuge ich nun mein rechtes Knie … Wie tief, ist meine Entscheidung, ich kann damit experimentieren." Sie können sich also jederzeit fragen, ob Sie etwas tun wollen und auf welche Weise. Nun werden Sie wahrscheinlich einwenden, dass gerade die Entscheidung, ob Sie etwas tun wollen oder nicht bzw. auf welche Weise, für Sie sehr schwierig ist. Das mag anfangs tatsächlich so sein. Bleiben Sie jedoch dabei, sich selbst immer wieder geduldig einzuladen, etwas auszuprobieren, ohne einer bestimmten Form Genüge tun zu müssen, werden Sie allmählich herausfinden, was Sie mögen und was nicht.

Wenn Sie jederzeit die Kontrolle über das Geschehen haben und es nichts zu erfüllen gibt, kein „korrektes" Asana, keine „richtig ausgeführte" Atemübung, wenn einzig und allein Ihre Erfahrung zählt, wird Yoga für Sie zum Gewinn. Dasselbe gilt auch für die „erwartete" Wirkung: Ein Asana kann auf den einen eine beruhigende, auf den anderen eine erregende Wirkung haben, und wieder ein anderer spürt gar nichts. Niemand kann Ihre persönlichen Empfindungen beurteilen.

Um die im traumasensitiven Yoga zentrale interozeptive Erfahrung zu vertiefen, greifen Sie auf Ihren inneren **Beobachter** zurück, der Ihnen hilft, das Geschehen mit einem gewissen Abstand wahrzunehmen. Wie sieht das praktisch aus? Ich möchte es an folgendem Beispiel erläutern: Sie nehmen die Berghaltung (auch Felsenhaltung genannt) auf dem Stuhl ein (siehe Seite 107 f.). Nun kann Ihr innerer Beobachter zum Beispiel fragen:

Welche Empfindungen nehme ich wahr? Vielleicht den Boden, die Temperatur des Bodens, den Stuhl, meine Sitzbeinhöcker, mein Gewicht? Etc. Der innere Beobachter kann Sie dabei unterstützen zu erforschen, ob sich Ihre körperlichen Empfindungen intensivieren, indem Sie beispielsweise die Füße über dem Boden bewegen. Er kann Ihnen helfen herauszufinden, ob die eingenommene Position stimmig für Sie ist oder ob eine Veränderung angesagt ist, beispielsweise ein Kissen unter die Füße zu platzieren, weil der Stuhl zu hoch ist. Ihr Beobachter hilft Ihnen festzustellen, was Sie nach der Veränderung empfinden. Er kann Sie fragen, wie lange Sie die Arme in dieser Position halten möchten. Oder auch, ob Sie das Gewicht Ihrer Arme spüren. Ihr Beobachter nimmt vielleicht wahr, dass Sie beim Heben der Arme die Luft angehalten haben. Er kann Sie fragen, wie es ist, wenn der Atem stockt, und wie, wenn er wieder fließt.

Ich möchte Ihnen an dieser Stelle einen ersten Eindruck vermitteln, wie wir traumasensitives Yoga in einer Gruppe üben. Wir beginnen im Sitzen und bauen gemeinsam die Berghaltung auf. Der Lehrer könnte nun wie folgt anleiten:

„Nehmen Sie sich einen Augenblick Zeit, sich auf Ihrem Stuhl so einzurichten, dass Sie bequem und gut sitzen. Für die Berghaltung können Sie die Füße hüftbreit platzieren, aber auch enger oder weiter, wenn das so für Sie nicht stimmt. Sie können die Augen offen oder geschlossen halten, wie es für Sie passt, und dies auch jederzeit verändern.

Vielleicht möchten Sie dazu einen kurzen Blick auf die Position Ihrer Füße werfen oder aber Ihre Zehen bewegen, um die Verbindung ein wenig zu intensivieren. Wenn Sie so weit sind, nehmen Sie auf Ihre Weise Kontakt mit dem Boden auf, entweder indem Sie das Gewicht Ihrer Füße auf dem Boden erspüren oder indem Sie sich mal auf die Zehenspitzen, mal auf die Fersen stellen oder Ihre Füße über dem Boden bewegen, in jedem Fall auf Ihre ganz persönliche Weise. Verweilen Sie in dem Gefühl von Kontakt mit dem Boden noch für vielleicht drei bis vier Atemzüge.

Bringen Sie nun, wenn Sie so weit sind, Ihre Aufmerksamkeit zu Ihrer Körpermitte, in die Gegend Ihres Nabels und der unteren Rückenpartie. Sie können das Gewahrsein in Ihrer Körpermitte vertiefen, indem Sie zum Beispiel eine Hand auf Ihren Bauch legen. Sie können sich aber auch dafür entscheiden, Ihren Rücken noch deutlicher wahrzunehmen, indem Sie sich gegen die Rückenlehne Ihres Stuhls lehnen. Verweilen Sie, wenn Sie möchten, im Kontakt mit Ihrer Körpermitte. Wenn Sie so weit sind, lade ich Sie ein, Ihren Oberkörper aufzurichten und Ihre Wirbelsäule in Richtung Zimmerdecke wachsen lassen, um ein Gefühl der Länge in Ihrem Körper zu generieren – wie ausgeprägt Sie dies gestalten, liegt ganz bei Ihnen. Nehmen Sie sich auch für diese Empfindung einen Moment Zeit und entscheiden, wie lange Sie in der Berghaltung verweilen möchten. Um das Asana aufzulösen, können Sie sich, wenn Sie möchten, ein wenig bewegen, rekeln, strecken und, falls Sie die Augen geschlossen hatten, diese nun wieder öffnen."

Für den Gebrauch dieses Buchs bedeutet dies, dass Sie sich in jedem Moment erlauben, selbst zu bestimmen, wie Sie im Einzelnen vorgehen wollen. Hier einige Beispiele:

- Sie wählen, welches Asana und welche Atemübung Sie machen möchten.
- Sie bestimmen, wie lange Sie ein Asana oder ein Übung ausführen.
- Sie haben die Wahl, ob Sie mit geschlossenen oder lieber mit offenen Augen üben.
- Die Asanas können in verschiedenen Variationen geübt werden – es gibt keine zu erfüllenden Anforderungen.
- Sie können jederzeit abbrechen und schulden sich darüber keine Rechenschaft.
- Sie können Asanas und Atemübungen aussuchen, die Sie mögen, und jene weglassen, die Sie nicht mögen, egal aus welchen Gründen. Vielleicht versetzen sie Sie in Erregung oder machen Ihnen Angst.
- Sie können sich jederzeit bewegen, auch wenn Sie ein statisches Asana üben.
- Sie atmen so, wie es Ihnen angenehm ist; ob durch Mund oder Nase, ist Ihnen freigestellt.
- Sie bestimmen die Geschwindigkeit, in der Sie ein dynamisches Asana üben.

- Sie entscheiden jederzeit darüber, wie ausladend oder wie klein Sie die Bewegungen gestalten möchten.
- Sie bestimmen die Helligkeit im Raum.
- Sie entscheiden sich bewusst gegen Haltungen, in denen Sie sich unwohl oder ausgeliefert fühlen, wie beispielsweise „auf dem Rücken liegen“ oder in den „Vierfüßlerstand“ gehen.
- Sie geben sich die Erlaubnis, etwas auszuprobieren.
- Sie können die Wirkung Ihrer offen und einladend formulierten Anleitungen erforschen.

Prüfen Sie *immer*, welche Übungen Ihnen entsprechen, und wandeln Sie sie ab oder suchen sich im Praxisteil Übungen, die Ihrem Ziel besser dienen bzw. Ihnen mehr entsprechen. Sollte während des Übens eine traumatische Erfahrung getriggert werden, lösen Sie das Asana auf oder beenden Sie die Atemübung. Wenn Sie schon ein wenig Erfahrung haben, können Sie eine oder mehrere Yogaübungen wählen, die Sie beruhigen. Oder aber Sie entscheiden sich für die 54321-Übung auf Seite 247 f. Vielleicht ist es aber auch am hilfreichsten für Sie, wenn Sie einer vertrauten Beschäftigung nachgehen, durch die Sie mehr Distanz zu bekommen. Besprechen Sie diese Reaktionen mit Ihrem Therapeuten bzw. Ihrer Therapeutin.

10. Die Prämissen des traumasensitiven Yogas

Einem Menschen, der seinen Körper als taub und wenig präsent erlebt, hilft es wenig, über diese Phänomene zu sprechen. Nur über den Körper selbst kann man in Kontakt mit körperlichen Empfindungen kommen. Daher legen wir im TSY den Fokus auf Werkzeuge, die den Zugang zum körperlichen Erleben erleichtern. Bessel van der Kolk drückt es folgendermaßen aus: „Eine der großen Schwierigkeiten nach einem Trauma ist der Umgang mit Triggern, die *im* Körper existieren. Das Trauma gehört zwar der Vergangenheit an, auf körperlicher Ebene wird es jedoch als gegenwärtige Gefahr erlebt. Diese inneren Trigger machen aus der inneren Welt ein Minenfeld. Ein Trauma hat einen Anfang, einen Mittelteil und ein Ende. Die körperlichen Trigger jedoch können den Menschen jederzeit überfallen. Der Mensch weiß, dass er sich nicht so fühlen sollte, aber der Körper wird von diesen nicht tolerierbaren Empfindungen und Gefühlen überflutet“ (in Emerson & Hopper 2012).

Die Prämissen des TSY:

1. den Körper wieder spüren,
2. im Hier und Jetzt bleiben,
3. Wahlmöglichkeiten nutzen,
4. effektive Handlungen ausführen,
5. den Rhythmus des Körpers erleben.

(Vgl. Emerson 2009, 2012, 2015, van der Kolk 2009.)

Auf den folgenden Seiten betrachten wir die Grundsätze des TSY genauer. Was mit diesen theoretischen Überlegungen gemeint ist, können Sie ganz praktisch anhand der Übungsbeispiele ausprobieren.

10.1 Den Körper wieder spüren

Für Menschen, die den Zugang zu ihren körperlichen Empfindungen verlieren, fühlt sich möglicherweise der ganze Körper oder Teile davon wie taub oder nicht existent an. Wer unter chronischen Schmerzen leidet, will den Körper nicht mehr fühlen, um sich so von den Schmerzen zu distanzieren. Beides führt dazu, körperliche

Empfindungen zu ignorieren und sich damit von den Botschaften aus dem Innern abzuschneiden. Manche meiner Patienten sagen, sie existieren eher im Kopf als im Körper. Da jedoch Emotionen und Körperempfindungen untrennbar miteinander verbunden sind, erschwert dieser Umstand die Wahrnehmung erster Anzeichen einer Erregung.

Im Folgenden unternehmen wir eine Reise in das Innere unseres Körpers und lernen, welche wichtigen Informationen er für uns bereithält.

10.1.1 Interozeption – Botschaften aus dem Inneren

Interozeption bedeutet, dass wir Informationen nicht aus der Außenwelt, sondern aus dem eigenen Körper erhalten. Durch sogenannte Interozeptoren – das sind Sinneszellen oder Rezeptoren[10] – erhalten wir Informationen über unsere Lage im Raum, unsere Bewegungen, unser Gleichgewicht; wir empfinden Hunger, Durst, Herzrasen, Übelkeit oder Schmerz, spüren unseren Körper, unsere Körpergrenzen, unser Gewicht auf dem Stuhl oder das eines ausgestreckten Arms und registrieren die Temperatur. – Viele verschiedene Rezeptoren in unserem Körper informieren uns ständig über unsere Eigenempfindungen. Das interozeptive System umfasst die Sinnesnerven, die auf die Reize des Körperinneren reagieren.

Wenn Sie diese Zeilen lesen und dabei vielleicht beunruhigt sind, weil sich Ihr Körper taub anfühlt oder Sie nur Teile Ihres Körpers spüren können oder weil Sie Mühe haben, Ihre interozeptiven Informationen wahrzunehmen, verschaffen Sie sich ein wenig Abstand: Machen Sie beispielsweise eine Pause, legen Sie das Buch aus der Hand, stehen Sie auf und bewegen sich ganz bewusst. Oder gehen Sie einer vertrauten Tätigkeit nach, die Sie beruhigt. Erinnern Sie sich daran, dass Gefühle der Taubheit und Dissoziation zum Symptomkomplex einer Traumafolgestörung gehören und Sie schon lange damit leben. Wahrscheinlich haben Sie diesem Phänomen nicht viel Beachtung geschenkt, weil es für Sie normal war, wenig zu spüren. Es war zur Zeit der Traumatisierung eine wichtige Schutzfunktion. Wenn Sie in Therapie sind, besprechen Sie diese Beobachtungen mit Ihrem Therapeuten.

Mithilfe des **kinästhetischen Sinns** können wir auch bei geschlossenen Augen mit dem Finger unsere Nase berühren oder auf einem Bein balancieren. Er ermöglicht uns das Gehen ebenso wie meinen Fingern, die Tastatur eines Computers zu bedienen. Dank dieses Systems wissen wir, wie hoch wir ein Bein oder einen Arm stre-

10 Rezeptoren sind spezialisierte Zellen, die Reize von außen oder innen empfangen, beispielsweise Zellen in der Netzhaut unseres Auges, die Licht empfangen und die Information ans Gehirn weiterleiten.

cken. Das kinästhetische Empfinden hilft uns, bestimmte Aktivitäten zu erlernen wie Auto- oder Fahrradfahren, und uns später daran zu erinnern. Viele Abläufe sind auf diese Weise automatisiert, und wir müssen uns nicht bewusst darum bemühen, sie richtig auszuführen. Der **Gleichgewichtssinn** erlaubt uns zu erkennen, ob wir aufrecht stehen, und lässt uns spüren, wenn ein Stuhl auf einer schiefen Ebene steht.

Unser **inneres Empfinden** registriert den Zustand unseres Körpers. Dazu gehören Herzfrequenz, Schmerzempfinden, Körpertemperatur, Atemgeschwindigkeit und auch Empfindungen wie Muskelspannung oder ein Magendrücken. Mit unserem inneren Empfinden identifizieren wir unsere Emotionen, da alle Gefühle mit Körperempfindungen verbunden sind, die durch bestimmte Muster im Gehirn ausgelöst werden (Rothschild 2002).

Wichtig zu wissen: Bei der interozeptiven Wahrnehmung werden nur Zustandsänderungen wahrgenommen. Sitzen wir beispielsweise lange auf einem Stuhl, sind wir uns unserer Körperempfindungen nicht mehr bewusst. Stört uns jedoch etwas, das heißt, verändert sich eine Empfindung in unserem Inneren, spüren wir das und korrigieren wenn möglich unsere Position.

Ein Training der interozeptiven Wahrnehmung hat Vorteile: Sind Sie sich Ihrer körperlichen Empfindungen bewusst, fällt es Ihnen zunehmend leichter, einen Beobachterstatus einzunehmen und den Beginn einer Empfindung wahrzunehmen. Dies versetzt Sie in die Lage, ein Anwachsen in der Anfangsphase abzubremsen. Sie können dazu ein Asana oder eine Yogaatmung nutzen, um sich wieder zu beruhigen. Ein Patient fragte mich zu Recht: „Ist dies nicht auch Vermeidung, wenn ich meine Pranayama-Übungen nutze? Ich lerne doch dann nicht, den natürlichen Verlauf der Kurve zu beobachten." Er hat nicht ganz unrecht. Bis wir jedoch in der Lage sind, auch hohe Erregungskurven distanziert zu beobachten, ist es von Vorteil, die Aktivierung vorher abzufangen und die Empfindung zu beobachten, jedoch auf einer niedrigeren, tolerierbaren Ebene. Je bewusster Sie sich Ihres körperlichen Selbst werden, desto mehr entsteht ein Gefühl, dass „jemand zu Hause ist". Sie fühlen sich lebendiger und sind mehr mit sich selbst in Kontakt.

Das Trainieren der interozeptiven Wahrnehmung bedeutet im traumasensitiven Yoga, dass Sie sich auf konkrete, körperliche Empfindungen wie Temperatur, Gewicht, Dehnung, Entspannung, Gleichgewicht etc. fokussieren und, wenn Sie sich ablenken lassen, den Fokus erneut auf Ihr Körperempfinden legen. Sie begleiten sich selbst und „denken" in einer strukturellen Sprache, das heißt, Sie „benennen" Ihre Gelenke, Ihre Muskeln, Ihre Knochen, die Sie spüren (vgl. Ogden 2009, Emerson & Hopper 2012).

Körperliche Empfindungen sind individuell. Sie können nicht falsch sein! Wenn Sie die nun folgende Liste durchlesen, kann es sein, dass Sie sich gar nicht wiedererkennen, weil Sie andere Empfindungen wahrnehmen oder weil Sie wenig oder gar nichts spüren. Bleiben Sie offen für das, was Sie persönlich empfinden.

Interozeptive Empfindungen *können* sein:

Gewicht / Druck

- im Sitzen der Druck auf Ihre Gesäßmuskeln und die Rückseite Ihrer Oberschenkel
- die Auflage von Knochen, beispielsweise Ihre Sitzbeinhöcker auf dem Stuhl
- das Gewicht eines Körperteils, beispielsweise wenn Sie einen Arm oder ein Bein ausstrecken
- das Nachlassen von Druck und eines Gefühls von Schwere, also Entlastung, wenn Sie ein Asana auflösen

Kontakt/Textur

- der Kontakt mit einem Körperteil, beispielsweise Ihre Hand auf Ihrem Oberschenkel
- die Textur des Bodens, wenn Sie mit den Füßen darüber streifen
- die Textur eines Gewebes, beispielsweise indem Sie bewusst den Stoff eines Kleidungsstücks berühren

Temperatur

- die Temperatur des Bodens
- die Temperatur beispielsweise Ihrer Hände, generell oder auch im Kontakt mit anderen Körperstellen
- die Temperatur im Körper nach einer anstrengenden Übung, auch im Unterschied zur Temperatur nach der Erholungsphase im Anschluss an eine anstrengende Übung

Anspannung/Entspannung

- Die Anspannung eines Muskels, wenn Sie im Sitzen die Beine ausstrecken und ein Bein anheben. Wahrscheinlich bemerken Sie die Aktivierung im Oberschenkelmuskel oder auch im Bauch.
- Die Entspannung eines Muskels, wenn Sie nach der vorangegangenen Übung das Bein wieder absetzen.

Dehnung

- Dehnung und Zug in den Armmuskeln, wenn Sie die Arme nach oben strecken
- Dehnung in den Brustmuskeln, wenn Sie Ihre Arme seitlich ausbreiten und nach hinten ziehen

Bewegung

- Die Bewegung beim Heben und Senken der Arme
- Ihre Bewegungen beim Auflösen oder Einnehmen einer Haltung
- Die Bewegung Ihres Atems – eventuell verstärkt, wenn Sie Ihre Hände auf Rippen oder Bauch legen

Balance / Gleichgewicht

- Wenn Sie auf einem Bein stehen

Herzschlag

- Den Herzschlag spürt man meist am deutlichsten nach einer Anstrengung.

10.1.2 *Übungsvorschlag zur interozeptiven Wahrnehmung: Die Füße spüren*

Wenn Sie möchten, können Sie jetzt einmal folgende Übung machen.

Nehmen Sie wahr, wo auf dem Boden Ihre Füße gerade stehen. Wenn das okay ist, dann lassen Sie sie dort, wenn nicht, korrigieren Sie Ihre Fußstellung. Nun haben Sie diverse Möglichkeiten, Ihre Füße wahrzunehmen:

Sie können den Kontakt Ihrer Füße mit dem Boden spüren, eventuell, indem Sie Ihre Füße ein wenig hin und her bewegen … Manchmal werden einem die Füße bewusster, wenn man sie bewegt … Sie können also, wenn Sie möchten, die Zehen auf und ab bewegen … oder auch durch Anheben des Vorderfußes auf den Fersen stehen … und vielleicht dadurch ein wenig Dehnung in den Waden spüren … Oder Sie können auf die Zehenspitzen kommen … und vielleicht eine Spannung in Ihren Wadenmuskeln feststellen … Eine weitere Möglichkeit ist, die Schuhe auszuziehen und den Boden barfuß wahrzunehmen … Vielleicht spüren Sie auf diese Weise die Textur … oder die Temperatur … oder aber Sie bewegen die Füße oder Zehen über den Boden.

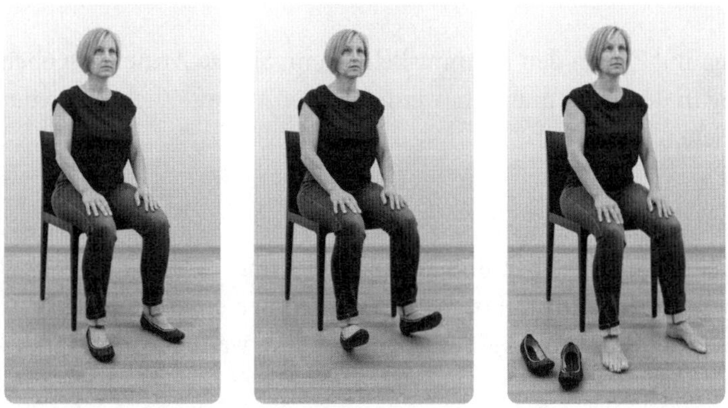

10.2 Im Hier und Jetzt bleiben

Dave Emerson schreibt: „Wir stellten fest, dass aufgrund der natürlichen Überlebenssysteme des menschlichen Körpers viele Traumatisierte grundsätzlich auf ihr Trauma hin orientiert sind, also nicht auf das hin, was hier und jetzt geschieht" (Emerson & Hopper 2012, S. 66).

Wir hängen in unserem Gedanken oft der Vergangenheit nach oder beschäftigen uns mit der Zukunft – nur selten sind wir in der Gegenwart. Das geht allen Menschen so. Wenn diese vergangenheitsbezogenen Gedanken jedoch von traumatischen Erinnerungen geprägt sind und die Zukunft sich beängstigend oder hoffnungslos und einschränkend anfühlt, ist die Fähigkeit, in der Gegenwart zu bleiben, besonders wichtig. Den Bezug zur Realität zu behalten, auch wenn uns Trigger in die Vergangenheit ziehen, hilft, die Erregung in unserem Nervensystem zu besänftigen. Bleiben wir präsent, haben wir ein Gefühl der Selbstwirksamkeit – wir können dem Sog der Vergangenheit etwas entgegensetzen. Wie ein Sturm folgen Emotionen einem wellenförmigen Verlauf: Sie haben einen Anfang, bauen sich auf, werden groß und ebben wieder ab; aus dem „Sturm" wird eine „Brise". Gelingt es, die „Böen" zu beobachten und sich nicht „mitreißen" zu lassen, ist ein wichtiger Schritt vollzogen, die eigene Regulationsfähigkeit zu verbessern.

Den Körper zu spüren, beispielsweise indem wir unseren Atem beobachten, die Füße oder die Muskeln spüren, also mit unserer interozeptiven Wahrnehmung verbunden bleiben, ist dabei sehr hilfreich. Wir bemerken so, wenn beispielsweise der Atem ins Stocken gerät, und können Einfluss nehmen und ihn wieder vertiefen, uns auf die Bewegung der Rippen oder des Bauchs konzentrieren oder die kühle Atemluft beim Einatmen spüren. Wenn es Ihnen allmählich gelingt, Ihre Körperempfindungen wahrzunehmen, wird Ihr Körper zu einem stabilen und ausreichend großen „Behälter", in dem Gefühle, Gedanken und Empfindungen Platz finden, die beobachtet und gemeistert werden können. Diese Fähigkeit versetzt Sie in die Lage, bereits kleinere Erregungen im Körper wahrzunehmen, noch bevor Sie sich überflutet fühlen.

Betrachten wir Gefühle und Empfindungen auf einer Verlaufskurve, so sieht sie wie ein umgekehrtes „U" aus: Gefühle und Empfindungen beginnen, steigern sich und nehmen, nach Erreichen des Scheitelpunkts, wieder ab. Sie haben also einen Anfang, eine Mitte und ein Ende (siehe Abb. 10.1). Ist die Erregung groß, befürchten wir, dass Gefühle und Empfindungen auf dem Scheitelpunkt bleiben und nie mehr enden. Damit wächst die – verständliche – Sorge, für immer in diesem Zustand, dem Teufelskreis der Vermeidung, gefangen zu bleiben. Diese Erwartungshaltung fördert das Verharren in der Vermeidung, und wir lernen nicht, dass sich auch „große" Gefühle wie Panikattacken wieder beruhigen und verpassen so die Erfahrung des natürlichen Verlaufs der Empfindungen und Emotionen. Ein anderes Phänomen, das wir bereits in Kapitel 6.2 betrachtet haben, ist die Dissoziation. Auch sie erschwert das Beobachten des natürlichen Verlaufs unserer Emotionen und Empfindungen.

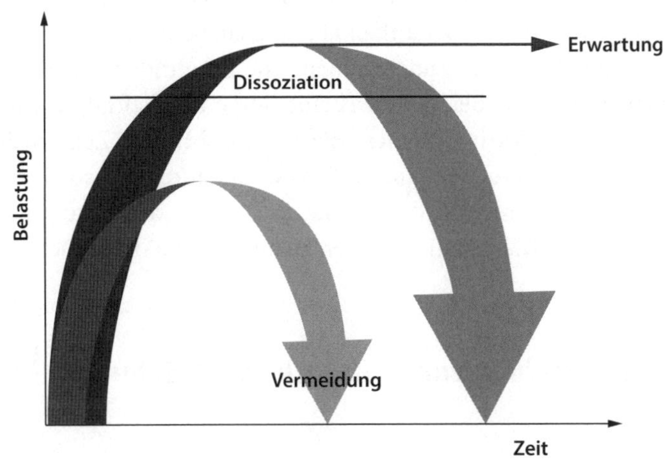

Abbildung 10.1: Verlauf von Emotionen (vgl. Boos 2007, S. 47)

Im Hier und Jetzt zu sein ist kein gedankliches, sondern ein ganz praktisches körperliches Erlebnis. Wenden wir uns unseren körperlichen Empfindungen zu, sind wir in der Gegenwart. Dabei trainieren wir die Fähigkeit der sogenannten interozeptiven Wahrnehmung. Was bedeutet das?

Traumaerinnerungen wie Flashbacks oder Intrusionen nehmen dem Betroffenen den Bezug zur Gegenwart. Diese ungewollten und unkontrollierbaren Erinnerungen sind so lebendig, dass sich Betroffene fühlen, als wären sie durch eine Art „Zeitreise“ wieder in der Vergangenheit gelandet und könnten dem Teufelskreis nie entkommen. Aber auch Dissoziation führt dazu, dass der Bezug zur Gegenwart verloren geht. Je weniger wir in der Lage sind, achtsam und präsent zu sein, desto eher befinden wir uns in dissoziativen Zuständen (Baer 2004). Gelingt es uns hingegen, mit der Gegenwart verbunden zu bleiben, fällt es zunehmend leichter, Traumareize als etwas Vergangenes zu erkennen. Wir spüren die Panik und Erregung im Körper, und wir wissen gleichzeitig, dass wir gegenwärtig sicher sind. Diese Fähigkeit unterstützt uns auch darin, den Ursprung der Empfindungen zu erkennen – dass dieser in der Vergangenheit liegt und nichts mit den gegenwärtigen Vorkommnissen zu tun hat. Auch die durch die Achtsamkeit erworbene Konzentrationsfähigkeit kann uns helfen, die Aufmerksamkeit weg von der ständigen und übermächtigen Präsenz der Symptome zu lenken. Stattdessen können wir uns ermutigt fühlen, vor allem stressfreie Zustände zu erforschen.

Das körperliche Gewahrsein fördert das Gefühl, im Hier und Jetzt zu sein. Gegenwart kann nur erfahren werden, wenn wir im Körper sind und uns mit Sinnesreizen verbinden. Gedanken hingegen tragen uns weg – in Vergangenes oder Zukünftiges.

Wenn wir Yoga üben, bringen wir unsere Aufmerksamkeit immer wieder in die Gegenwart. Schweifen unsere Gedanken ab, konzentrieren wir uns erneut auf den Atem, den Bodenkontakt oder andere somatische Empfindungen und sind wieder „da“. „Ertappen“ wir uns dabei, dass uns eine Sorge beschäftigt, holen wir unsere Aufmerksamkeit in die Aktivität eines Muskels etc. Mit der Zeit wird es leichter, Empfindungen wie Pulsrasen oder andere Stressindikatoren zu beobachten und „da“ zu bleiben. Je höher die Erregung, desto schwieriger ist es, den Bezug zur Gegenwart aufrechtzuerhalten und die Emotionswellen zu beobachten. Es braucht Übung.

10.2.1 Übungsvorschlag zum Präsentbleiben: Schultern kreisen

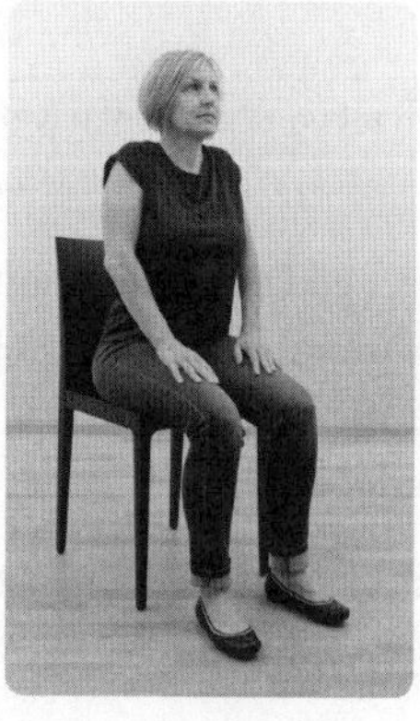

Haben Sie Lust auszuprobieren, ob meine These stimmt? Dann möchte ich Sie einladen, sich vom Buch zu lösen und sich einen Augenblick Zeit zu nehmen. Wahrscheinlich haben Sie während des Lesens Ihre Schultern nicht wahrgenommen. Vermutlich hat aber auch allein die Erwähnung der Schultern sie Ihnen jetzt bewusster gemacht. Wenn Sie so weit sind, können Sie beginnen, Ihre Schultern zu bewegen, ... vielleicht kleinere oder aus größere Kreise mit den Schultern ausführen ... Und während Sie Ihre Schultern bewegen, können Sie prüfen, ob Sie Ihre Muskeln spüren ... die Bewegungen in den Schultern ... Eventuell bemerken Sie, wenn Sie diese Übung länger machen, dass Ihr Geist von der Gegenwart in die Zukunft oder Vergangenheit reist ... Das ist normal ... Es ist die Natur unseres Geistes ... Sie können sich jedoch auch jederzeit wieder auf die Bewegung oder Ihre Muskeln fokussieren. Indem wir bemerken, dass wir abschweifen, sind wir präsent im Hier und Jetzt.

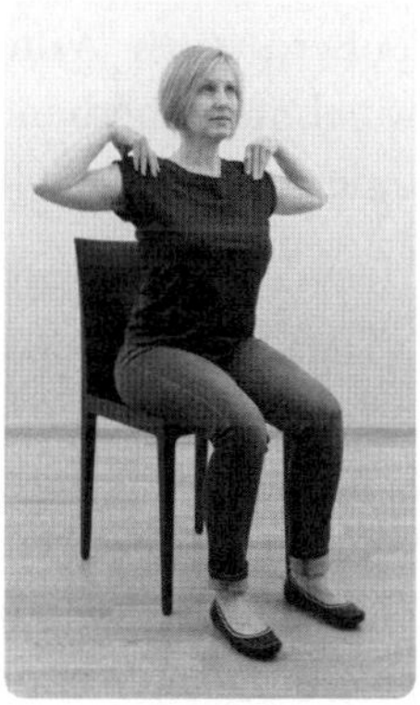

Wenn Sie das Empfinden haben, ein deutlicherer Reiz wäre hilfreicher, probieren Sie Folgendes: Umfassen Sie mit Ihren Händen Ihre Schultern ... Das geht am besten, wenn die vier Finger vorn sind und der Daumen hinten ist ... Lassen nun Ihre Ellbogen Kreise vollführen ... Die kreisenden Bewegungen können weit oder eng, schneller oder langsamer ausgeführt werden. Vielleicht spüren Sie nun deutlichere Reize in Ihren Muskeln rund um die Schultern und den oberen Rücken ... Für manche ist auch das Sehen der Bewegung ... zum Beispiel in einem Spiegel ... ein hilfreiches Moment, den Fokus zu behalten und die Präsenz zu spüren ... Wichtig ist, dass Sie sich nie unter Druck fühlen, denn unser Geist ist flüchtig und schweift gerne ab.

10.3 Wahlmöglichkeiten nutzen

Trauma bedeutet, keine Wahl zu haben. Ein Kind kann nicht die Beziehung zu Erwachsenen – Eltern oder andere Bezugspersonen – abbrechen, selbst wenn diese es vernachlässigen oder missbrauchen. Es muss die Erfahrungen in der Familie auszuhalten, kann nicht weg und kann auch nichts ändern.

Werden unsere Bedürfnisse nach Nähe, Zuwendung, Nahrung und Geborgenheit von unseren Bezugspersonen angemessen gestillt, lernen wir, unserem Körper zu vertrauen und uns auf unser Bauchgefühl zu verlassen. Werden hingegen die Bedürfnisse nicht adäquat beantwortet, verlernen wir schon früh, auf unseren Körper zu hören. Als Kind spüren wir, wenn wir etwas nicht wollen, und senden auch die „richtigen“ Signale aus. Doch werden diese permanent übergangen, laufen wir ins Leere. Auf Dauer ist so etwas nicht auszuhalten, es sei denn, wir schotten uns von unseren Empfindungen ab und äußern weder Wünsche noch Bedürfnisse. Gefühle der Ohnmacht und Hilflosigkeit nehmen überhand und werden zu einem grundsätzlichen Lebensgefühl. Wir verlernen buchstäblich, unseren Empfindungen zu vertrauen und Entscheidungen zu treffen.

Bezogen auf das traumasensitive Yoga heißt das: Sie lernen, Ihr Bauchgefühl wieder zu spüren, weil Sie jederzeit kontrollieren, ob, auf welche Weise und wie lange Sie eine Übung ausführen möchten. Wählen bedeutet, aufgrund einer Zukunftserwartung eine Entscheidung zu treffen und eine Sache dementsprechend zu gewichten. Und jede Entscheidung – sei sie auch noch so klein und vermeintlich unbedeutend – ist mit einer Zukunftserwartung verbunden. Wenn Sie beispielsweise Ihren Rücken aufrichten möchten, erhebt sich sogleich die Frage: Wird sich das gut anfühlen oder wird es mir Angst machen? Aber genau solche kleinen und überschaubaren Entscheidungen helfen Ihnen zu üben, über Ihre körperliche Befindlichkeit zu bestimmen und sie zu beeinflussen. Es gibt keine Autorität, die Ihnen vorschreibt, was Sie tun sollen. Und wenn Sie so im Kleinen lernen, Situationen zu beeinflussen, fühlen Sie sich vielleicht ermutigt, dies auch auf andere Lebensbereiche zu übertragen.

Je besser es gelingt, unseren Körper mit all seinen Empfindungen wahrzunehmen, desto leichter fällt es, unserem Bauchgefühl zu vertrauen, Entscheidungen zu treffen und von der Fülle der Möglichkeiten zu profitieren. Lernen, eine Wahl zu treffen, kann man auch, indem man verschiedene Dinge ausprobiert, Erfahrungen sammelt und auf dieser Grundlage entscheidet. Beides tun wir im TSY.

Wichtig hierfür ist, wie bereits erwähnt, die Art, wie Sie angeleitet werden bzw. wie Sie mit sich selbst sprechen. Es mag etwas ungewohnt anmuten, sich selbst einzuladen, etwas auszuprobieren, jedoch unterscheidet sich dieser offene und freundliche Umgang meist deutlich von Ihrer bisher üblichen Umgangsweise mit sich selbst.

Befehle haben in einem Erfahrungsraum, der Sie in Kontakt mit sich selbst bringt, keinen Platz. Wann immer Sie sich dazu zwingen, eine bestimmte Haltung einzunehmen, egal, wie anstrengend oder unbequem sie sein mag, bleibt kein Raum für Experimente.

Wenn Sie sich jedoch sagen: „Wenn ich will, kann ich meinen Arm heben und ausprobieren, wie hoch ich ihn nehmen möchte … Er muss nicht an einen bestimmten Ort gebracht werden … und ich kann ihn jederzeit auch wieder senken…", beginnen Sie zu wählen. Es gibt in diesem Kontext weder richtig noch falsch, keine externe oder interne Autorität – nur einen inneren Beobachter. Die zentrale Frage lautet: „Wie fühlt es sich an?" Daraus erwächst die Entscheidung, wie Sie diesen Moment gestalten möchten. Ein Mensch hingegen, dem wiederholt ein fremder Wille aufgezwungen wird, verlernt zu glauben, dass er etwas gestalten kann.

10.3.1 Übungsvorschlag zu Wahlmöglichkeiten: Arme beugen oder strecken

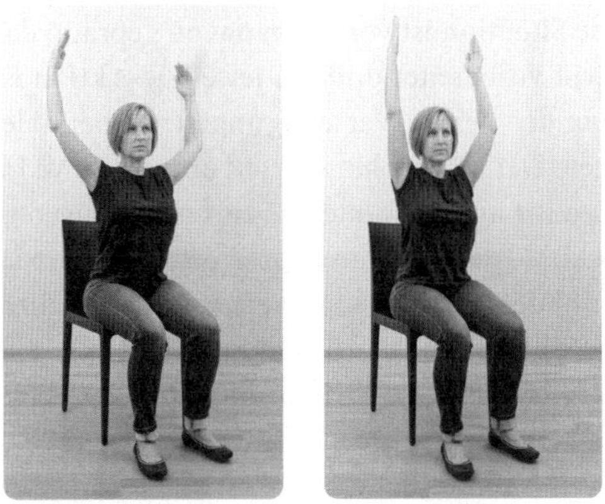

Wenn Sie möchten, nehmen Sie sich jetzt oder auch in einem anderen genehmen Moment Zeit für die folgende Übung: Setzen Sie sich bequem zurecht und richten Sie Ihren Körper ein wenig auf, so weit, wie es für Sie gerade stimmt. Als Nächstes schlage ich vor, dass Sie Ihre Arme heben. Sie können nun ausprobieren, wie es ist, die Ellbogen zu beugen … oder die Arme zu strecken …

Vielleicht spüren Sie unterschiedliche Empfindungen in den Armen, den Schultern, im Rücken oder in der Brust, und Sie können überprüfen, wie sich die jeweilige Variante anfühlt. Vielleicht gelingt es Ihnen heute noch nicht, eine Wahl zu treffen … Das ist völlig in Ordnung …

Fällt es Ihnen anfänglich schwer zu entscheiden, nach welchen Kriterien Sie wählen sollen, denken Sie nicht weiter darüber nach, warum das so ist und wie Sie diesen Prozess beschleunigen können. Unser Ziel ist, eine körperliche Erfahrung zu machen. Sobald Sie bemerken, dass Sie während des Yogaübens darüber nachgrübeln, wenden Sie sich am besten der nächsten Haltung oder Übung zu.

Mit der Zeit werden Sie feststellen, dass Bewegungen oder Haltungen unterschiedliche Empfindungen auslösen, und Sie können diese interozeptiven Botschaften nutzen, um Entscheidungen zu treffen.

Oft sind komplex traumatisierte Menschen so sehr daran gewöhnt, sich in ihrem Körper nicht gut zu fühlen oder Schmerzen zu haben, dass sie gar nicht auf die Idee kommen, etwas daran ändern zu können. Zu wählen bedeutet, Einfluss zu nehmen, durch effektive Handlungen etwas zu bewirken – Selbstwirksamkeitserwartungen zu entwickeln –, was uns zum nächsten wichtigen Thema bringt.

10.4 Effektive Handlungen ausführen

Eine traumatisierende Situation ist vor allem davon geprägt, dass sich unser Körper auf Flucht oder Angriff vorbereitet und die jeweilige Aktion erfolgreich ausführen möchte. Gelingt keine der beiden Verteidigungsstrategien, bleibt die Immobilität, die Bewegungslosigkeit. Der Körper hat sich auf eine effektive Handlung vorbereitet, konnte jedoch nicht zu ihr ansetzen oder sie zu Ende bringen und fällt in einen Erstarrungszustand. Beides – das erfolglose Ansetzen und das Nicht-zu-Ende-Bringen – verhindert ein Gefühl der Selbstwirksamkeit, mit der möglichen Folge, dass Menschen jahrelang in beruflichen oder privaten Situationen feststecken, aus denen sie keinen Ausweg finden. In kleinen Schritten möchten wir diesen körperlichen und gedanklichen Mustern etwas entgegensetzen.

Ein Beispiel aus der Praxis:

Sie sitzen auf Ihrem Stuhl und bemerken, dass der Stuhl zu hoch ist und Ihre Füße keinen guten Bodenkontakt haben. Sie können sich nun damit abfinden oder aber sich entscheiden, weiter nach vorn rutschen, um so den Kontakt herzustellen. Nun bemerken Sie, dass Ihnen in dieser Haltung der Rücken wehtut oder Sie unbequem sitzen. Dem können Sie abhelfen, indem Sie sich ein Kissen oder eine Decke holen, die Sie unter Ihre Füße legen. Sie können die Decke mehrmals falten, bis sie die richtige Höhe hat und Sie mit Ihrer Sitzposition zufrieden sind.

In diesem Beispiel haben Sie aus Ihrer interozeptiven Wahrnehmung verschiedene Wahlmöglichkeiten abgeleitet und sie in wirkungs- und absichtsvolle Handlungen umgesetzt. Bewusstes, absichtsvolles Handeln ist das Gegenteil von Ertragen, Aushalten und Lähmung – Empfindungen, die alle mit Trauma einhergehen. Sich selbst als wirksam zu erleben gibt einem ein befriedigendes Gefühl der Ermächtigung und Selbstbestimmung.

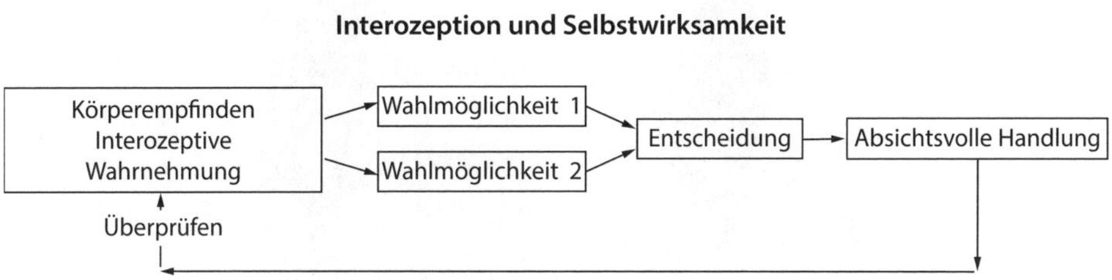

Abbildung 10.2: Selbstbestimmung

Traumasensitives Yoga bietet Möglichkeiten, immer wieder zu wählen, dabei kleine überschaubare Entscheidungen zu treffen und entsprechend zu handeln. Auf diese Weise lernen Sie, dass Sie Situationen zu Ihrem eigenen Wohl beeinflussen können. Wenn Sie möchten, lade ich Sie ein, sich kurz von der Lektüre zu lösen und innezuhalten, um festzustellen, wie Sie sich in Ihrer Sitzposition fühlen. Vielleicht sitzen Sie durchaus komfortabel, vielleicht sind aber auch ein paar Anpassungen oder etwas Bewegung hilfreich, eine Anspannung zu lösen oder entspannter zu sitzen. Wenn Sie spüren, dass „etwas nicht passt“, verändern Sie ganz bewusst Ihre Haltung … Vielleicht würde es guttun, sich zu strecken und zu rekeln … oder etwas Bewegung in die Schultern zu bringen …

10.4.1 Übung: Effektiv handeln

Übertragen wir die Idee einer effektiven Handlung auf eine Yogaübung, den Baum:

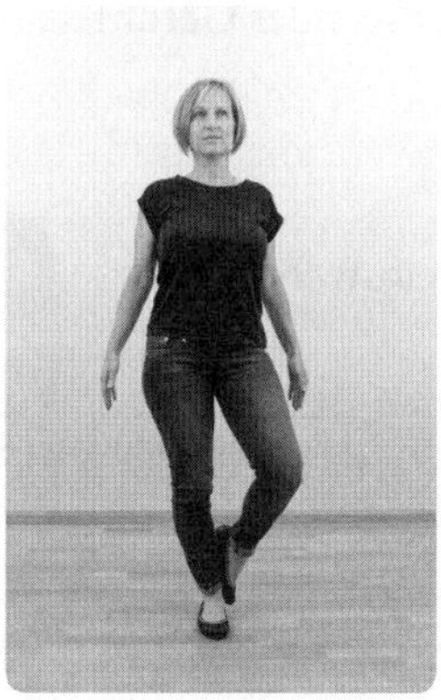

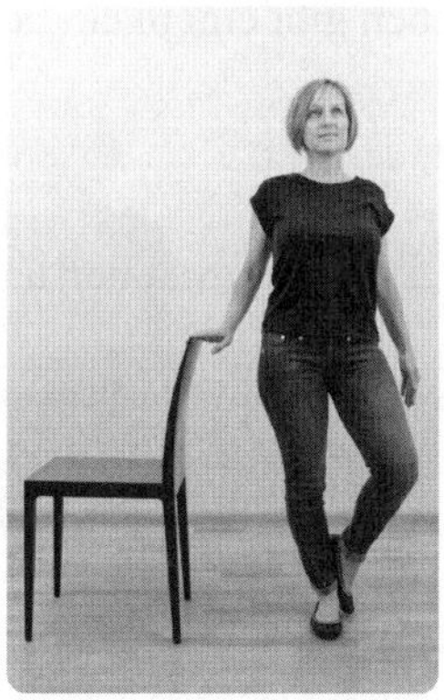

Wenn Sie Lust haben, lade ich Sie zu einer Yogahaltung ein, dem Baum. Wenn Sie so weit sind, stellen Sie sich auf beide Beine und verlagern dann Ihr Gewicht auf das rechte Bein ... Dann stellen Sie Ihren linken Fuß an Ihren Knöchel, sodass Sie auf dem rechten Fuß balancieren ... Vielleicht fällt Ihnen das leicht, und Sie stehen stabil ... Vielleicht ist es Ihnen aber auch zu wackelig, und Sie entscheiden sich, einen Stuhl zu Hilfe zu nehmen, an dem Sie Halt finden können. Oder falls kein Stuhl zur Hand ist, verlagern Sie Ihren Baum in die Nähe einer Wand, sodass Sie dort Halt finden können.

10.5 Den Rhythmus des Körpers erleben

Traumatisiert zu sein heißt für viele Menschen, in einem eingefrorenen Zustand weiterzuleben und Veränderungen nicht mehr als solche wahrnehmen zu können. Leben jedoch ist Rhythmus. Der stete Wechsel zwischen Tag und Nacht, Anspannung und Entspannung, Erfolg und Misserfolg zeichnet unser Leben aus, eine Bewegung, die manche Menschen nicht mehr wahrnehmen. Für sie ist Leben ein einheitlicher Zustand von Schmerz, Angst, Abgekoppeltsein oder Taubheit.

Betrachten wir eine Abfolge von Yogahaltungen, so folgen sie ebenfalls einem Rhythmus: Wir nehmen eine Haltung ein, verweilen und lösen sie wieder auf. Bevor wir die nächste anstreben, spüren wir der Wirkung des Asanas nach und geben uns Zeit, bis wir wieder bereit sind, ein anderes Asana zu üben. Auch in der An- und Entspannung eines Muskels können wir einen Rhythmus erkennen: Wenn wir ihn dehnen oder anspannen und danach wieder in eine lockere Position wechseln, wirken die Empfindungen im Muskel noch eine Weile nach, bis sie allmählich abklingen. Indem wir uns Zeit nehmen, die Empfindungen beim Dehnen oder Anspannen wie auch beim Ausruhen und Regenerieren zu beobachten, wird uns offenbar, dass der Körper natürlicherweise stets in Bewegung ist. In der Nachspürphase kann man die Erfahrung machen, dass auf eine Aktivierung – ganz automatisch, ohne eigenes Zutun – eine Beruhigung folgt. Das Beobachten dieses Vorgangs, sei es bei der Atmung oder in der Muskulatur, stärkt das Vertrauen in den eigenen Körper.

Ein weiteres Beispiel ist unser Atemrhythmus. Das Ein- und Ausatmen kreiert ebenfalls einen Takt im Körper, den wir mitbestimmen können. Und nicht zuletzt können Sie aus jedem statischen ein dynamisches Asana machen. Sie können beispielsweise Ihre Arme auf und ab bewegen, ihre Handgelenke oder Schultern kreisen lassen oder Ihre Finger bewegen, Ihre Knie oder Arme beugen und strecken, Ihren Kopf drehen oder auf und ab bewegen.

10.5.1 Übung 1: Atem als Rhythmus wahrnehmen

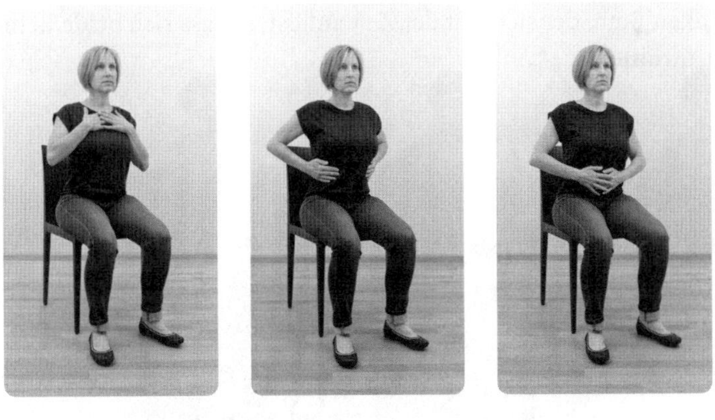

Ich möchte Sie einladen, Ihre Aufmerksamkeit nach innen zu richten und sich Ihres Atems gewahr zu werden. Wo spüren Sie die Bewegung: eher im Brustraum, im Bereich der Rippen oder im Bauch? Oder spüren Sie im Moment gar keine Bewegung? Manchmal ist es einfacher, die Bewegung zu spüren, indem man die Hände zu Hilfe nimmt und sie auf die genannten Körperteile legt, beispielsweise beide Hände auf die Brust oder eine Hand auf die Brust und die andere auf den Bauch. Denken Sie daran, dass es nicht darum geht, „richtig" zu atmen oder den Atem zu beeinflussen … Diese

Übung soll Sie lediglich neugierig auf die stete Bewegung Ihres Körpers durch den Atem machen.

10.5.2 Übung 2: Das Ansteigen und Abfallen einer Muskelspannung wahrnehmen

Eine andere Möglichkeit, Rhythmus zu erfahren, ist folgende: Wenn Sie möchten, setzen Sie sich ein wenig weiter nach vorn auf die Stuhlkante und strecken beide Beine gerade vor sich aus – die Stockposition. Wenn Sie so weit sind, lade ich Sie ein, Ihre Bauchmuskeln zur Stabilisierung Ihrer Lendenwirbelsäule anzuspannen und darauf das rechte Bein ein wenig anzuheben. Vielleicht spüren Sie eine Muskelspannung im rechten Oberschenkel oder auch in den Bauchmuskeln …, vielleicht aber gar nichts oder etwas ganz anderes. Wenn es Ihnen schwerfällt, Kontakt mit Ihrem inneren Erleben aufzunehmen, kann es helfen, eine Hand auf den aktiven Muskel zu legen.

Sie entscheiden, wie lange Sie Ihr Bein halten möchten, und senken es zu dem von Ihnen gewählten Zeitpunkt ab. Lassen Sie sich einen Moment Zeit, um nachzuspüren, ob sich eine Entspannung in einer Muskelpartie zeigt …, vielleicht im Bauch oder im Oberschenkel … Oder Sie spüren einen Unterschied zwischen dem rechten und dem linken Bein, der sich mit der Zeit auflöst, sodass sich beide Beine wieder in etwa gleich anfühlen.

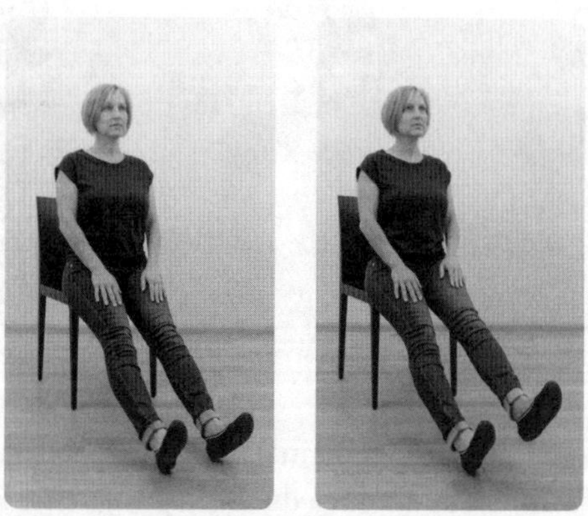

11. Die Anwendung von Yogaübungen

11.1 Setting

Zahlreiche Studien zeigen, dass Yogaübungen die Symptomatik von Traumafolgestörungen positiv beeinflussen. Bereits eine Stunde wöchentliche Übungspraxis kann nach einigen Wochen eine deutliche Verbesserung der Schlafqualität, der Affektregulierung, des Körperempfindens und damit des Selbstwertgefühls und der Einstellung zu sich und zum Leben bewirken.

Wenn Sie unter Traumafolgestörungen leiden und Yoga für sich selbst nutzen wollen, können Sie dies in einer traumasensitiv arbeitenden Gruppe tun. Gibt es in Ihrer näheren Umgebung keine solche Gruppe, können Sie auch „normale" Yogastunden nehmen. Suchen Sie sich in diesem Fall jedoch die Gruppe und den Lehrer / die Lehrerin sorgfältig aus. Ein von Ehrgeiz geprägtes Yoga, in dem Schnelligkeit oder Präzision trainiert werden, ist weniger geeignet als ein achtsames Yoga. Besprechen Sie Ihre Wünsche mit der Leitung, beispielsweise dass Sie nicht angefasst und korrigiert werden möchten, die Augen nicht schließen oder die Übungen nur so lange ausführen möchten, wie es für Sie passt. Werden Ihre Fragen ernst genommen, lohnt sich ein Probelauf, wenn nicht, suchen Sie weiter.

Wenn Sie in Therapie sind, können Sie die Anwendung von traumasensitivem Yoga mit Ihrer Therapeutin bzw. Ihrem Therapeuten besprechen und TSY gemeinsam üben. Das gemeinsame Üben und Erforschen der Haltungen und Atemübungen kann neben den verbalen therapeutischen Interventionen neue Einsichten generieren. Wenn Sie Ihre Erfahrungen mit den Yogaübungen für die Affektregulierung nutzen, kann die Expositionstherapie erträglicher oder überhaupt erst möglich werden. Der Einsatz der Asanas und Atemtechniken kann bei großer Erregung beruhigend wirken und Dissoziation verhindern oder diese schneller beenden.

Sind Sie nicht in Therapie, kann Ihnen dieses Übungsbuch als persönliche Wegleitung dienen. Indem Sie Haltungen und Atemübungen ausprobieren und die jeweilige Wirkung erleben, erarbeiten Sie sich eine Auswahl persönlicher Wirkmechanismen, die Sie im Alltag einsetzen können, um sich selbst zu beruhigen oder auch, um eine Dissoziation zu beenden. Bei der Beobachtung der Übungen können Sie erkennen, ob und welchen Unterschied eine bestimmte Art zu Atmen oder eine Haltung in Ihrer Befindlichkeit hervorruft. Nutzen Sie diese Erkenntnisse im Alltag, stellt sich allmählich ein Gefühl der Selbstwirksamkeit ein. Sie können etwas tun, Sie sind nicht mehr hilflos und ausgeliefert!

11.2 Ziele

Das übergeordnete Ziel des traumasensitiven Yoga besteht darin, sich im eigenen Körper wieder sicher und zu Hause zu fühlen: sich entspannen und beruhigen können, nicht erstarren und weniger dissoziieren. Damit dieses Ziel erreicht wird, brauchen Sie Erfahrungen, die Sie lehren, dass Sie Einfluss auf Ihr Nervensystem und damit auf Ihr körperliches und emotionales Geschehen nehmen können.

Entspannung und Beruhigung: In Momenten hoher Erregung, wenn wir in Panik geraten oder die Beherrschung zu verlieren drohen, brauchen wir etwas, das den Parasympathikus aktiviert und beruhigend auf den Sympathikus wirkt. Auf einen Zustand heftiger Erregung Einfluss zu nehmen ist jedoch nicht ganz einfach. Daher empfiehlt es sich, TSY nicht erst im „Ernstfall“ einzusetzen. Besser ist es, in weniger angespannten Momenten oder Phasen Erfahrungen mit der Wirkung von Asanas und Atemübungen zu sammeln. Auf diese Weise finden Sie heraus, was Ihnen wann guttut. Machen Sie sich deshalb mit einer Reihe von Yogaübungen vertraut und üben Sie diese regelmäßig. Erfahrungsgemäß hat bereits das wiederholte Üben einen beruhigenden und entspannenden Einfluss, und Sie erleben sich und Ihren Körper positiver und bewusster. Die Übungen, die Sie für sich persönlich als wirkungsvoll erkannt haben, können Sie dann im Notfall zur Selbstregulierung einsetzen.

Erstarrung und Dissoziation beenden: Früher oder später bemerken Sie während des Übens und Ausprobierens, dass die verschiedenen Haltungen und Atemübungen unterschiedliche Wirkung zeigen. Manche Asanas wirken eher beruhigend und entspannend, während andere Sie vielleicht wacher, präsenter, kraftvoller oder lebendiger machen. Letztere können Ihnen nützlich sein, um eine Dissoziation zu beenden. Erinnern wir uns daran, was zur Dissoziation führt: Der Parasympathikus übernimmt das Geschehen und bremst den Sympathikus so stark ab, dass wir erstarren, erschlaffen oder ohnmächtig werden. Um einen dissoziativen Zustand zu beenden, müssen wir den Sympathikus wieder in Gang bringen. Auch hier gilt, dass Sie zunächst Ihre Erfahrungen mit Yoga sammeln. Das regelmäßige Üben wird Sie generell präsenter und bewusster werden lassen. In einem zweiten Schritt können Sie dann gezielt Asanas auswählen, die Ihnen helfen, eine Dissoziation zu beenden.

Bewegung statt Erstarrung: Erstarrung, Erschlaffung und Dissoziation gehen Hand in Hand. Manchmal empfinden Patienten die Dissoziation eher als „Nebel“ im Kopf, einhergehend mit einem nicht vorhandenen oder erschlafften Körper. Dann wieder empfinden sie sich als vollkommen starr und unbeweglich. In diesem Zustand sind statische Übungen in der Regel nicht sinnvoll. Dynamische Asanas oder Atemübungen erinnern Ihren Körper an seine Fähigkeit, einen eingefrorenen Zustand beenden zu können. Im Grunde kann man aus jedem statischen ein dynamisches Asana machen. Sie können sich immer entscheiden, Ihre Arme zu bewegen, Ihre Knie zu beugen, Ihren Oberkörper zu neigen bzw. aufzurichten, Ihren Kopf zu drehen. Jedes Gelenk lädt uns zu einer Bewegung ein.

Ich möchte Ihnen das Vorgehen an einem Praxisbeispiel erläutern:

Gemeinsam mit einer Patientin, ich nenne sie Frau M., hatte ich ein zehnminütiges Yogaprogramm zusammengestellt, welches sie regelmäßig ein bis zwei Mal pro Woche übte. Sie hatte dynamische Asanas wie Katze – Kuh (Seite 182) und den Sonnenatem (Seite 213 f.) in ihr regelmäßiges Trainingsprogramm aufgenommen, weil sie eine beruhigende Wirkung auf sie hatten. Aber auch kraftvolle Haltungen wie die Stuhlposition (Seite 197) und die Kriegerhaltungen (Seite 202 ff.) mochte sie gerne, weil diese Asanas ihr halfen, ihren Körper besser zu spüren.

Mit der Zeit gelang es ihr immer besser, den Sonnenatem zum Abbremsen überwältigender Gefühle und zum Abbau ihrer Anspannung zu nutzen. Drohte die Erregung sie jedoch zu übermannen, bemerkte Frau M., dass sie die Übung völlig mechanisch, ohne jegliches Gefühl für die Bewegung und den Atem, ausführte – sie begann zu dissoziieren. In dieser Situation half ihr der Sonnenatem nicht weiter. Sie hatte jedoch herausgefunden, dass die Stuhlposition und die kraftvollen Kriegerhaltungen am besten halfen, einen dissoziativen Zustand zu beenden und wieder ins Hier und Jetzt zu kommen.

11.3 Yoga üben mit chronischen Schmerzen?

Dass ein Zusammenhang zwischen chronischen Schmerzen und erlittenen Traumata besteht, ist längst bekannt. Zahlreiche Studien belegen, dass im Schnitt 50 Prozent der Betroffenen unter unterschiedlichen Schmerzzuständen wie Fibromyalgie, chronischen Rückenschmerzen, Migräne und Kopfschmerzen etc. leiden. War das erlittene Trauma mit Schmerzen während oder nach dem Ereignis verbunden, erhöht sich zudem die Gefahr einer Traumafolgestörung. Dazu Peter Levine: „Aus unserer Sicht ist der eine Aspekt der individuellen Erfahrungen, der bei den üblichen Lösungsversuchen des Rätsels Schmerz bislang nicht genügend berücksichtigt wurde, die Rolle, die *ungelöste Traumen* im Körper spielen“ (Levine & Phillips 2013, S. 11). Negative Gedanken und Überzeugungen sowie die Angst vor körperlicher Aktivität sind Risikofaktoren, die nach einem traumatischen Ereignis den Schmerz chronisch werden lassen (Liedl & Knaevelsrud 2008).

Sich trotz Schmerzen zu bewegen kostet Überwindung und Kraft, und für manchen Betroffenen ist bereits die Bewältigung des Alltags ein körperliches Problem. Viele vermeiden daher unnötige und zusätzliche Bewegung. Wir haben bereits über die Rolle der „Vermeidung" nach einer traumatisierenden Erfahrung gesprochen und gesehen, dass durch sie die Symptomatik der Traumafolgestörung aufrechterhalten wird. Was für Menschen, Orte, Gedanken etc. gilt, spielt auch bei Schmerzen eine entscheidende Rolle. Vermeiden wir etwas, das uns körperlich oder emotional „schmerzt", kann keine korrigierende Erfahrung und damit kein Neulernen erfolgen. Dasselbe gilt für das Ausblenden von Körperregionen oder -teilen, die als hässlich oder schmutzig angesehen und daher abgelehnt werden.

Wie aber können körperliche Aktivität und Bewegung gestaltet werden, sodass sie der Vermeidung entgegen und langfristig schmerzlindernd wirken? Eine Antwort finden wir, wenn wir besser verstehen, wie chronische Schmerzen entstehen und aufrechterhalten werden (vgl. Butler 2009). Ein tieferes Verständnis dieser Prozesse hilft Ihnen, TSY in diesem Zusammenhang für sich zu nutzen. Generell sind Schmerzengar nichts Negatives, denn ein akuter Schmerz ist ein Warnsignale, das uns vor Gefahren bewahrt und Reflexe auslöst, beispielsweise wenn Sie die Hand von der heißen Herdplatte zurückziehen. Diese schützende Wirkung haben chronische Schmerzen jedoch nicht (dazu unten mehr).

Zunächst einmal wollen wir auf das Thema Schmerzintensität eingehen und dazu mit einem Missverständnis aufräumen. Butler (2009, S. 6) sagt hierzu: „Wie viel Schmerz man spürt, ist nicht unbedingt vom Schweregrad des entstandenen Gewebeschadens abhängig." Einerseits können Menschen starke Gewebeveränderungen, etwa einen Bandscheibenvorfall, aufweisen, ohne dass sie etwas davon spüren, andererseits können selbst kleine Verletzungen wie ein Schnitt in den Finger beim Gemüseputzen sehr wehtun. Es ist unser Gehirn, das darüber „entscheidet", ob ein Schaden bedrohlich ist oder nicht und die entsprechenden Warnsignale sendet.

Dass aus Gefahrensignalen Schmerzen werden, hängt mit den im ganzen Körper verteilten Sensoren oder Rezeptoren zusammen. Unsere Sensoren sind stark spezialisiert und reagieren je nach Aufgabe auf mechanische Kräfte wie Druck, auf Temperaturveränderungen oder auf chemische Reize (zum Beispiel Stoffe, die Allergien auslösen). Diese Sensoren haben eine Lebensdauer von nur wenigen Tagen, was bedeutet, dass sich unsere Empfindlichkeit ständig verändert. Da unser Körper sehr sparsam mit Ressourcen umgeht, wird die Menge und Geschwindigkeit der Sensorenproduktion den aktuellen Anforderungen angepasst. Mit anderen Worten: Die Empfindlichkeit auf bestimmte Reize kann erhöht oder gesenkt werden – was in Bezug auf das Training unserer interozeptiven Wahrnehmung eine gute Nachricht ist. Üben wir diese, vermehren sich die zuständigen Rezeptoren, und wir fangen an, unseren Körper und damit auch angenehme Empfindungen wieder deutlicher zu spüren.

Wie kommt es nun zu chronischen Schmerzen? Besteht ein Schmerz auch nach der Heilungsphase weiter, bedeutet dies, dass unser Gehirn eine anhaltende Bedrohung für unseren Körper annimmt und folglich alle verfügbaren Schutzmaßnahmen ergreift. Erhalten die Sensoren im Rückenmark aus dem Körper Impulse, dass etwas nicht stimmt, beispielsweise aufgrund von Entzündungen oder Vernarbungen, kommt es zu verstärktem Schmerzempfinden, weil sowohl die Anzahl wie auch die Sensibilität dieser Rezeptoren erhöht wurden. Nun können auch Reize, die vorher gar nicht bemerkt wurden, Schmerzen auslösen, da die entsprechenden Sensoren immer häufiger „gebraucht“ werden, was wiederum zu einer erhöhten und beschleunigten Sensorenproduktion führt. Das Gehirn stuft in der Folge bereits einen leichten Reiz wie die Berührung der Haut oder eine geringfügige Temperaturschwankung als Gefahr ein, denn es erhält Informationen über den Zustand des Körpers, die so nicht mehr stimmen. „Eine erhöhte Alarmbereitschaft des Nervensystems ist fast immer ein Hauptmerkmal bei anhaltenden Schmerzen“ (Butler 2009, S. 67). In diesem Zustand erhöhter Sensibilität werden als Antwort vermehrt Sensoren in den Schmerzknotenpunkten gebildet. Wenn Sie beispielsweise einen Unfall hatten und dann wieder am den Ort des Geschehens vorbeikommen, führen die eben beschriebenen Prozesse dazu, dass Sie erneut (stärkere) Schmerzen empfinden. Durch das Bemühen Ihres Gehirns, Sie bestmöglich zu schützen, ist ein „Schmerzgedächtnis“ entstanden. (Dies erinnert Sie vielleicht an die Ausführungen zum Furchtnetzwerk, s. Kapitel 7.)

Weit fortgeschrittene Schmerzerfahrungen können zudem dazu führen, dass Körperteile oder -regionen nicht mehr klar voneinander unterschieden werden können; es kommt zu einer Art „Verwischen“. Auch dieses Phänomen resultiert aus einem Versuch des Gehirns, uns zu schützen. Gehirnareale, die normalerweise für verschiedene und klar abgegrenzte Körperbereiche zuständig sind, überlappen einander. Die Folge ist, dass Bewegungen erschwert werden und auch angrenzende Körperregionen eine übertriebene Empfindlichkeit aufweisen. Doch diese Veränderungen müssen nicht von Dauer sein, denn da sich unser Gehirn ständig verändert, können auch solche Phänomene wieder rückgängig gemacht werden.

Bei chronischen Schmerzen kann man also von einer „übersensibilisierten Alarmanlage“ in unserem Nervensystem ausgehen, die, ähnlich der überaktiven Amygdala, auf Reize reagiert, die, neutral betrachtet, keine Bedrohung darstellen. Chronischer Stress und chronische Schmerzen sind meist mit anhaltend erhöhten Adrenalinwerten verknüpft, einem Neurotransmitter, der unseren Sympathikus aktiviert. Normalerweise führt ein erhöhter Adrenalinwert nicht zu Schmerzen, jedoch kann es im Zusammenspiel mit einer erhöhten Empfindlichkeit zu Schmerzen kommen.

In Situationen akuter Gefahr produziert unser Gehirn Schmerzen, die uns in Bewegung setzen, und leitet die Impulse zu Flucht oder Gegenwehr an unsere Muskeln weiter. Eine längerfristige Aktivierung der Muskulatur bewirkt jedoch, dass sich die Muskeln nicht mehr entspannen und sich zunehmend „steif“ und schmerzhaft anfühlen, und manchmal normalisiert sich der Muskeltonus selbst dann nicht, wenn die Gefahr längst vorüber ist. Dies kann zu chronischen Schmerzen wie auch zu einer Vermeidung von Bewegung führen, da die Angst vor Schmerzen oder deren Vorahnung schon ausreichen kann, um eine Normalisierung zu verhindern.

Was heißt das für das Üben von TSY?

Chronische Schmerzen haben nicht notwendigerweise eine faktische körperlich Ursache, sondern gehen vielmehr auf ein übersensibles Schmerzsystem zurück. Inaktivität dürfte also nicht zu einer Verbesserung führen, doch Sie sollten es mit Ihren körperlichen Übungen nicht gleich übertreiben, denn sonst wird Ihr sensibilisiertes Nervensystem alles tun, um Sie davon abzubringen. Wenn Sie mit dem Üben beginnen, beobachten Sie, wie lange Sie aktiv sein können, ohne dass sich Ihre Schmerzen verstärken.

Suchen Sie sich zu Beginn vielleicht zwei oder drei Übungen heraus, die Ihnen leichtfallen. Steigern Sie Ihr Programm langsam, das heißt: Wenn Sie bislang drei Übungen machen können, ohne dass es Ihnen schlechter geht, planen Sie eine weitere Übung ein. Da Ihr Alarmsystem hochsensibel ist, kann es trotz größter Vorsicht zu einer kurzfristigen Verschlimmerung Ihrer Schmerzen kommen. Daraus den Schluss zu ziehen, dass die körperliche Aktivität Ihnen schadet, wäre jedoch falsch. Bleiben Sie dran und reduzieren Sie die Anzahl oder Intensität der Übungen vorübergehend. Je häufiger Ihr Gehirn Signale aus Ihrem Körper, das heißt aus Ihren Muskeln, Gelenken und Bändern erhält, die keine Gefahrenmeldung darstellen, desto eher „lernt“ es, Aktivitäten als „sicher“ einzustufen. Sie erinnern sich: Unser Körper passt die Sensorenproduktion in Menge und Geschwindigkeit den aktuellen Anforderungen an. Üben wir regelmäßig sanfte traumasensitive Yogaasanas und lösen damit neutrale oder angenehme Reize aus, können wir davon ausgehen, dass die Produktion der dafür zuständigen Rezeptoren gesteigert wird.

Eine weitere Empfehlung beim Schmerzmanagement ist Ablenkung. Sie ist ein probates Mittel, das Schmerzgedächtnis auszuschalten. Indem Sie TSY üben, fokussieren Sie sich auf Empfindungen wie beispielsweise auf das Gewicht eines Körperteils oder den Kontakt mit den Füßen am Boden und lenken so gezielt Ihre Aufmerksamkeit auf neutrale Reize. Verbessern wir unsere interozeptive Wahrnehmung, fällt es zunehmend leichter, unsere Aufmerksamkeit behutsam auf jene Körperregionen zu lenken, die wir weniger deutlich spüren oder denen wir wenig Beachtung schenken, sei es, weil wir sie ablehnen, weil sie schmerzen oder sich steif anfühlen. Auf diese Weise gelangen wieder Reize von vernachlässigten Körperregionen ins Gehirn. Das für jene Körperteile zuständige Gehirnareal kann wachsen, und die „verwischten“ Körperteile oder -grenzen werden klarer.

Nutzen Sie die im Folgenden vorgeschlagenen Wahlmöglichkeiten, um herauszufinden, welche Varianten Ihnen leichtfallen und Freude machen.

Teil IV

Praxisteil traumasensitives Yoga

„Obgleich es eine große Zahl unterschiedlicher Yogaübungen gibt, die von einer riesigen Zahl von Lehrern propagiert werden, ist doch letztlich für jeden Menschen eine ganz spezielle Übungsform am besten geeignet."

(Emerson & Hopper 2012, S. 54)

12. | Traumsensitives Yoga üben

Bevor Sie mit dem Üben beginnen, lassen Sie uns kurz innehalten. Wenn Sie in Therapie sind und Ihr Therapeut Sie auf TSY aufmerksam gemacht hat, Ihnen vielleicht vorgeschlagen hat, bereits in der Therapiesitzung mit Elementen aus dem Yoga zu arbeiten, so kann dieses Buch Ihnen als vertiefende Lektüre für Ihr häusliches Übungsprogramm nützlich sein. Sind Sie jedoch selbst auf das Buch oder die Methode gestoßen, ist es sinnvoll, mit Ihrem Therapeuten bzw. Ihrer Therapeutin über Ihren Wunsch, traumasensitives Yoga auszuprobieren, zu sprechen. Vielleicht erarbeiten Sie gemeinsam ein Repertoire an Übungen oder nutzen die Therapie, um über Ihre Erfahrungen zu sprechen.

Sind Sie nicht in Behandlung und möchten die Wirkung von traumasensitivem Yoga für sich nutzen, ist dies grundsätzlich möglich. Achten Sie jedoch gut auf sich und wählen Sie sorgfältig Anzahl und Art der Übungen. Sollten Sie eine Verschlechterung Ihrer Symptome beobachten, weil Sie sich mit Ihrem Körper auseinandersetzen, wäre es sinnvoll, sich professionelle Hilfe zu holen.

In jedem Fall ist es ratsam, sich vorab mit einigen Fragen auseinanderzusetzen.

Fragebogen:

Welche Art von körperlichen Übungen haben Sie in der letzten Zeit gemacht?

Falls Sie sich in letzter Zeit sportlich betätigt haben, ist es zweckmäßig, darüber nachzudenken, ob es Situationen oder Übungen gab, die Sie als stark belastend bzw. als besonders angenehm empfunden haben.

Gibt es Haltungen, von denen Sie bereits wissen, dass sie einen unerwünschten Effekt auslösen können?

Macht Ihnen die Vorstellung Angst, Asanas oder Atemübungen auszuprobieren – generell oder auch nur im Hinblick auf bestimmte Übungen? Wenn ja: Welche Befürchtungen haben Sie? Nehmen Sie das auf jeden Fall ernst und zwingen Sie sich zu nichts.

Mit welcher Art körperlicher Betätigung fühlen Sie sich gut bzw. sicher?

Was brauchen Sie, um sich sicher genug zu fühlen, etwas Neues zu probieren?

Mit wem können Sie über Ihre guten und schwierigen Erfahrungen reden?

Falls Sie nicht alleine üben möchten, mit wem könnten Sie die Übungen ausprobieren?

Sollten Sie bereits bei einer Frage oder später während des Übens bemerken, dass Sie sich von Emotionen überwältigt fühlen, wäre eine professionelle traumtherapeutische Begleitung sicher angezeigt.

Wurde Ihnen beim Beantworten der Fragen deutlich, dass Sie lieber in einer Gruppe üben möchten, hören Sie sich um, ob es eine traumasensitive Yogagruppe in Ihrer Nähe gibt. Fragen Sie, ob der Lehrer bereit ist, mit Ihnen kurz zu sprechen, und lassen Sie sich erklären, wie er das Yoga aufbaut. Welche Grundsätze für ein traumasensitives Yoga vertritt er beziehungsweise ist er darin geschult? Prüfen Sie zudem, ob Sie sich mit den Örtlichkeiten und auch mit dem Lehrer wohlfühlen, und vertrauen Sie Ihrem Urteil.

Sollten Sie keinen traumasensitiven Kurs finden und sich entscheiden, in eine übliche Yogagruppe zu gehen, gilt dasselbe. In solchen Gruppen werden normalerweise eher Anweisungen gegeben, die alle befolgen. Prüfen Sie deshalb für sich, ob diese Art des Unterrichts für Sie infrage kommt. Auch körperliche Nähe kann ein Trigger sein, ebenso wie körperliche Korrekturen des Yogalehrers. Sprechen Sie vorher mit dem Lehrer oder der Lehrerin. Es sollte auf jeden Fall gewährleistet sein, dass Sie, wenn Sie es wünschen, den Raum verlassen können, Ihre Matte an einem Ort platzieren können, der für Sie stimmt, und Sie von körperlichen Korrekturen – falls dies ein Trigger sein könnte – ausgenommen bleiben. Wenn der Lehrer Ihre Wünsche irritierend oder inakzeptabel findet, suchen Sie weiter.

Der Praxisteil ist folgendermaßen aufgebaut:

- Jedes Asana ist durch ein Foto veranschaulicht. Eine kurze Beschreibung erläutert, wie Sie die Haltung einnehmen können.
- Die Variationen eines Asanas, die Ihnen Wahlmöglichkeiten anbieten, werden durch weitere Bilder illustriert. Selbstverständlich gibt es zu jedem Asana unzählige weitere Modifikationen – fühlen Sie sich frei, Ihre eigenen zu er-finden.
- Bei allen Übungen finden Sie Beispiele für mögliche interozeptive Empfindungen. In der Regel betreffen die Vorschläge jene Muskelgruppen, die Sie im jeweiligen Asana aktiv einsetzen, manchmal aber auch interozeptive Empfindungen, die eher im Hintergrund sind. Ein Beispiel: Sie strecken in der Berghaltung Ihre Arme in die Höhe. Im Vordergrund der Aufmerksamkeit werden wahrscheinlich die Muskeln in Ihren Armen, Ihren Schultern und Ihrem oberen Rücken sein. Jedoch können Sie, je nach Fokus, auch Ihre Füße, Ihre Sitzbeinhöcker oder Ihren Atem wahrnehmen. Je nachdem, worauf Sie Ihren Fokus richten, spüren Sie vielleicht etwas gänzlich anderes. Sollten Sie bemerken, dass Sie wenig oder gar nichts von alledem spüren, lassen Sie sich nicht beirren: Nichts dergleichen zu spüren ist

eine ebenso richtige Wahrnehmung, wie etwas völlig anderes als das Vorgegebene zu wahrzunehmen. Bleiben Sie neugierig und offen für das, was *Sie* empfinden.

- Das Auswahlkriterium für die Haltungen auf dem Stuhl und im Stehen im ersten Teil war, dass sie sich in Alltagskleidung ausführen lassen. Nicht alle Asanas eignen sich dafür.
- Im zweiten Teil finden Sie eine erweiterte Auswahl an Übungen auf der Matte in Sport- oder Yogakleidung. Beim Durchblättern wird Ihnen auffallen, dass sich die Haltungen im Stehen teilweise wiederholen. Das soll Ihnen unnötiges Suchen ersparen.
- Der dritte Abschnitt befasst sich mit Atemübungen sowohl in Alltagskleidung als auch auf der Matte

Was für das gesamten Buch gilt, gilt natürlich auch hier: Sie bestimmen, wählen aus, probieren und entscheiden, was Sie üben und auf welche Weise Sie Ihr Übungsprogramm gestalten möchten.

Allgemeine Hinweise zum Üben:

- Wenn Sie möchten, machen Sie zwischen den Übungen eine Pause. Das Innehalten nach Beendigung eines Asanas oder einer Atemübung ermöglicht es, der Wirkung der Übung noch ein wenig nachzuspüren. Vielleicht bemerken Sie dann, dass eine Muskelspannung nachlässt, ein Gefühl der Dehnung wieder zurückgeht, sich Wärme einstellt oder Sie wieder abkühlen. Wir haben weiter oben die Bedeutung beleuchtet, Veränderungen wahrnehmen zu können.
- Sie bestimmen immer, wie lange Sie ein Asana halten oder ausführen möchten, wie intensiv, wie schnell etc. – es gibt keine Vorschriften.
- Bei vielen Asanas wird erst die eine Körperseite und danach die andere geübt. In den Texten und auf den Fotos finden Sie jeweils nur Beschreibungen für eine Seite. Sie können ein Asana auf beiden Seiten gleich ausführen oder aber für jede Seite unterschiedliche Varianten wählen. Bevor Sie die Seite wechseln, empfiehlt es sich, nach dem Auflösen des Asanas einen Moment innezuhalten, denn manchmal spürt man einen Unterschied zwischen der trainierten und der untrainierten Seite.
- Wenn Sie für sich ein Übungsprogramm zusammenstellen, werden Sie vermutlich spüren, dass nach einer oder mehreren Rückbeugen eine Bewegung in die Gegenrichtung guttut. Solche ausgleichenden Bewegungen sind in jedem Fall sinnvoll, entweder in Form eines Asanas mit Vorwärtsbeuge oder indem Sie Ihre Wirbelsäule frei bewegen, wie Sie es im Moment gerade möchten.

- Da eine traumatische Erfahrung auch das Zeiterleben verändert, ist es sinnvoll, die Kontrolle über die Zeitdauer jeder Übung zu behalten. Vielleicht fragen Sie sich, wie lange Sie in einer Haltung verharren sollen. Wenn es zu anstrengend wird, meldet Ihr Körper Ihnen das zurück. Im Yoga geht es jedoch nicht darum, ständig an die eigenen Grenzen zu gehen oder über sie hinaus.
  Sie können sich auch entscheiden, für die Dauer einer von Ihnen bestimmten Anzahl von Atemzügen in einem Asana zu verweilen. In Asanas, bei denen man die Hände frei hat, können Sie auch die Finger beim Zählen zu Hilfe nehmen. Berühren Sie den Zeigefinger mit dem Daumen derselben Hand, bedeutet dies eins, Daumen und Mittelfinger heißt zwei, Daumen und Ringfinger ist drei, Daumen und kleiner Finger vier. Zählen Sie mit der linken Hand weiter, kommen Sie bis acht.
  Ihre Atemzüge zu zählen ist eine weitere Möglichkeit der zeitlichen Orientierung. Nehmen Sie sich beispielsweise vor, für vier bis fünf Atemzüge in der Haltung zu verweilen, bevor Sie ein Asana auflösen. Dies kann Ihnen helfen, sich nicht zu überfordern oder sich einem Leistungsdruck zu unterwerfen.

13. | Haltungen in Alltagskleidung

Im ersten Abschnitt finden Sie Haltungen, die Sie sofort und ohne Vorbereitungen, das heißt in Alltagskleidung, ohne Matte oder andere Hilfsmittel, praktizieren können. Sie benötigen lediglich einen Stuhl oder Hocker für die Varianten im Sitzen und ein wenig Platz für die Übungen im Stehen. Wenn Gefühle sie zu überschwemmen drohen, ziehen sich nicht wenige meiner Patienten zurück, um ein paar dieser Übungen zu machen.

Solche Asanas eignen sich auch als Elemente in Ihrer Traumatherapie – etwa zu Beginn oder am Ende einer Therapiestunde. Doch auch während einer Sitzung, in der Sie großen Stress erleben, können diese Asanas hilfreich sein. Besprechen Sie dies mit Ihrer Therapeutin bzw. Ihrem Therapeuten.

13.1 Haltungen auf dem Stuhl

13.1.1 *Die Berghaltung*

Die Berghaltung ist eine stabile Haltung, die als Ausgangsposition für viele Asanas im Sitzen dient. In diese Grundposition können Sie nach dem Üben immer wieder zurückkehren.

Wie Sie die Haltung einnehmen können:

Wenn Sie so weit sind, setzen Sie sich auf Ihrem Stuhl zurecht und platzieren Ihre Füße hüftbreit auf dem Boden. Wenn es für Sie stimmiger ist, können Sie jedoch auch einen anderen Abstand zwischen den Füßen wählen. In der Berghaltung richten wir die Wirbelsäule auf. Wie stark Sie sich aufrichten möchten, bleibt allein Ihnen überlassen. Ihre Hände können auf Ihren Oberschenkeln oder auch in Ihrem Schoss ruhen.

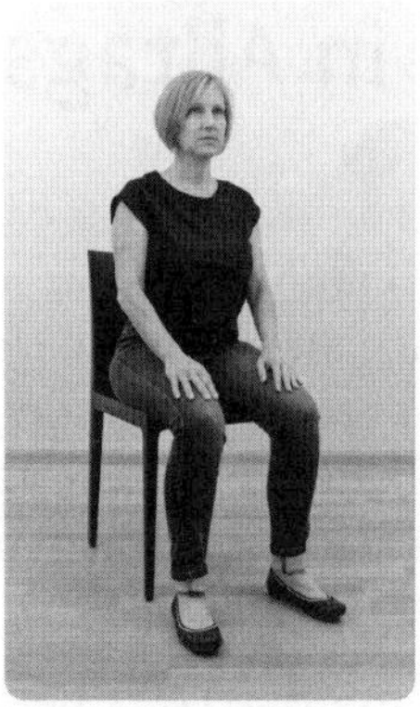

Sie spüren möglicherweise:

- Ihre Füße auf dem Boden (Sie können dies intensivieren, beispielsweise indem Sie Ihre Füßen über den Boden bewegen)
- Die Temperatur oder / und die Textur des Bodens oder die Schuhe um Ihre Füße
- Den Kontakt Ihrer Hände mit Ihren Oberschenkeln (Sie können beispielsweise das Gewicht Ihrer Hände, den Stoff oder die Temperatur Ihrer Kleidung bemerken)
- Den Kontakt Ihrer Sitzbeinhöcker mit dem Stuhl
- Ihre Atembewegungen (beispielsweise in der Brust, in den Rippen oder im Bauch)

Berghaltung – Varianten:

Die folgenden Asana-Varianten der Berghaltung können auch zum „Aufwärmen“ zu Beginn einer Yogareihe genutzt werden.

a. Füße auf und ab bewegen

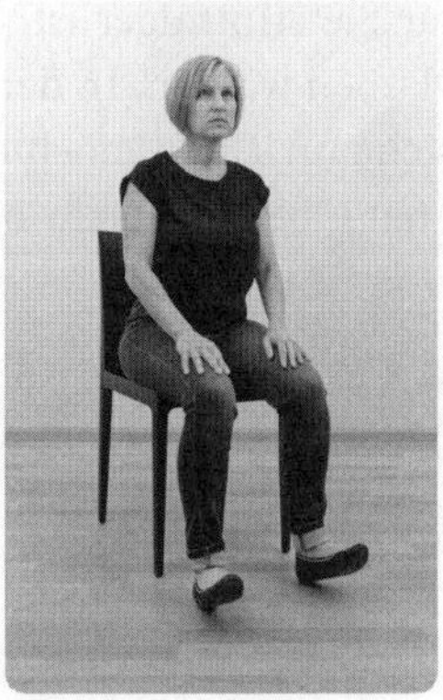 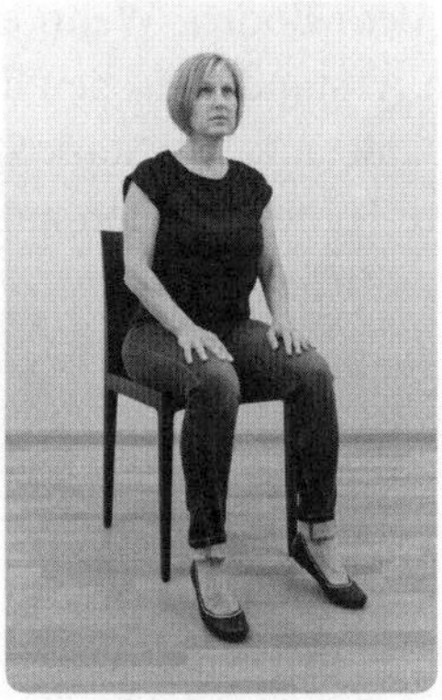

Jetzt spüren Sie möglicherweise:

- Ihre Wadenmuskeln beim Bewegen der Füße
- Gewicht auf den Fersen, wenn Sie die Zehen anheben
- Gewicht auf Ihren Zehenspitzen, wenn Sie Ihre Fersen anheben
- Die Bewegung in Ihren Oberschenkeln, wenn Sie die Füße auf und ab bewegen

b. Barfuß üben, Kissen oder Decke unterlegen

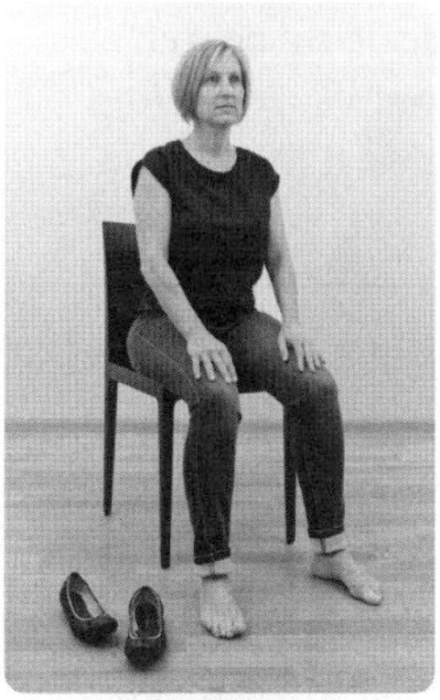
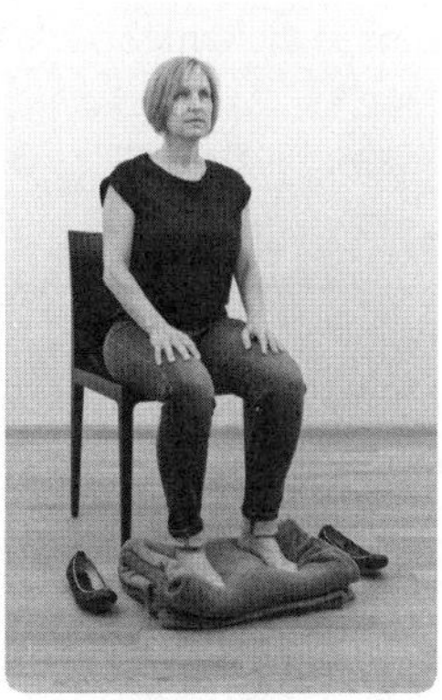

Hierbei spüren Sie möglicherweise:

- Die Temperatur und/oder Textur des Bodens
- Die Kontaktflächen und -stellen Ihres Fußes auf dem Boden
- Ihre Fußwölbung, die keinen Kontakt mit dem Boden hat
- Die Textur des Kissens oder der Decke
- Den Kontakt Ihrer Fußsohle mit dem Stoff

c. Fußgelenke mit gestreckten Beinen bewegen

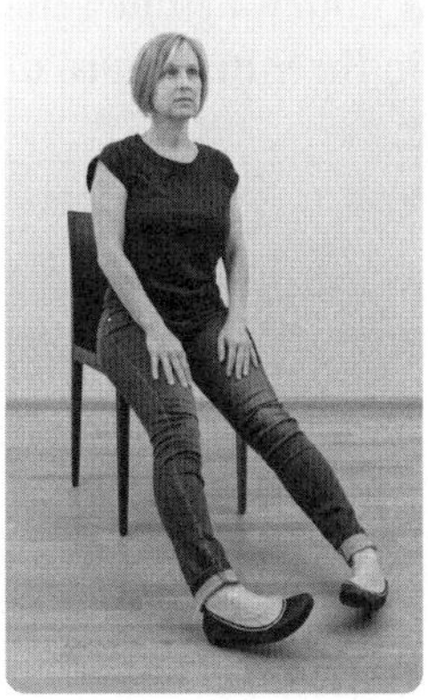
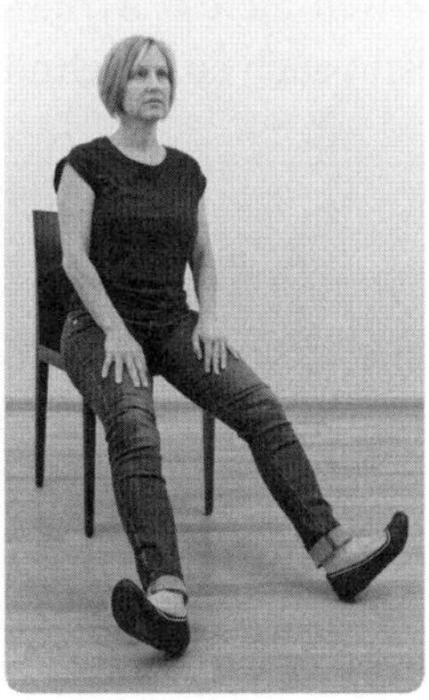

Sie spüren dabei möglicherweise:

- Eine Dehnung Ihres Fußrückens
- Eine Bewegung in der Oberschenkelmuskulatur unter Ihren Händen
- Mehr Gewicht auf den Sitzbeinhöckern

d. Gestreckte Berghaltung

Hinweis: Sie können Ihre Schultern „mitnehmen" oder trotz gestreckter Arme Ihre Schultern absenken. Sie können die Arme strecken oder leicht beugen.

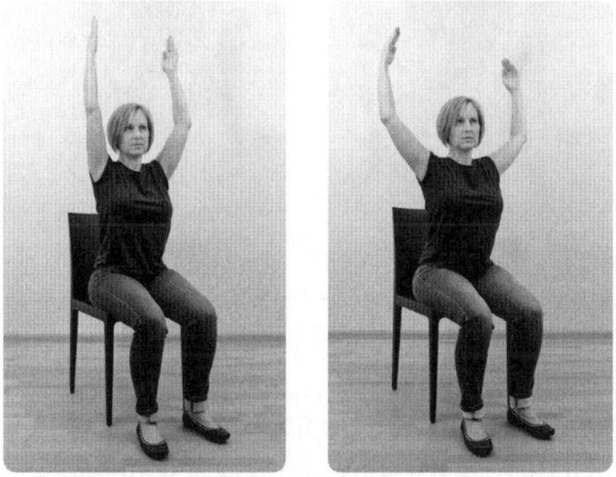

Dabei spüren Sie möglicherweise:

- Eine Dehnung in Ihrer Armmuskulatur
- Das Gewicht Ihrer Arme, wenn Sie die Arme längere Zeit oben behalten
- Vielleicht auch, dass Sie den Atem anhalten; dann sollten Sie, wenn es Ihnen möglich ist, den Atem wieder fließen lassen
- Je nachdem, wie weit Sie die Arme nach hinten nehmen und die Brust öffnen, spüren Sie vielleicht auch eine Dehnung in Ihrer Brustmuskulatur

e. Dynamische Berghaltung

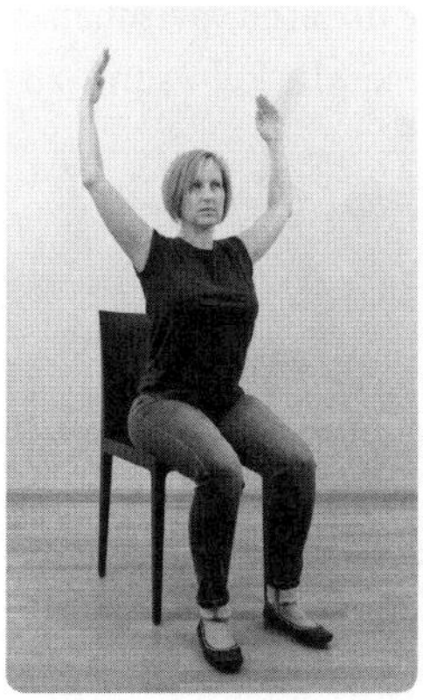

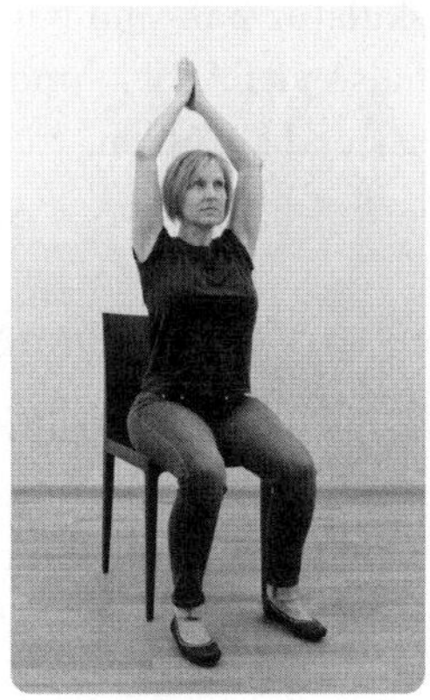

Sie spüren möglicherweise Folgendes:

- Den Kontakt Ihrer Hände bei der Berührung
- Die Berührung und / oder Temperatur Ihrer Handflächen
- Die Bewegung und Aktivität Ihrer Schultermuskeln
- Die Muskeln zwischen Ihren Schulterblättern

13.1.2 *Den Nacken bewegen*

Unsere Nackenmuskulatur hält und bewegt unseren zwischen 3,5 und 4 kg schweren Kopf. Sie leistet also viel Arbeit, und diese Muskeln sanft zu bewegen kann sich wohltuend und entlastend anfühlen.

Wie Sie die Haltung ausführen können:

Am besten beginnen Sie in der Berghaltung. Eine Möglichkeit, den Kopf und damit den Nacken zu bewegen, besteht darin, das Kinn abzusenken, den Kopf nach rechts und links zu drehen und mit dem Kinn einen Halbkreis zu beschreiben.

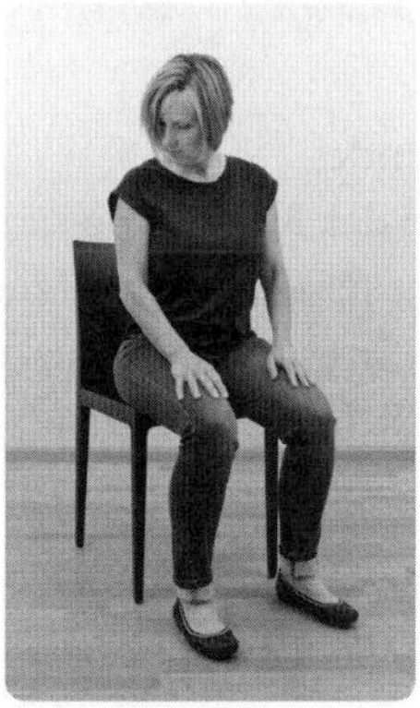

Dabei empfinden Sie möglicherweise:

- Eine Dehnung in Ihren linken bzw. rechten Nackenmuskeln
- Das Gewicht Ihres Kopfs
- Die Bewegung in Ihrem Nacken

Den Nacken bewegen – Varianten:

a. Mit dem Kopf kreisen

Hinweis: Bewegen Sie Ihren Kopf nur sanft und kontrolliert nach hinten, lassen Sie ihn nicht nach hinten „fallen“.

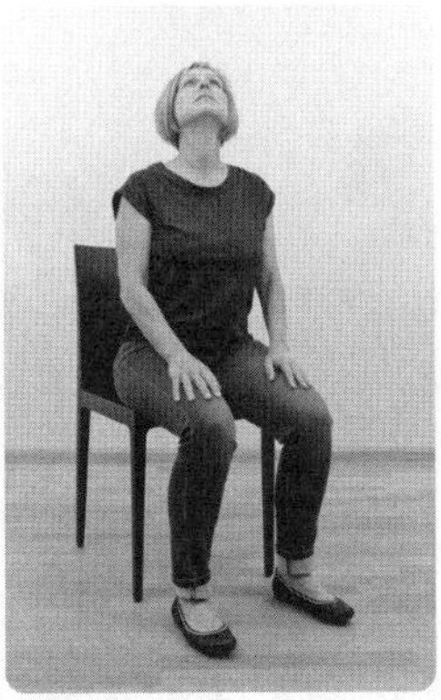 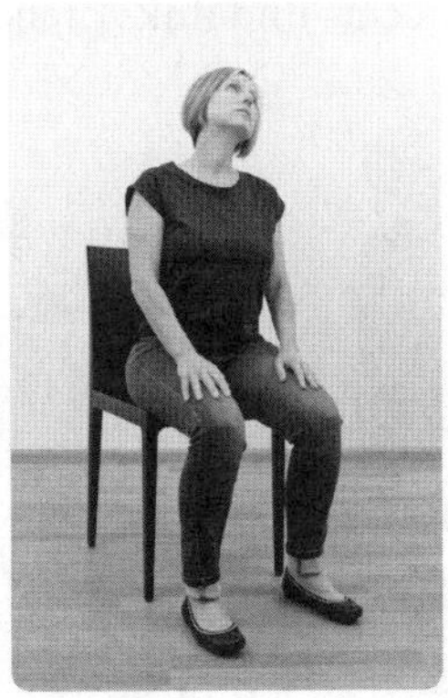

Eventuell nehmen Sie Folgendes wahr:

- Eine leichte Dehnung Ihrer vorderen Halsmuskulatur, wenn Sie den Kopf nach hinten neigen
- Eine Dehnung in Ihrer linken bzw. rechten Hals- und Schultermuskulatur
- Das Gewicht Ihres Kopfs
- Das Gewicht oder die Temperatur Ihrer Hände auf den Oberschenkeln

b. Den Kopf seitwärts neigen

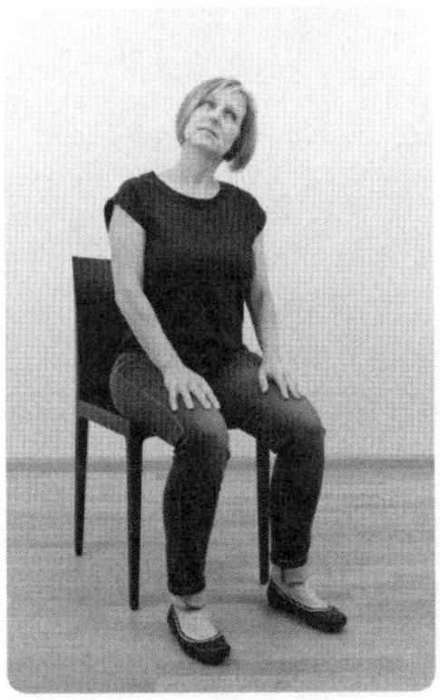 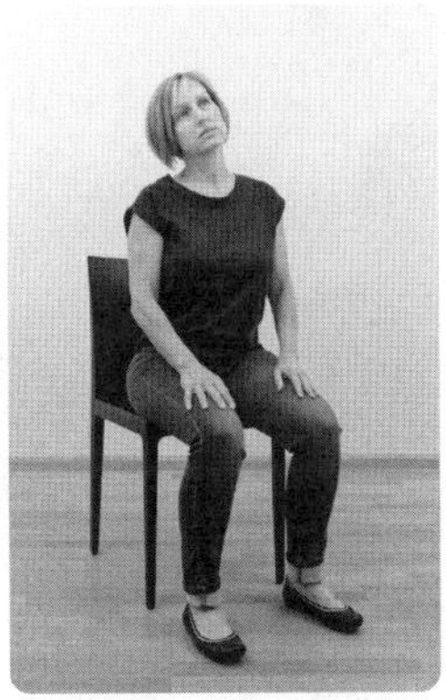

Dabei spüren Sie möglicherweise:

- Ein Gefühl der Dehnung in Ihren seitlichen Halsmuskeln
- Einen Zug in Ihrer Schultermuskulatur
- Ein Gefühl der „Stauchung“ auf der gegenüberliegenden Seite

c. Den Kopf nach rechts und links drehen

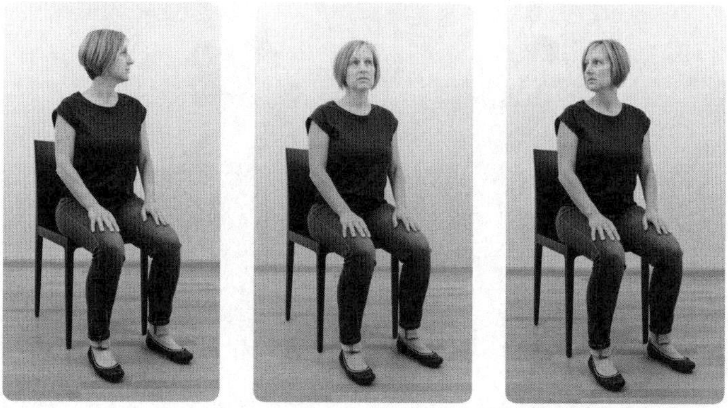

Was Sie möglicherweise spüren:

- Einen Zug rechts bzw. links, wenn Ihr Kopf sich in diese Richtung bewegt
- Die Bewegung Ihres Kopfs
- Dass beide Seiten sind nicht gleich beweglich sind
- Ihre Hände auf Ihren Beinen – z. B. Gewicht, Temperatur, Textur des Stoffs

13.1.3 *Die Schultern kreisen*

In bedrohlichen Situationen ziehen wir automatisch die Schultern hoch und spannen die Muskeln an. Diese Haltung kann zur Gewohnheit werden. Wenn Sie möchten, können Sie mit der Bewegung Ihrer Schultern experimentieren und ausprobieren, was es bewirkt, wenn sie sich, beispielsweise in einer Kreisbewegung, mal höher und mal tiefer als gewohnt befinden. Vielleicht fühlen Sie sich sicherer, wenn Sie Ihre Schultern nach oben ziehen, und verletzlicher, wenn Sie sie absenken. Oder das Gegenteil ist der Fall: Sie fühlen sich mit hochgezogenen Schultern angespannter und sind entspannter, wenn Sie sie absenken.

Wie Sie das Asana gestalten können:

Nachdem Sie die Berghaltung eingenommen haben, beginnen Sie, wenn Sie so weit sind, mit Kreisbewegungen. Wie groß, wie schnell und wie intensiv Sie die Bewegungen gestalten, bestimmen Sie, ebenso wie die Zeitdauer. Sie können in beide Richtungen kreisen, von vorn nach hinten und von hinten nach vorn.

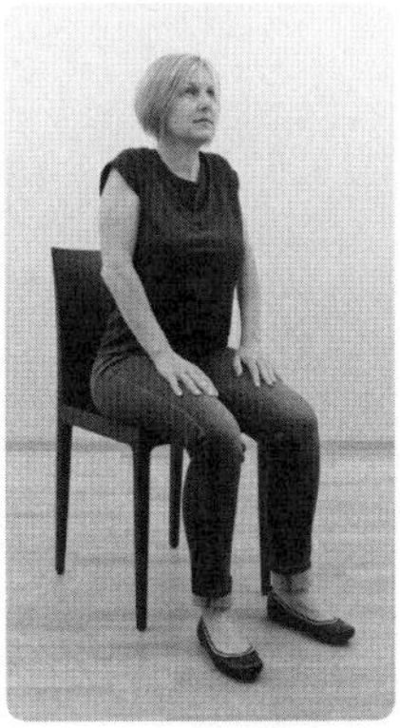
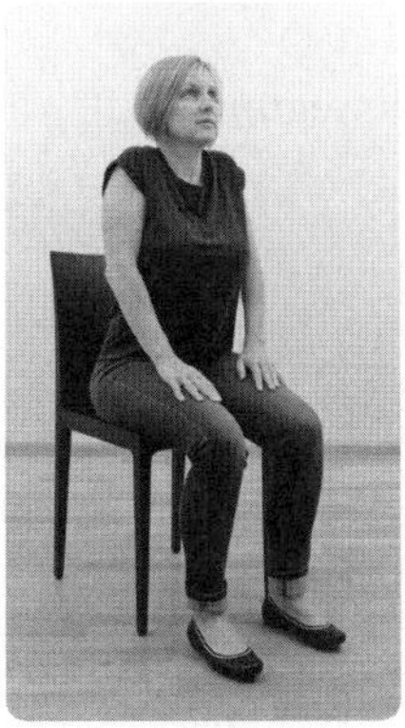
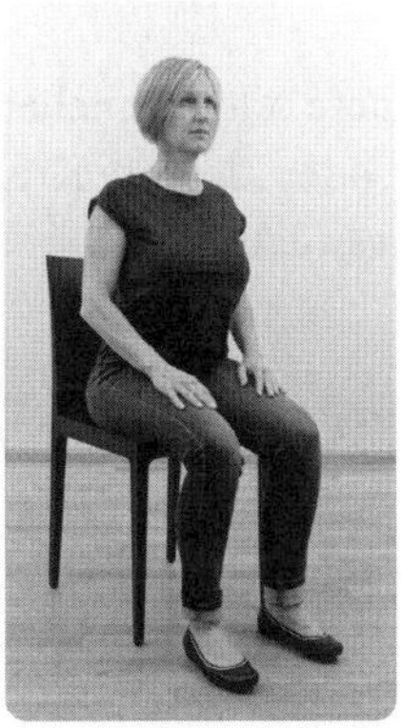

Was Sie dabei möglicherweise wahrnehmen:

- Beim Hochziehen die Anspannung der Muskeln in Ihren Schultern
- Beim Nach-unten-gleiten-Lassen die Öffnung der Brust und eine leichte Dehnung der Brustmuskeln
- Bei der Bewegung nach vorne und nach oben eine Dehnung zwischen den Schulterblättern

Die Schultern kreisen – Varianten:

a. Hände auf die Schultern platzieren

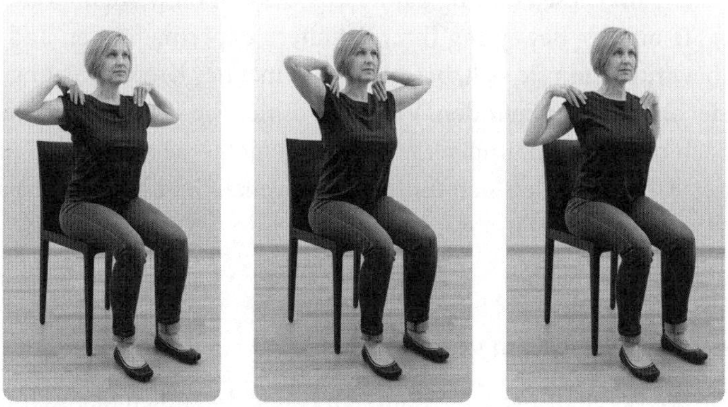

Möglicherweise empfinden Sie Folgendes:

- Die Bewegungen der Schultermuskeln unter Ihren Fingern
- Eine Aktivität der Muskeln zwischen Ihren Schulterblättern
- Ihre Sitzbeinhöcker oder Ihre Füße auf dem Boden

b. Langsamere oder schnellere Bewegungen
c. Größere oder kleinere Kreise
d. Richtungswechsel

13.1.4 *Die Handgelenke bewegen*

Unsere Hände sind im täglichen Leben von zentraler Bedeutung: Wir können damit greifen, halten, tippen, schöpfen, uns zur Wehr setzen und Informationen vermitteln, wie z. B. in eine Richtung deuten, gestikulieren und mithilfe der Finger zählen. Mit unsere Gestik kommunizieren wir unablässig, zeigen beispielsweise, ob wir Nähe oder Distanz möchten, ob wir uns zu- oder abwenden. Meist sind uns die Hände bzw. deren Aktivität wenig bewusst. Mit dem folgenden Asana holen wir sie ins Zentrum unserer Aufmerksamkeit.

Wie Sie das Asana gestalten können:

Sie nehmen die Berghaltung ein und strecken, wenn Sie so weit sind, Ihre Arme parallel zum Boden aus und klappen dann Ihre Hände abwechselnd nach oben und nach unten. Wie intensiv und schnell Sie diese Bewegungen ausführen, bleibt Ihnen überlassen.

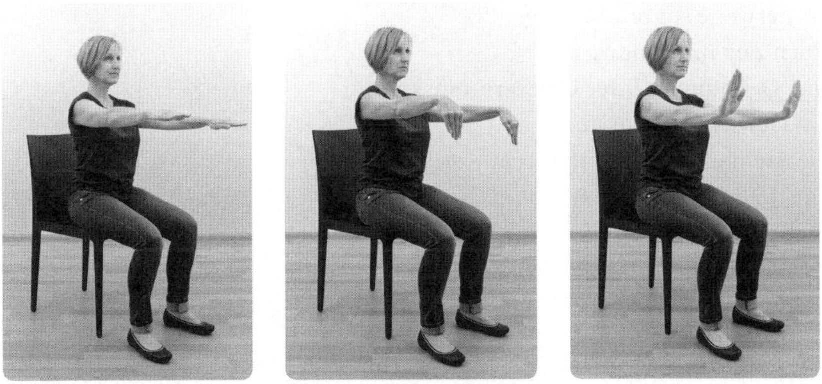

Was Sie dabei wahrnehmen können:

- Das Gewicht Ihrer Arme
- Eine Dehnung Ihrer Unterarmmuskulatur beim Nach-unten-Klappen der Hände
- Ein Gefühl der Dehnung im Handrücken beim Nach-unten-Klappen
- Beim Nach-oben-Klappen ein Gefühl der Dehnung in der Handfläche

Die Handgelenke bewegen – Varianten:

a. Handgelenke kreisen

Ballen Sie Ihre Hände zu Fäusten. Wenn Sie Ihre Hände kreisen lassen, können Sie die Richtung beibehalten oder auch ändern.

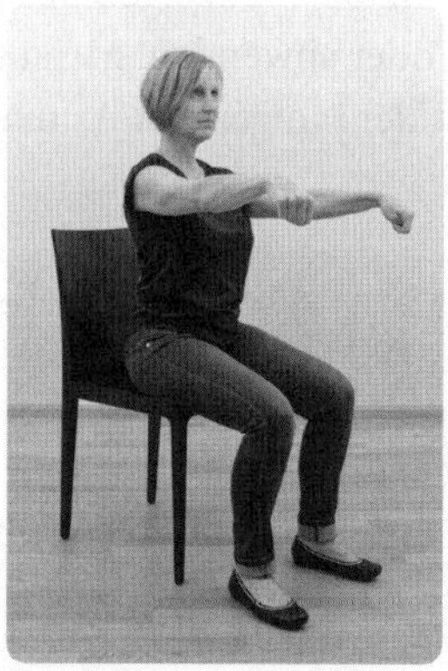

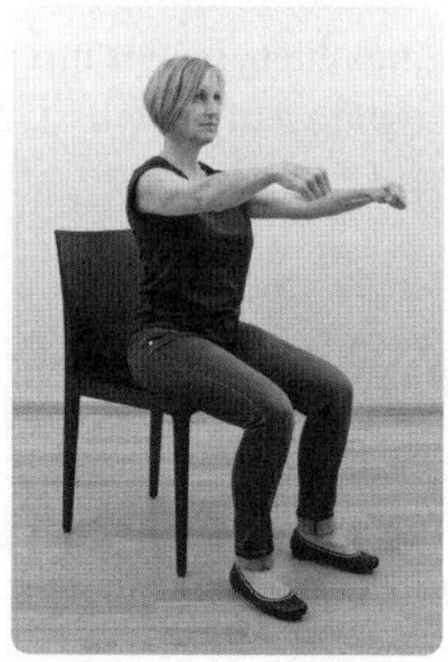

Möglicherweise spüren Sie Folgendes:

- Einen Zug im Handrücken
- Eine Dehnung in Ihrer Unterarmmuskulatur
- Das Gewicht Ihrer Arme
- Die Atembewegungen in Ihrem Körper

b. Langsamere oder schnellere Bewegungen
c. Größere oder kleinere Kreise
d. Richtungswechsel

13.1.5 Stockposition

In der Stockposition bauen wir im gesamten Körper Spannung auf. In dieser wie auch anderen statischen Haltungen ist es möglich, dass Sie automatisch den Atem anhalten. Lassen Sie ihn wieder fließen, und vielleicht spüren Sie dann die Bewegung Ihres Atems besonders deutlich. Atem bewegt uns immer, egal, ob wir nach einer körperlichen Aktivität kräftig ein- und ausatmen oder in Ruhe kaum spürbar flach atmen.

Wie Sie die Haltung einnehmen können:

Es ist von Vorteil, wenn Sie sich für dieses Asana vorn auf die Stuhlkante setzen. Strecken Sie dann, sobald Sie Ihre Position gefunden haben, Ihre Beine aus, ziehen Sie die Zehen an und lassen Sie Ihre Arme entweder seitlich locker hängen oder bauen auch in Ihren Armen und Schultern Spannung auf. Wie immer entscheiden Sie selbst, wie viel Spannung Sie in Ihren Beinen, Armen und im Rumpf aufbauen möchten.

Hinweis: Bei statischen und vor allem bei anstrengenden Haltungen halten wir oft automatisch die Luft an. Für unseren Organismus ist das ein Zeichen von Stress. Wann immer Sie bemerken, dass Ihr Atem nicht mehr fließt, gewöhnen Sie sich an, wieder in Ihren eigenen Atemrhythmus zurückzukehren.

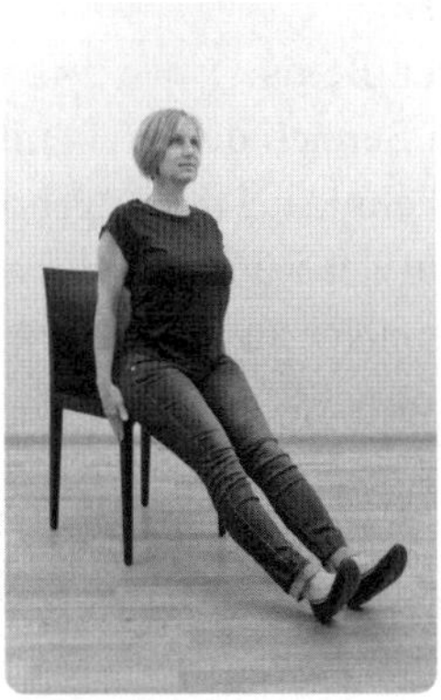

Möglicherweise spüren Sie:

- Das Gewicht auf den Sitzbeinhöckern
- Bei angezogenen Zehen ein Gefühl der Dehnung auf der Rückseite Ihrer Beine
- Bei angespannter Bauchmuskulatur vor allem die Atmung im Brustbereich
- Die Muskulatur zwischen den Schulterblättern

Stockposition – Varianten:

a. Beine abwechselnd anheben

Wie immer entscheiden Sie, wie hoch Sie Ihr Bein anheben wollen und wie lange. Wenn Sie möchten, können Sie mit einer Hand die Aktivität Ihres Oberschenkelmuskels spüren.

Hinweis: Aktivieren Sie Ihre Bauchmuskeln, d. h., Sie spannen Ihre Bauchmuskeln an und ziehen Ihren Bauchnabel leicht nach innen, um Ihre Lendenwirbelsäule zu stabilisieren.

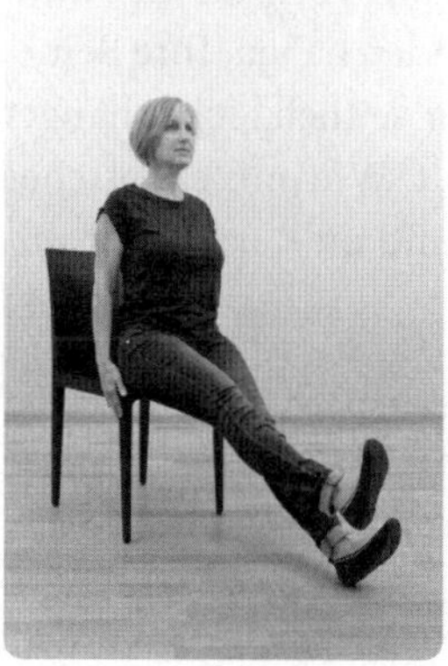

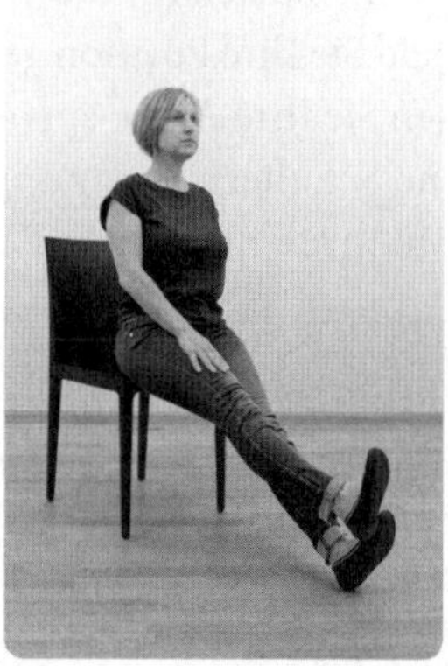

Möglicherweise spüren Sie dabei:

- Das Gewicht des angehobenen Beins
- Die Gewichtsverlagerung im Bereich der Sitzbeinhöcker
- Die Aktivität im Oberschenkelmuskel des angehobenen Beins
- Eine deutlichere Dehnung auf der Rückseite des angehobenen Beins
- ... dass Sie den Atem anhalten. Nehmen Sie dann, wenn es Ihnen möglich ist, Ihre natürliche Atmung wieder auf

b. Arme heben

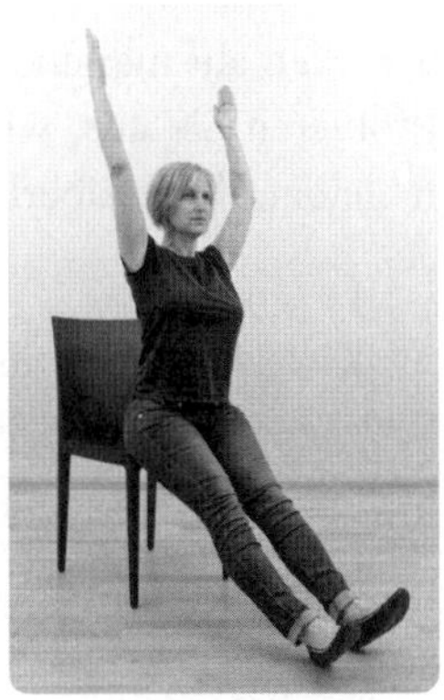

Möglicherweise spüren Sie Folgendes:

- Eine Dehnung seitlich, in den Muskeln zwischen den Rippen
- Die Muskulatur zwischen den Schulterblättern und die der Schultern
- Eine Dehnung in den Armen

c. Dynamische Bewegung: Arme heben und senken

Hinweis: Sie können Ihre Bewegung mit dem Atem synchronisieren, beispielsweise einatmen, wenn Sie die Arme heben; ausatmen, wenn Sie sie senken, oder aber Ihren Atem in seinem natürlichen Rhythmus fließen lassen.

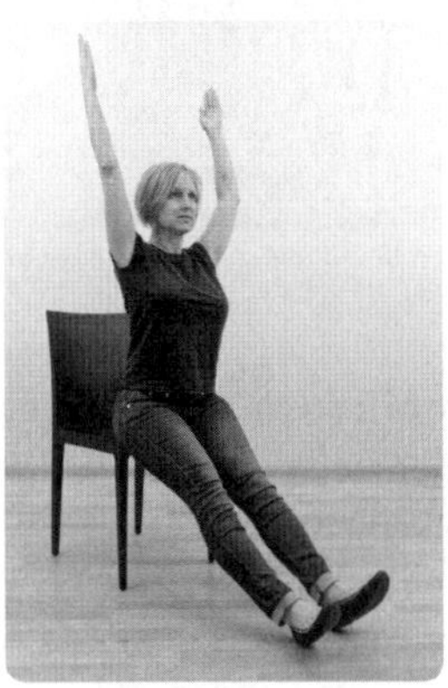

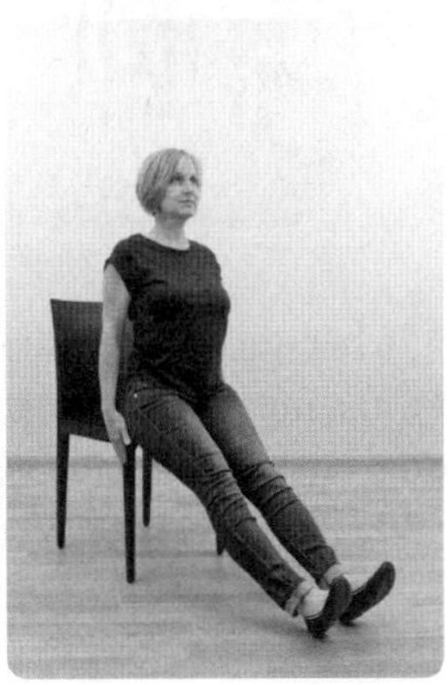

Möglicherweise spüren Sie Folgendes:

- Das Gewicht der Arme
- Die Bewegung Ihrer Schultermuskeln
- Die Aktivität Ihrer Muskeln zwischen den Schulterblättern

13.1.6 Torsokreise

Gleichmäßige Kreisbewegungen wirken auf manche Menschen beruhigend und auf andere dissoziationsfördernd. Probieren Sie aus, wie es bei Ihnen ist. Tempo wie auch die Größe der Bewegungen bleiben Ihnen überlassen.

Hinweis: Sie können Ihren Atem mit der Bewegung synchronisieren, indem Sie bei der Vorwärtsbewegung einatmen und bei der Rückwärtsbewegung ausatmen. Sie können aber auch Ihren Atem natürlich fließen lassen.

Wie Sie das Asana ausführen können:

Zu Beginn sitzen Sie wieder aufrecht in der Berghaltung. Wenn Sie so weit sind, starten Sie mit der Bewegung, indem Sie mit Ihrem Oberkörper eine Kreisbewegung vollführen.

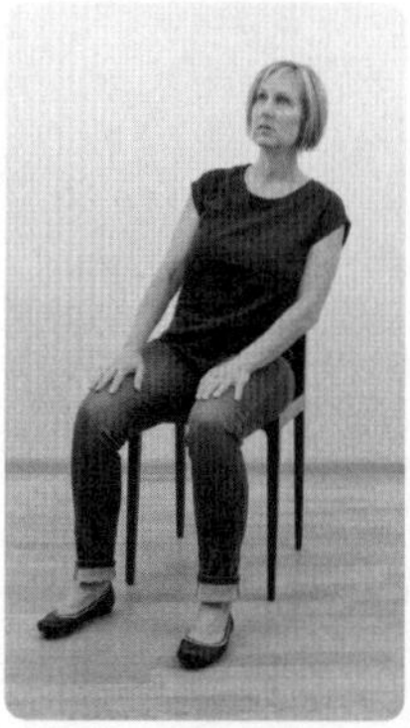
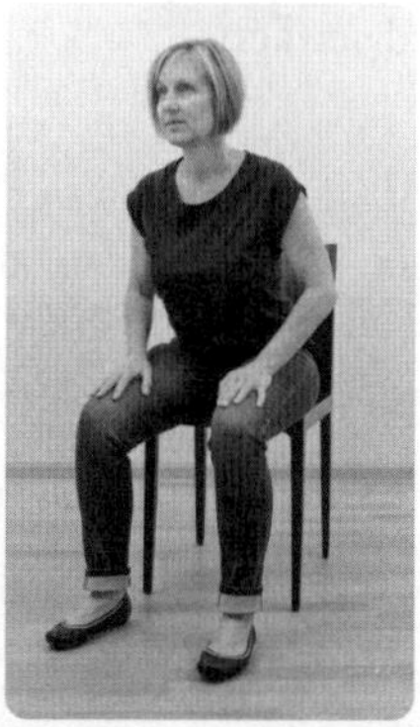
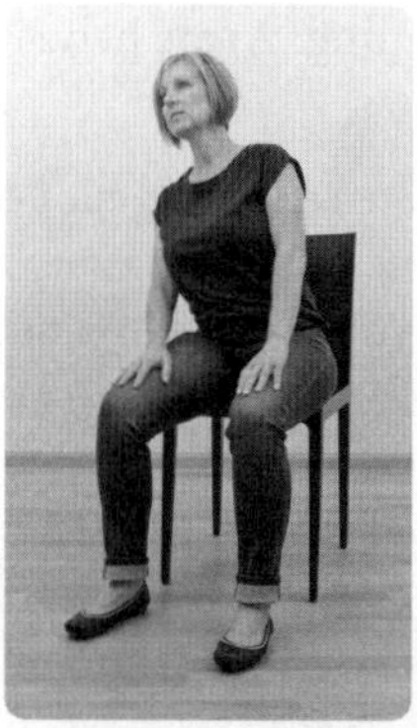
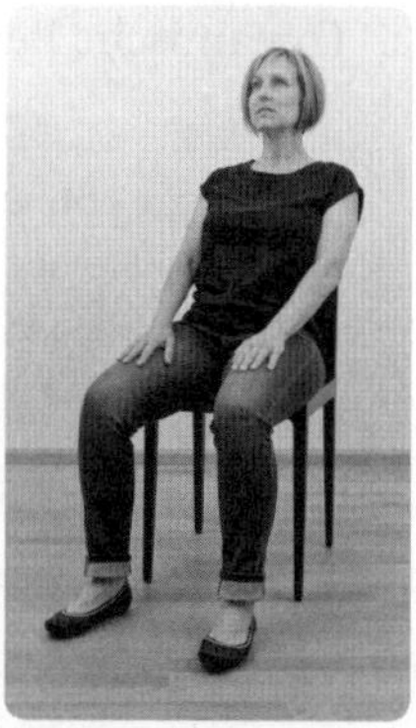

Sie empfinden möglicherweise Folgendes:

- Bei der Seitneigung eine Aktivierung der Muskeln auf der Gegenseite
- Bei der Bewegung nach hinten eine vermehrte Spannung in den Bauchmuskeln
- Eine Gewichtsverlagerung an den Sitzbeinhöckern

Torsokreise – Varianten:

a. Langsamer oder schneller
b. Richtungswechsel
c. Kleinere oder größere Kreise

13.1.7 *Katze – Kuh*

Ein weiteres dynamisches Asana bewegt unsere Wirbelsäule. Wir machen einen Buckel wie eine Katze und anschließend eine Rückbeuge, die an den Rücken einer Kuh erinnern mag. Wie alle dynamischen Asanas erlaubt die Katze-Kuh-Bewegung die Wahl zwischen schnellen und langsamen wie auch zwischen großen und kleinen Bewegungen. Manche Menschen fühlen sich in der Vorwärtsbeuge wohl und geborgen, andere empfinden sie eher als einengend und beklemmend. Ebenso kann die Rückbeuge ein Gefühl der Weite und Öffnung auslösen oder, im Gegenteil, Unsicherheit und Unwohlsein. Machen Sie die Bewegung daher gemäß Ihrem inneren Empfinden so intensiv und so lange, wie es für Sie stimmt.

Wie Sie das Asana ausführen können:

In der Berghaltung beugen Sie Ihre Wirbelsäule und machen sich rund, richten sich dann immer weiter auf, bis Sie aufrecht sind, oder Sie bewegen sich weiter in eine leichte Rückbeuge. Sie können jeweils am Anfang und Ende der Bewegung innehalten oder aber die Bewegung ununterbrochen fortsetzen.

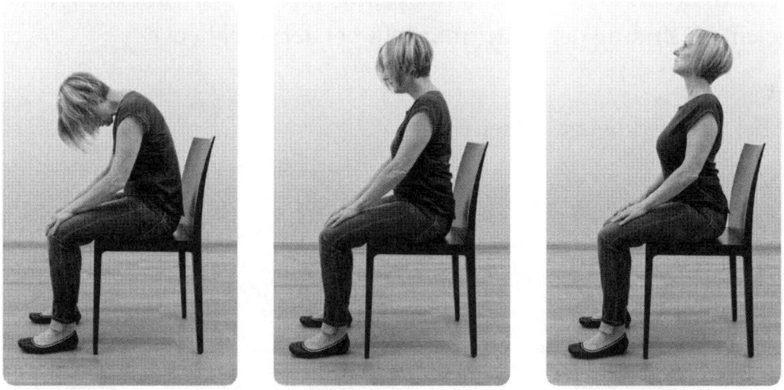

Was Sie möglicherweise spüren:

- Wenn Sie den Rücken rund machen, eine leichte Dehnung im Nacken und oberen Rücken
- Bei rundem Rücken ein Gefühl der Enge im Bauchbereich
- In der Aufrichtung eine leichte Dehnung der Brustmuskulatur
- Wenn Sie sich weiter nach hinten neigen, eine Dehnung in der vorderen Halsmuskulatur

Katze – Kuh – Varianten:

a. Arme vor der Brust kreuzen

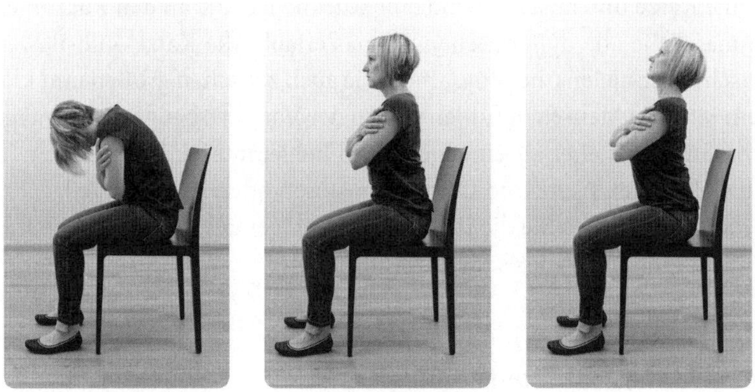

Dies könnten Sie möglicherweise empfinden:

- Den Kontakt Ihrer Hände an den Armen und den Kontakte Ihrer Arme an Ihrer Brust
- Eine Gewichtsverlagerung und Bewegung im Bereich der Sitzbeinhöcker
- Muskelaktivität in Ihren unteren Rückenmuskeln bei der Rückbeuge
- Eine leichte Dehnung der Bauchmuskeln bei der Rückbeuge

b. Arme bei der Rückbeuge öffnen

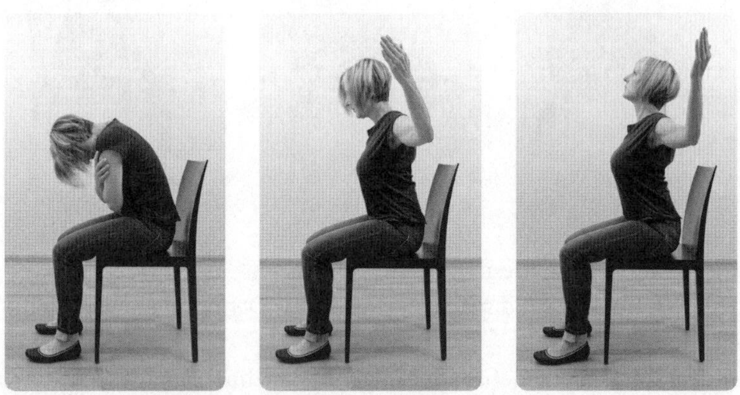

Dies könnten Sie möglicherweise spüren:

- In der Bewegung nach hinten eine zunehmende Aktivität Ihrer Schultermuskeln
- Ihre Muskeln zwischen den Schulterblättern
- Eine Dehnung in Ihren Armen

13.1.8 *Vorwärtsbeuge*

Wenn Sie in der Katze-Kuh-Bewegung die Vorwärtsbeuge als wohltuend empfunden haben, können Sie dieses Asana auch ohne Bewegung ausführen und länger in einer Vorwärtsbeuge verweilen.

Wie Sie das Asana ausführen können:

Wenn Sie so weit sind, beginnen Sie in der Berghaltung. Stellen Sie am besten Ihre Beine ein wenig weiter auseinander, sodass Ihr Oberkörper Platz hat und Sie Ihren Rücken so weit, wie Sie es möchten, beugen können.

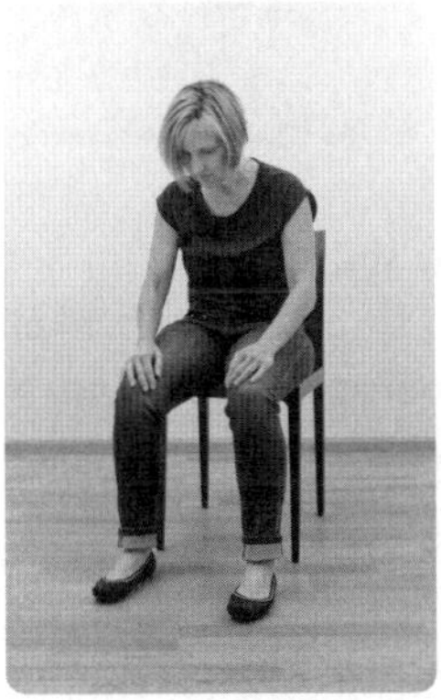

Was Sie möglicherweise empfinden:

- Eine Dehnung im oberen Rücken
- Eine Einschränkung im Bauch und im Brustbereich
- Das Gewicht Ihres Oberkörpers
- Den Kontakt Ihrer Hände oder Arme auf Ihren Oberschenkeln
- Den Kontakt mit den Füßen am Boden

Vorwärtsbeuge – Varianten:

a. Ausgeprägte Vorwärtsbeuge
Ihre Unterarme ruhen auf Ihren Beinen

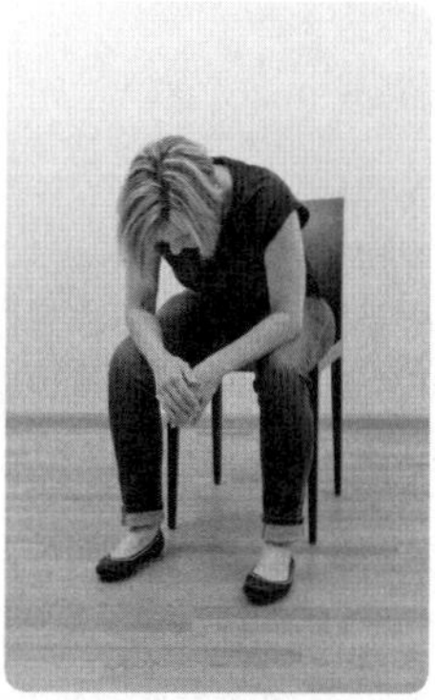

Dies können Sie möglicherweise spüren:

- Den Kontakt Ihrer Arme auf Ihren Oberschenkeln
- Das Gewicht Ihres Oberkörpers auf Ihren Beinen und Füßen
- … dass die Atembewegung eher im Rippenbereich spürbar ist

b. Vorwärtsbeuge intensiv
In einer noch intensiveren Vorwärtsbeuge ruht Ihr Oberkörper auf Ihren Beinen. Sie können die Arme hängen lassen oder sie verschränken.

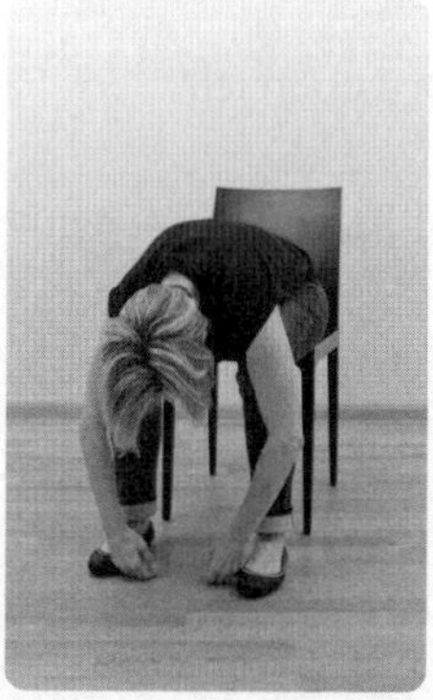

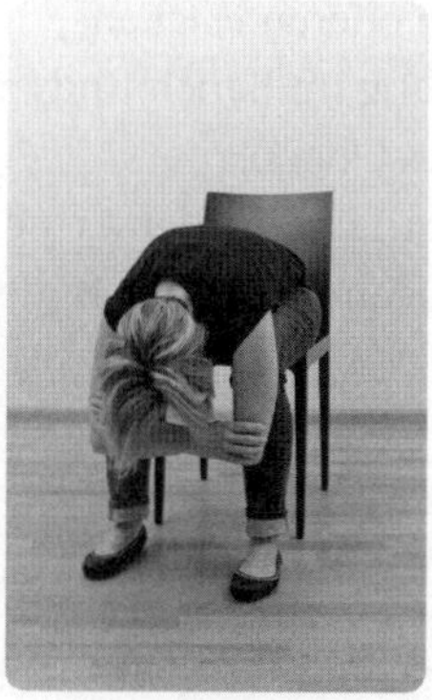

Sie spüren möglicherweise:
- Den Kontakt Ihres Oberkörpers auf Ihren Beinen
- Eine Dehnung im unteren Rücken
- Das Gewicht Ihres Oberkörpers und Ihrer Arme
- Ein Gefühl der Enge im Bauch

c. Vorwärtsbeuge mit Knie/n zur Brust
Sie sitzen weit hinten an der Stuhllehne, stellen einen Fuß auf die Vorderkante des Stuhls und umfassen Ihr Bein. Intensiveren können Sie dieses Asana, indem Sie beide Füße auf den Stuhl stellen und beide Knie umfassen.

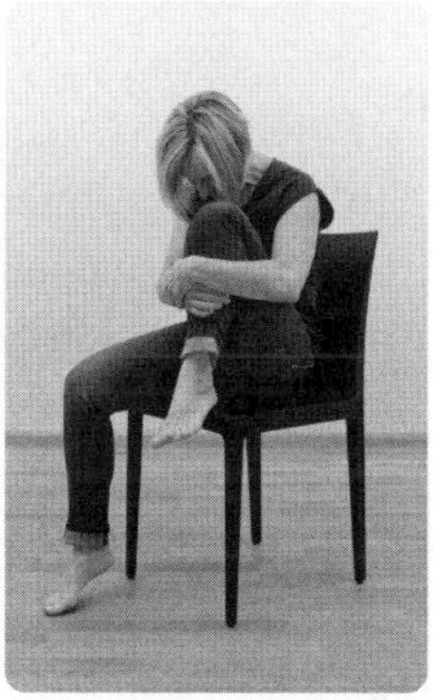
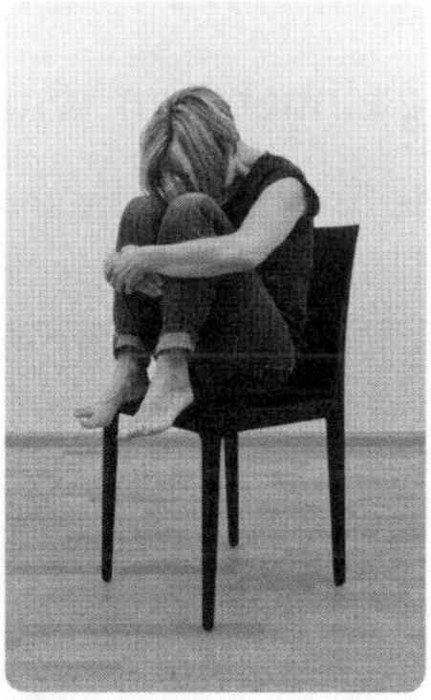

Sie spüren möglicherweise:
- Eine Dehnung in der Rückenmuskulatur
- Den Kontakt mit dem Fuß oder den Füßen auf dem Stuhl
- Die Berührung der Arme und Hände auf Ihren Beinen
- Den Kontakt Ihrer Brust mit Ihren Beinen

13.1.9 Rückbeuge

Die Rückbeuge haben Sie beim Katze-Kuh-Asana bereits kennengelernt. Fühlen sich die Rückbeuge und Öffnung für Sie stimmig an, können Sie in dieser Haltung verweilen und deren Wirkung erforschen. Wie immer gilt, dass Sie über Intensität und Dauer selbst entscheiden.

Hinweis: Bereits das Heben des Brustbeins ist eine kleine Rückbeuge. Die Öffnung muss nicht zwangsläufig intensiv sein.

Wie Sie die Haltung einnehmen können:

Am besten drehen Sie für dieses Asana den Stuhl so, dass Ihnen die Lehne nicht im Weg ist. Heben Sie dann, wenn es für Sie stimmt, Ihr Brustbein an und beugen Sie sich nach hinten. Die Hände können Sie beispielsweise locker auf Ihren Oberschenkeln ruhen oder seitlich hängen lassen.

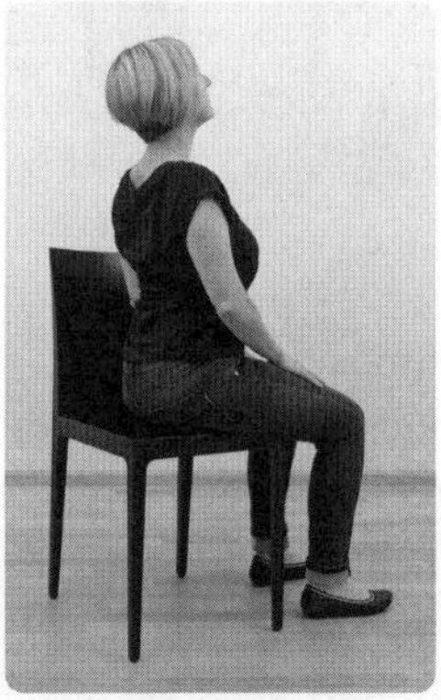

Möglicherweise nehmen Sie wahr:

- Eine Dehnung in den vorderen Halsmuskeln
- Eine Ausdehnung im vorderen Bereich Ihres Rumpfes
- Dass die Schulterblätter etwas näher beieinander sind
- Dass die Atembewegung deutlicher in der Brust spürbar ist

Rückbeuge – Varianten

a. Hände auf Höhe der Nieren platzieren

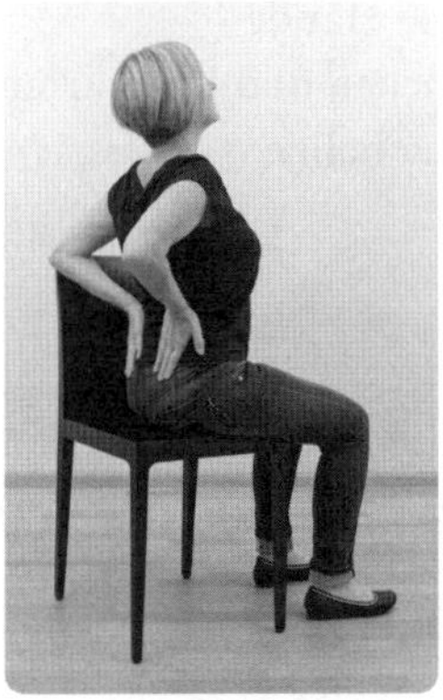

Möglicherweise spüren Sie:

- Die Temperatur Ihrer Hände im Rücken
- Eine Veränderung in der Form Ihrer Rückbeuge
- Ein Gefühl der Dehnung in den Händen und Unterarmen
- Das Gewicht Ihres Kopfs

b. Intensive Rückbeuge mit verschränkten Fingern

Hinweise: Sie können die Handflächen nach oben oder nach unten drehen und, für mehr Intensität, die Arme nach unten ziehen.

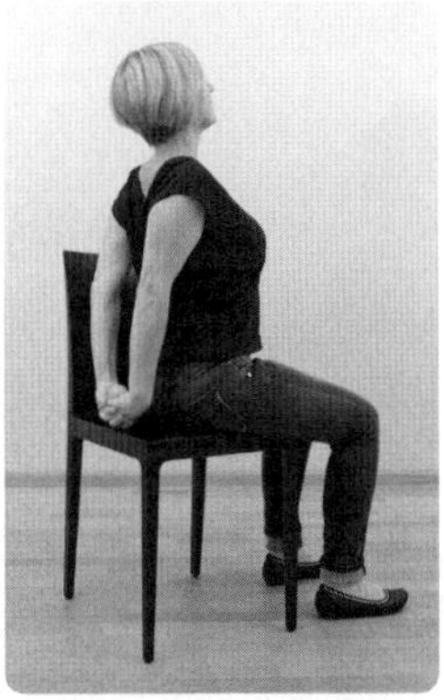

Vielleicht spüren Sie:

- Eine starke Dehnung Ihrer Brustmuskeln
- Eine Aktivierung der Muskeln zwischen den Schulterblättern
- Den Kontakt Ihrer Finger und Hände
- Einen Zug auf Ihren Handrücken und Unterarmen
- Dass Sie den Atem angehalten haben

13.1.10 *Die Arme dehnen*

Von all unseren Körperteilen haben unsere Arme die größtmögliche Bewegungsfreiheit. Neben der Funktion des Hebens, Umfassens, Tragens etc. sind sie auch wichtig für das Ausbalancieren unseres aufrechten Gangs oder im Yoga für Balancehaltungen. Das folgende Asana dehnt unsere Armmuskulatur, was im Alltag eher zu kurz kommt.

Wie Sie das Asana einnehmen:

Am besten setzen Sie sich seitlich auf den Stuhl in die Berghaltung. Legen Sie, wenn Sie so weit sind, Ihre rechte Hand mit der Handfläche zwischen Ihre Schulterblätter oder an Ihren Nacken. Mit der linken Hand umfassen Sie Ihren rechten Ellbogen und ziehen Ihren Arm sanft nach links, nur so weit, dass eine sanfte Dehnung entsteht.

Hinweis: Achten Sie darauf, in dieser Haltung nicht ins Hohlkreuz zu geraten. Aktive Bauchmuskeln helfen Ihnen, aufrecht zu bleiben.

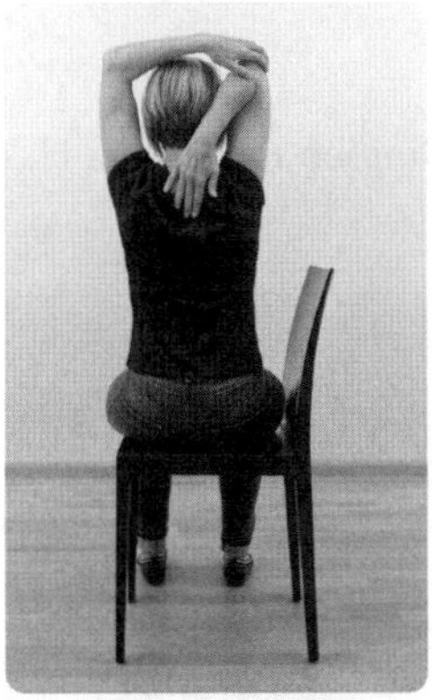

Sie spüren möglicherweise:

- Ein Gefühl der Dehnung auf der Rückseite Ihres Oberarms, im Trizeps
- Einen Zug in Ihren Schultermuskeln
- Den Kontakt Ihrer Hand mit Ihrem Rücken oder Nacken

Die Arme dehnen – Varianten:

a. Die Hände hinter dem Rücken zusammenführen

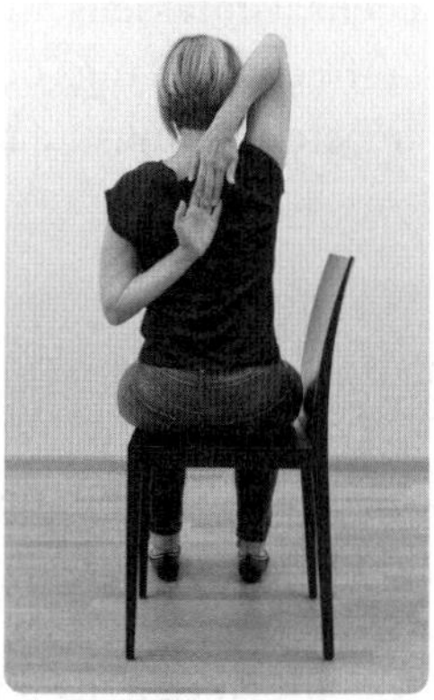

Sie können zum Beispiel bemerken:

- Eine Dehnung in der linken Schultermuskulatur
- Den Kontakt Ihrer Finger miteinander
- Den Kontakt der linken Hand mit der Wirbelsäule
- Eine Öffnung der Brust

b. Die Distanz zwischen den Händen mit einem Handtuch „überbrücken"

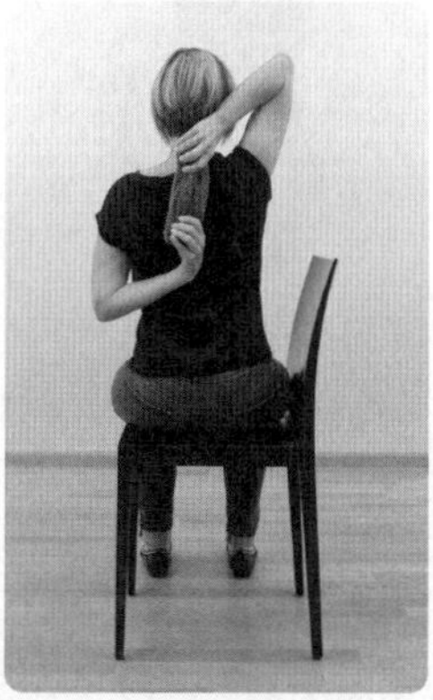

Sie spüren möglicherweise:

- Den Kontakt Ihrer Finger mit dem Handtuch
- Die Textur des Stoffs
- Die Dehnung in der Oberarmmuskulatur
- Ihre Sitzbeinhöcker

13.1.11 *Drehsitz*

Der Drehsitz imitiert eine Bewegung, bei der wir uns umschauen. Unsere bewegliche Brustwirbelsäule ist bestens dafür geeignet.

Hinweis: Die Lendenwirbelsäule, die nur wenig Rotation zulässt, soll dabei stabil bleiben, was durch das Aktivieren der Bauchmuskeln unterstützt wird. Spannen Sie dafür Ihre Bauchmuskeln an und ziehen Ihren Nabel leicht nach innen.

Wie Sie das Asana einnehmen können:

Für den Drehsitz beginnen Sie am besten wieder in der Berghaltung. Wir üben zunächst die Drehung nach links: Wenn Sie so weit sind, aktivieren Sie Ihre Bauchmuskeln und legen dann die rechte Hand auf Ihren linken Oberschenkel. Rotieren Sie mit Ihrem Oberkörper nach links und blicken zur Seite oder über Ihre linke Schulter. Den linken Arm können Sie links an der Stuhlkante platzieren. Wie intensiv Sie die Drehung gestalten, ist Ihnen überlassen.

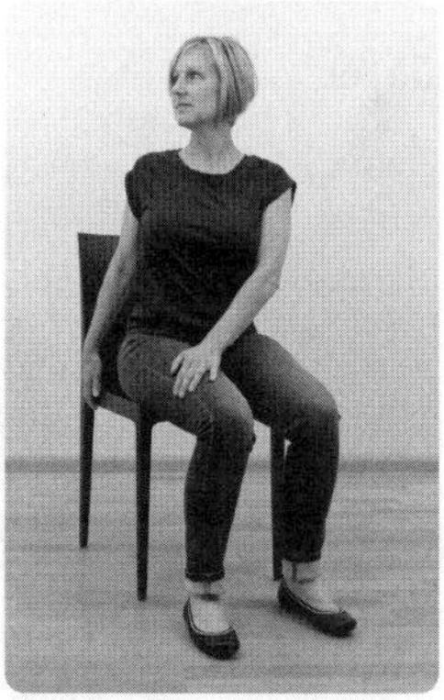

Möglicherweise spüren Sie:

- Ein Gefühl der Dehnung in der Schulter
- Eine Dehnung in der Brustmuskulatur auf der geöffneten Seite
- Die Hand auf Ihrem Oberschenkel
- Eine Dehnung Ihrer Halsmuskulatur

Drehsitz – Varianten:

a. Arm abspreizen

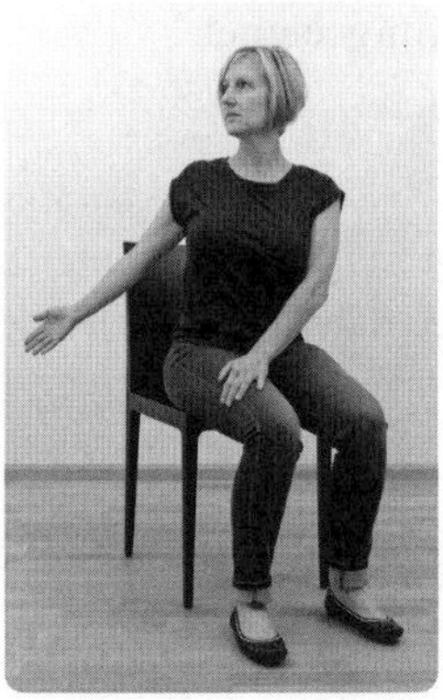

Möglicherweise spüren Sie Folgendes:

- Eine Dehnung Ihrer Armmuskulatur
- Eine intensive Dehnung Ihrer Brustmuskeln
- Eine Spannung am linken Schulterblatt

b. Ein Bein über das andere schlagen

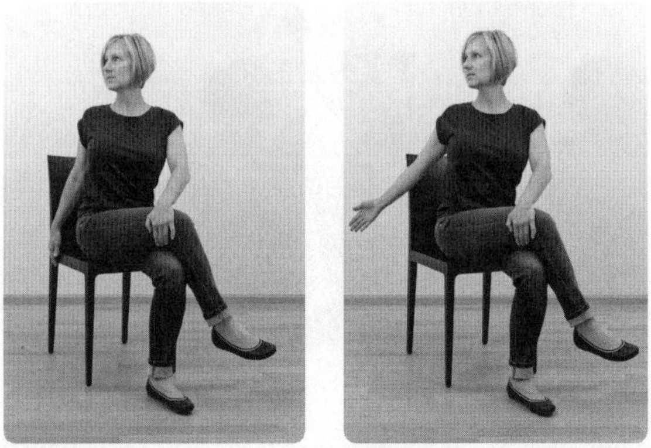

Möglicherweise spüren Sie:

- Den Kontakt Ihres rechten mit Ihrem linken Bein
- Dass der linke Fuß keinen Kontakt mehr mit dem Boden hat
- Muskelaktivität im oberen Rücken
- Wenn Sie die Rotation intensivieren, eine Dehnung im linken Oberschenkel

13.1.12 *Seitbeuge*

Die Seitbeuge dehnt u. a. unsere Muskeln zwischen den Rippen, die als sogenannte Atemhilfsmuskulatur eine wichtige Rolle beim Atmen spielen. Sind die Zwischenrippenmuskeln geschmeidig, kann sich der Brustkorb beim Atmen leicht in alle Richtungen ausdehnen.

Wie Sie das Asana einnehmen können:

Wie üblich beginnen Sie mit der Berghaltung. Wenn Sie so weit sind, üben Sie beispielsweise zunächst die rechte Seite, heben also Ihren rechten Arm über den Kopf und ziehen ihn nach links. Sie können den Arm dabei entweder weit nach oben strecken, was ebenfalls eine Dehnung seitlich auslöst, oder den Oberkörper ebenfalls nach links „mitnehmen“ wie auf dem zweiten Bild. Ihr linker Arm kann locker hängen oder nach unten gezogen werden, was die Dehnung intensiviert.

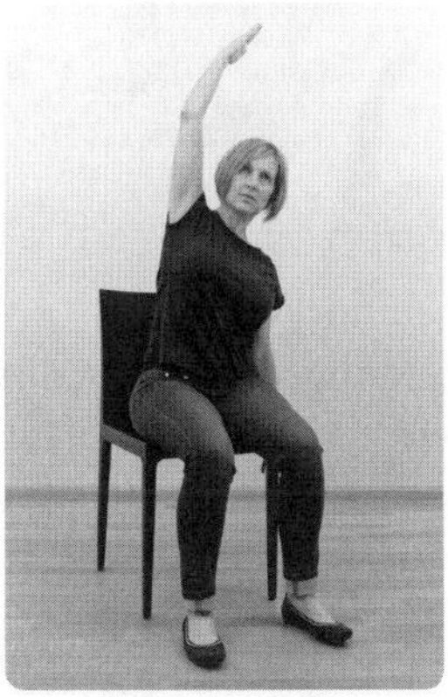

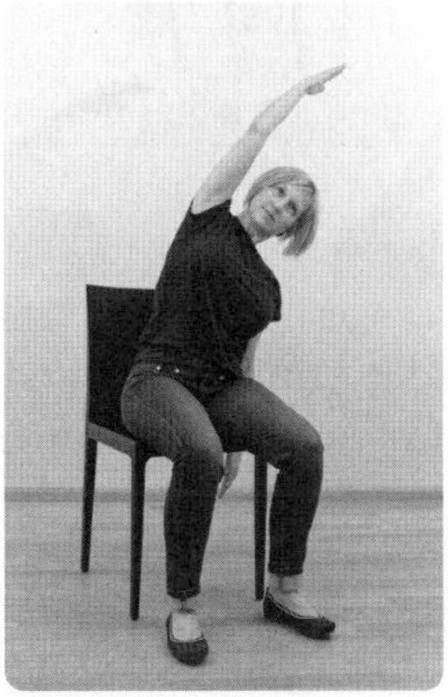

Was Sie möglicherweise wahrnehmen:

- Eine Dehnung in den seitlichen Muskeln
- Das Gewicht Ihres Arms
- Die Gewichtsverlagerung bei Ihren Sitzbeinhöckern
- Eine Dehnung Ihrer seitlichen Halsmuskeln

Seitbeuge – Varianten:

a. Dynamische Seitbeuge

Hinweis: Wenn Sie möchten, können Sie die Bewegung mit Ihrer Atmung synchronisieren oder aber Ihren Atem einfach fließen lassen.

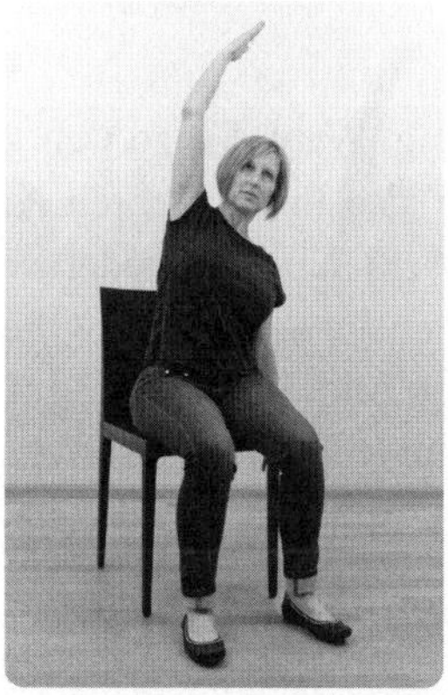

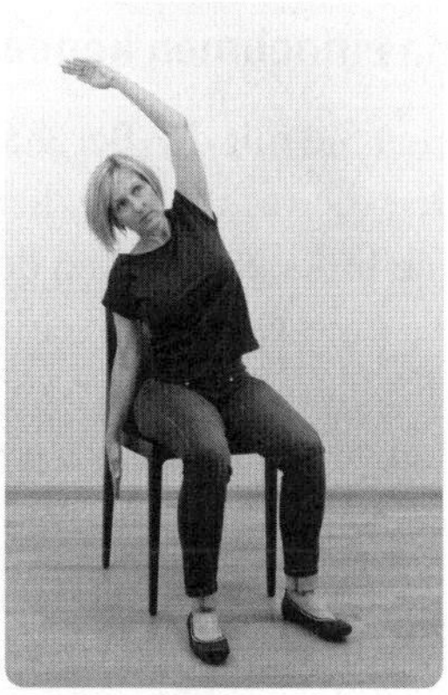

Sie spüren möglicherweise:

- Die Gewichtsverlagerung auf Ihren Sitzbeinhöckern
- Eine Dehnung der Armmuskulatur des jeweiligen oberen Armes
- Die Aktivität Ihrer oberen Rückenmuskeln

b. Beide Arme über dem Kopf strecken
c. Beide Arme über dem Kopf strecken und Handflächen zusammenbringen

13.1.13 *Hüftöffner*

Wie beweglich wir in der Hüfte sind, hängt zum einen von unserer Anatomie ab, zum anderen davon, ob wir die dafür zuständigen Muskeln regelmäßig dehnen. Sind diese Muskeln geschmeidig, fallen uns viele Yogahaltungen, einschließlich der Mediationshaltung auf dem Kissen, leichter.

Wie Sie dieses Asana einnehmen können:

Setzen Sie sich bequem auf Ihren Stuhl, rutschen dabei möglichst weit nach hinten und legen Ihr Bein über Ihr Knie. Die Hände können Sie entspannt auf dem Knie und dem Fußgelenk ablegen.

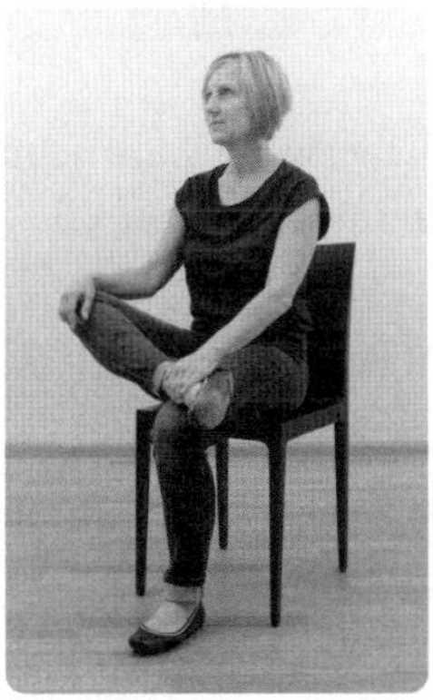

Sie spüren dabei möglicherweise:
- Eine Dehnung im Unterschenkel
- Den Druck Ihres Fußgelenks oberhalb des Knies
- Das Gewicht Ihres Beins

Hüftöffner – Varianten:

a. Fußsohle an die Innenseite Ihres Oberschenkels

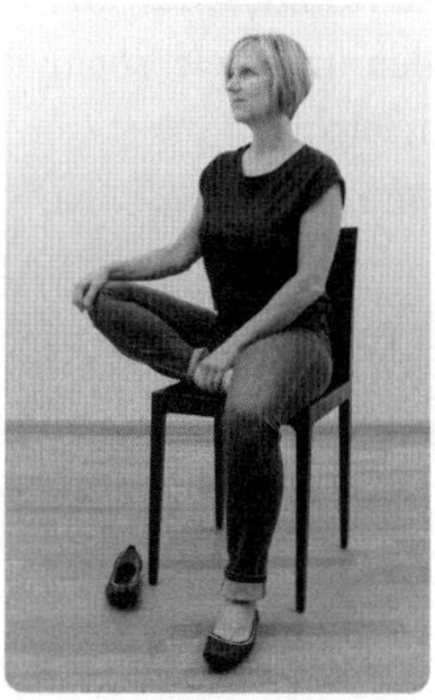

Was Sie in dieser Haltung möglicherweise wahrnehmen:

- Eine Dehnung Ihrer Muskeln im Oberschenkel
- Den Kontakt und die Temperatur Ihres Fußes
- Ein Ziehen in der Gesäßmuskulatur

b. Das Knie etwas nach unten drücken – die Dehnung intensivieren

13.1.14 *Dreieck*

Wie beim Drehsitz rotieren wir den Oberkörper, öffnen unsere Brust und dehnen die geöffnete Seite. Sie können diese Dehnung sehr sanft oder intensiver gestalten.

Wie Sie das Asana einnehmen können:

Nehmen Sie, wenn Sie so weit sind, die Berghaltung ein. Nun legen Sie Ihren rechten Unterarm auf Ihrem rechten Oberschenkel ab, der linke Arm zieht nach oben hinten, der Blick geht entweder zur Seite oder, wenn Sie den Kopf stärker drehen mögen, nach hinten oben.

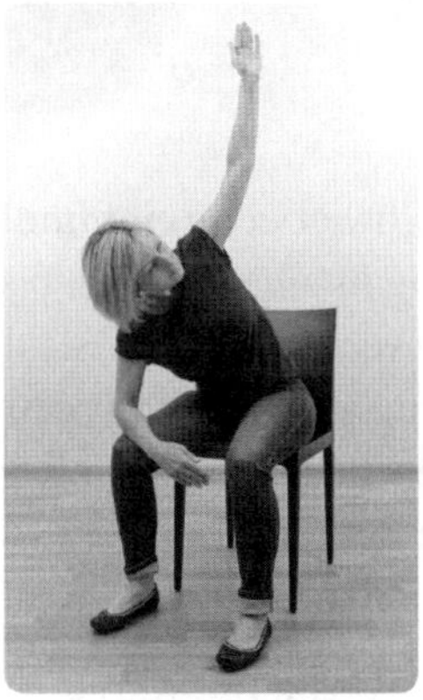

Was Sie möglicherweise spüren:

- Ein Ziehen in der linken Seite Ihres Rumpfes
- Das Gewicht Ihres Oberkörpers
- Den Druck Ihres Unterarms auf Ihrem Oberschenkel
- Die Gewichtsverlagerung auf dem Stuhl – weniger Kontakt mit den Sitzbeinhöckern

Dreieck – Varianten:

a. Die Hand am Fuß platzieren

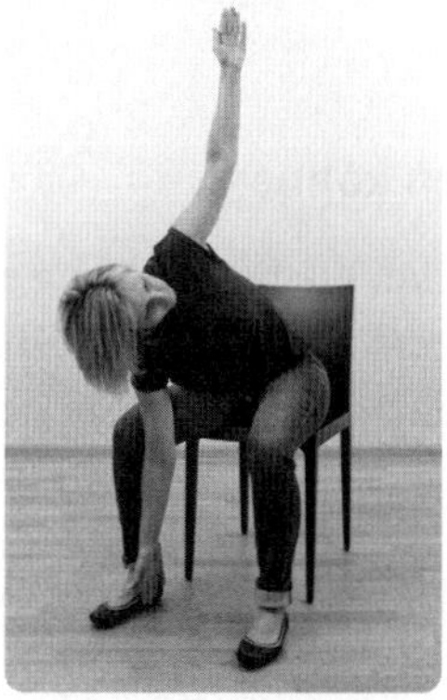

Was Sie bei dieser Variante möglicherweise empfinden:

- Eine Streckung und Dehnung im oberen Arm, bis in die Brustmuskulatur
- Die Gewichtsverlagerung – eventuell spüren Sie die Stuhlkante auf der Rückseite Ihrer Oberschenkel und weniger Kontakt mit dem Gesäß auf dem Stuhl
- Den Kontakt Ihres Arms mit Ihren Bein
- Den Kontakt Ihrer Füße mit dem Boden

b. Dynamischer Drehsitz: Sie bewegen Ihren „oberen" Arm nach unten in Richtung Boden und ziehen ihn wieder nach oben

13.1.15 *Boot*

Das Boot kräftigt unsere Bauchmuskulatur. Dazu ist es notwendig, dass Sie während des Übens Ihre Bauchmuskeln aktivieren, auch um Ihre Lendenwirbelsäule zu stabilisieren.

Hinweise: In Haltungen, die eine kräftige Aktivierung unserer Bauchmuskeln erfordern, „rutscht" unsere Atmung nach oben, wir spüren Sie vermehrt in den Rippen und im Brustkorb.

Wie Sie das Asana einnehmen können:

Für die Boothaltung setzen Sie sich am besten wieder seitlich auf den Stuhl. In der Berghaltung beginnend können Sie nun, wenn Sie so weit sind, Ihre Bauchmuskeln aktivieren, dann Ihre Arme parallel zum Boden ausstrecken und Ihr rechtes Bein anheben. Sie können aufrecht sitzen bleiben oder sich mit geradem Rücken zurücklehnen.

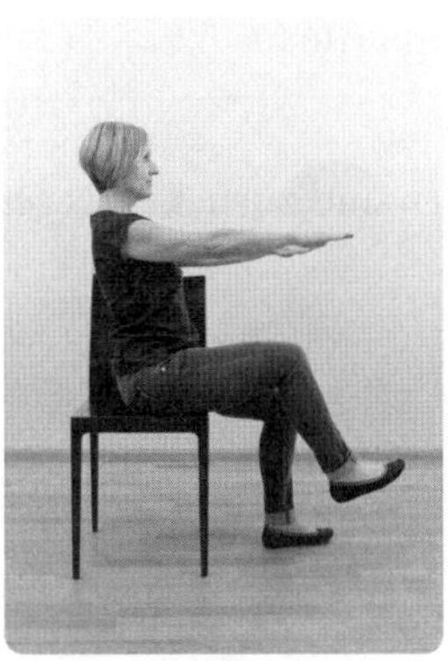

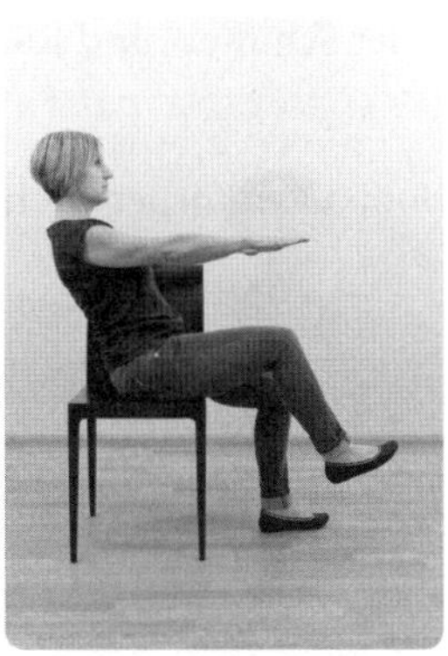

Möglicherweise empfinden Sie:

- Die Spannung in Ihren Bauchmuskeln
- Mehr Gewicht hinten auf den Sitzbeinhöckern
- Eine Aktivität in den Muskeln des rechten Beins und in den rechten Gesäßmuskeln
- Das Gewicht des angehobenen Beins

Boot – Varianten:

a. Ein Bein ausstrecken

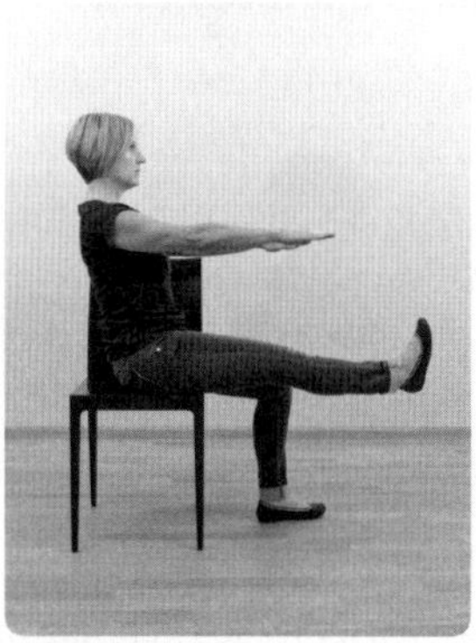

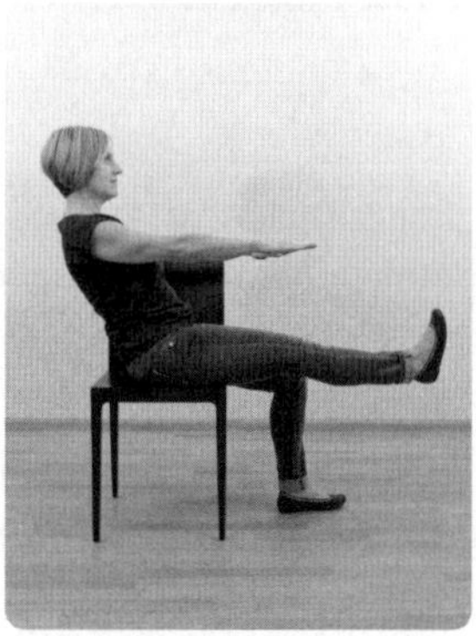

Sie spüren möglicherweise:

- Eine Aktivierung Ihrer oberen Bauchmuskeln
- Wenn Sie die Zehen anziehen, eine leichte Dehnung in der Rückseite des ausgestreckten Beins
- Die Muskeln in der Schulter- und Rückenpartie

b. Dynamisches Boot: Oberkörper nach vorn und zurück bewegen

13.2 Haltungen im Stehen

Stehen oder sitzen? Maßgeblich ist unsere Befindlichkeit. Sind wir müde, sitzen wir lieber, fühlen wir uns nervös oder voller Tatendrang, drängt es uns, aufzustehen. Mal geben wir also der einen Stellung den Vorzug, mal der anderen. Aber auch Haltungsmuster spielen eine Rolle, genauso wie weitere Faktoren: Wie sicher fühlen wir uns? Sind wir alleine oder in Gesellschaft? Wer ist bei uns? Hier eine Auswahl an Bemerkungen von Patient/inn/en:

- „Wenn ich stehe, fühle ich mich größer und erwachsener als im Sitzen, aber auch verletzlicher und ‚ausgestellter'."
- „Die Perspektive verändert sich völlig: Im Sitzen sehe ich die Dinge eher auf Augenhöhe, im Stehen sozusagen von oben – das ist im Moment angenehm."
- „Aufstehen ist gut, ich fühle mich im Sitzen unbeweglich."
- „Je nachdem, mit wem ich zusammen bin, bin ich angespannt und mache mich klein oder traue mich, ‚da' zu sein."

Wenn Sie vom Sitzen ins Stehen übergehen bzw. vom Stehen ins Sitzen, lade ich Sie ein, jedes Mal aufs Neue neugierig zu beobachten, was sich in Ihrem Körper und in Ihrer Befindlichkeit verändert. Entscheiden Sie vor allem jedes Mal aufs Neue, ob diese Haltungsänderung im Moment für Sie stimmt.

13.2.1 *Berghaltung*

Wie im Sitzen ist die Berghaltung im Stehen eine Grundhaltung, zu der Sie immer wieder zurückkehren können, bzw. die Ausgangsposition für stehende Asanas.

Wie Sie die Haltung einnehmen können:

Wenn Sie so weit sind, stellen Sie Ihre Füße etwa hüftbreit auseinander. Nun bauen Sie das Asana folgendermaßen auf: Richten Sie Ihre Wirbelsäule auf und entscheiden, wie stark aufgerichtet Sie sein möchten. Die Arme und Hände können Sie locker lassen, Sie können sie jedoch auch bewusst aktivieren, und dasselbe können Sie mit Ihren Schultern tun (siehe 2. Bild).

Hinweis: Die Empfehlung, die Füße hüftbreit zu platzieren, finden Sie in vielen Yogaanleitungen. Diese Position ermöglicht uns einen stabilen Stand. Sind die Füße sehr nah beieinander, sind wir „wackliger“ auf den Beinen, gegrätschte Beine lassen hingegen weniger Flexibilität zu. Auch auf unsere Befindlichkeit kann die Fußstellung einen Einfluss haben. Probieren Sie es aus: Welche Fußstellung ist für Sie stimmig? Lassen Sie sich nicht von Konzepten beeinflussen.

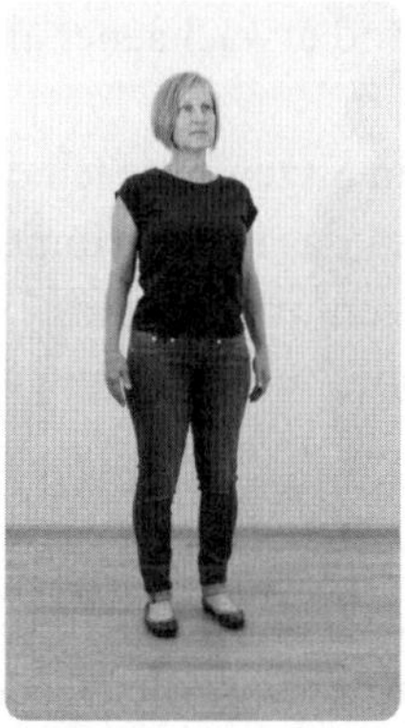

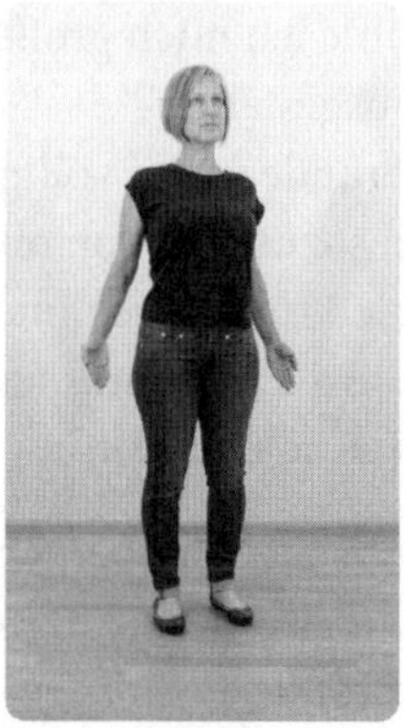

Was Sie möglicherweise wahrnehmen:

- Den Kontakt Ihrer Füße mit dem Boden
- Das Gewicht Ihres Körpers, das Ihre Beine und Füße tragen
- Ihre Atembewegung

Wenn Sie die Schultern und Arme wie auf Bild 2 aktivieren, spüren Sie vielleicht:

- Die Muskeln Ihrer Arme
- Eine Spannung in Ihren Schultern
- Die Muskeln zwischen Ihren Schulterblättern

Berghaltung – Varianten:

a. Dynamische Bewegung

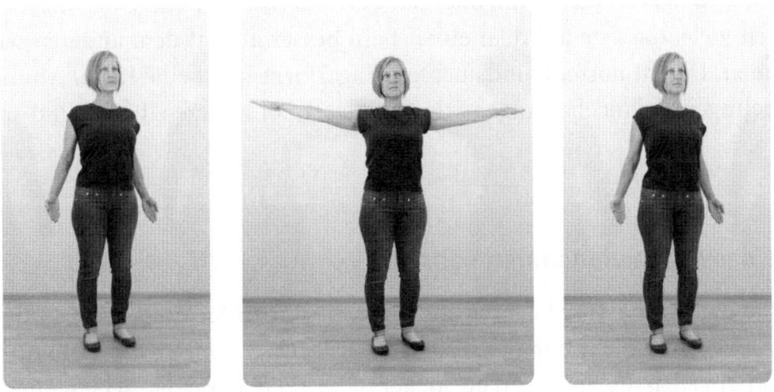

Mögliche Empfindungen:

- Die Aktivität Ihrer Arm- und Schultermuskeln
- Ein Gefühl der Dehnung in Ihrer Armmuskulatur
- Einen Zug in der Brustmuskulatur
- Eventuell Ihren tieferen Atem

b. Hände über dem Kopf falten

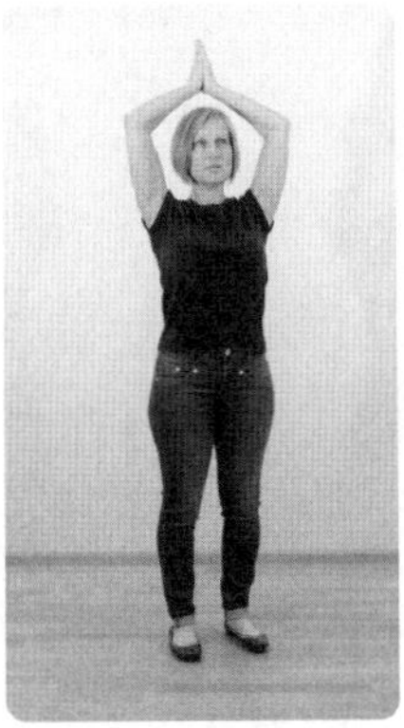

Sie spüren möglicherweise:

- Den Kontakt Ihrer Handflächen
- Die Muskeln Ihres oberen Rückens
- Eine Dehnung in Ihren Schulter- und Oberarmmuskeln

13.2.2 *Baum*

Mit dem Baum trainierten wir unseren Gleichgewichtssinn. Wenn Sie unsicher sind, stellen Sie sich neben einen Stuhl oder nahe an eine Wand. Beim Üben dieses Asanas bemerken viele, dass sie auf dem einen Bein besser als auf dem anderen balancieren können. Das ist normal, und auch die Tagesform spielt eine Rolle. An manchen Tagen gelingen Balancehaltungen wie von selbst, an anderen Tagen sind wir ganz wackelig.

Wie Sie das Asana einnehmen können:

Wenn Sie das Asana ausprobieren möchten, beginnen Sie am besten in der Berghaltung. Platzieren Sie, wenn Sie so weit sind, Ihren einen Fuß am Fußknöchel des anderen Beins. Lassen Sie die Arme locker hängen oder stützen sich an einer Stuhllehne oder der Wand ab

Hinweis: Die Balance fällt leichter, wenn wir unsere Bauchmuskeln aktivieren und einen ruhigen Punkt in ca. einem Meter Entfernung auf dem Boden oder an der Wand fixieren. Zusätzlich können Sie sich mit ausgebreiteten Armen stabilisieren.

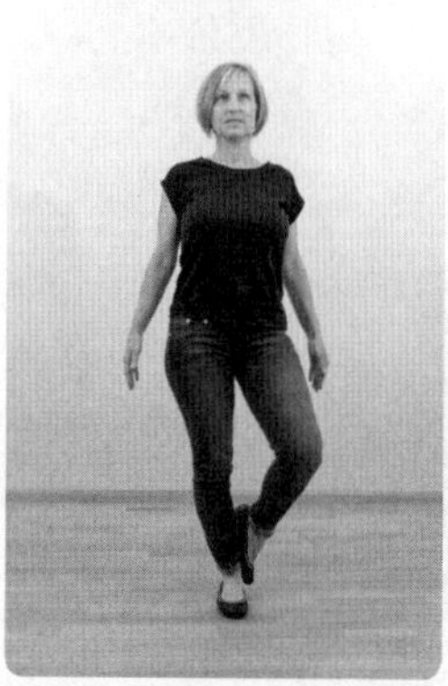

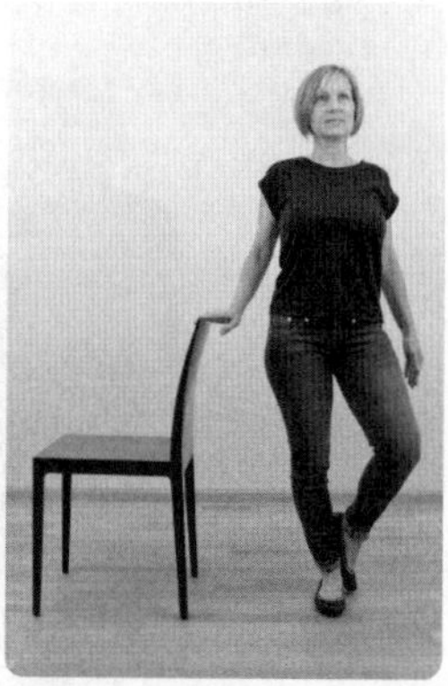

Was Sie dabei möglicherweise empfinden:

- Die Aktivität der Muskeln des Standbeins
- Kleine Ausgleichsbewegungen im Fußgelenk und im Standbein
- Dass Sie den Atem angehalten haben
- Den Kontakt des Fußes mit dem Knöchel

Baumhaltung – Varianten:

a. Die Hände vor der Brust positionieren

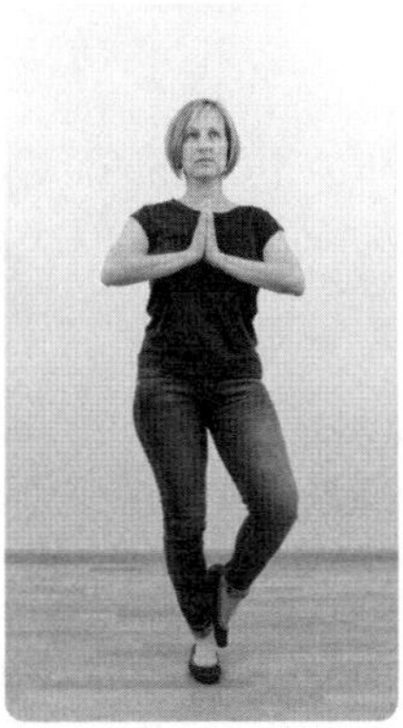

Was Sie möglicherweise spüren:
- Den Kontakt Ihrer Handflächen
- Ein Gefühl der Spannung in den Muskeln Ihrer Schultern und des oberen Rückens

b. Hände über dem Kopf

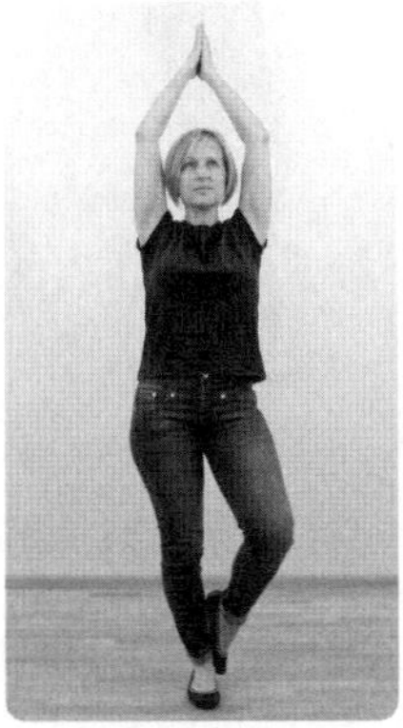

Sie nehmen möglicherweise wahr:
- Eine Dehnung Ihrer Oberarme
- Eine Streckung im Oberkörper und in den Rippen
- Die Atembewegung in Ihrem Brustkorb

13.2.3 *Seitbeuge*

Die Seitbeuge dehnt die seitlichen Muskeln unseres Rumpfes, die Muskulatur zwischen den Rippen und die unserer Arme.

Hinweis: Wichtig ist, sich in der Mittel zu stabilisieren, indem Sie Ihre Bauchmuskulatur aktivieren. So schützen Sie sich davor, ins Hohlkreuz zu gehen.

Wie Sie das Asana einnehmen können:

Wenn Sie Lust haben, die Seitbeuge auszuprobieren, bauen Sie wie gewohnt die Berghaltung auf. Wenn Sie so weit sind, heben Sie Ihren rechten Arm und beugen Sie Ihrem Rumpf nach links. Den linken Arm können Sie entweder locker hängen lassen oder aber nach unten ziehen, was eine zusätzlich eine Dehnung bewirken kann. Wie weit Sie sich beugen möchten, bleibt Ihnen frei.

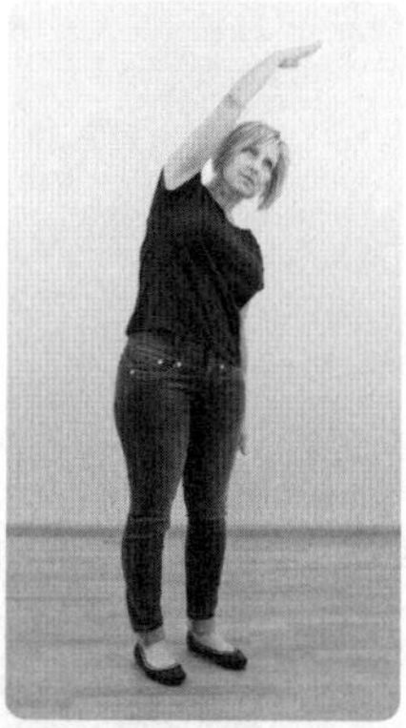

Sie nehmen möglicherweise wahr:
- Eine Gewichtsverlagerung – mehr Gewicht auf dem linken Fuß und Bein
- Einen Zug in der rechten Seite
- Falls Sie den rechten Arm strecken: eine Dehnung in diesen Muskeln
- Das Gewicht Ihres rechten Arms

Seitbeuge – Varianten:

a. Dynamische Seitbeuge

> **Hinweis:** Sie können Ihren Atem mit den Bewegungen synchronisieren, d. h.: mit der Bewegung in die eine Richtung einatmen, in die andere ausatmen. Sie können aber auch Ihren Atem einfach wie gewohnt fließen lassen.

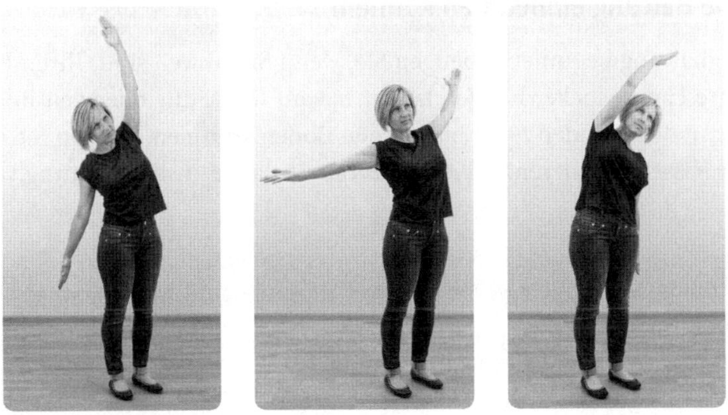

Was Sie möglicherweise spüren:

- Die Gewichtsverlagerung von einem Bein aufs andere
- Die Bewegung in Ihren Rückenmuskeln
- Die Dehnung in den seitlichen Muskeln
- Die Bewegung Ihrer Schultermuskulatur

b. Beide Arme über den Kopf strecken
c. Beide Arme strecken und die Hände über dem Kopf falten

13.2.4 *Vorwärtsbeuge*

Die Vorwärtsbeuge kennen Sie bereits von den Asanas auf dem Stuhl. Sie kann auch im Stehen ausgeführt werden, was die Rückseite Ihrer Beine dehnt und den Nacken- und Schultermuskeln Entlastung bringt, da sie in dieser Stellung keine Haltefunktion mehr übernehmen müssen.

Wie Sie die Haltung einnehmen können:

In der Berghaltung beginnend, beugen Sie, wenn Sie so weit sind, Ihren Rumpf. Sie können Ihre Hände locker hängen lassen, sie auf Ihre Füße oder den Boden legen. Wenn Sie mit den Händen nicht bis auf den Boden kommen, können Sie diese auch auf einem Kissen platzieren. Bleiben Sie nur so lange in der Haltung, wie Ihnen wohl ist.

Hinweis: Achten Sie darauf, dass Sie sich nicht zu abrupt aufrichten; manchen Menschen wird dabei schwindlig.

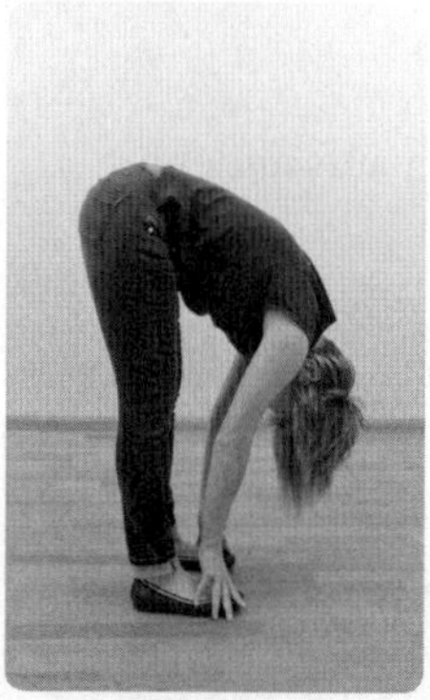
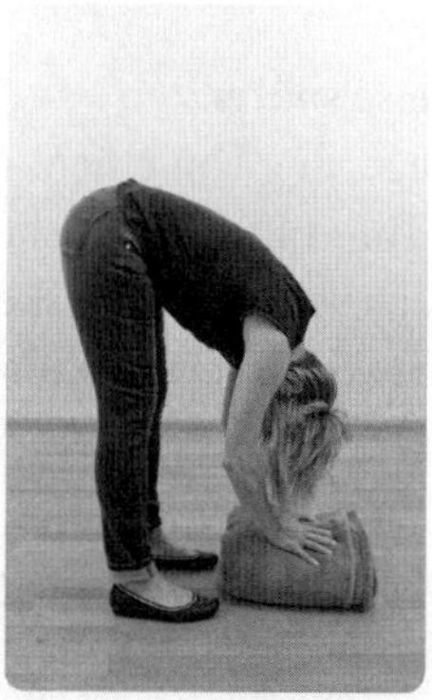

Was Sie dabei möglicherweise empfinden:

- Ein Gefühl der Dehnung auf der Rückseite Ihrer Beine
- Einen Zug im Bereich Ihrer Lendenwirbelsäule
- Das Gewicht Ihres Kopfs und Ihres Oberkörpers
- Falls Sie ein Kissen benutzen oder Ihre Hände den Boden berühren: den Kontakt Ihrer Hände mit der Unterlage

Vorwärtsbeuge – Varianten:

a. Beine beugen

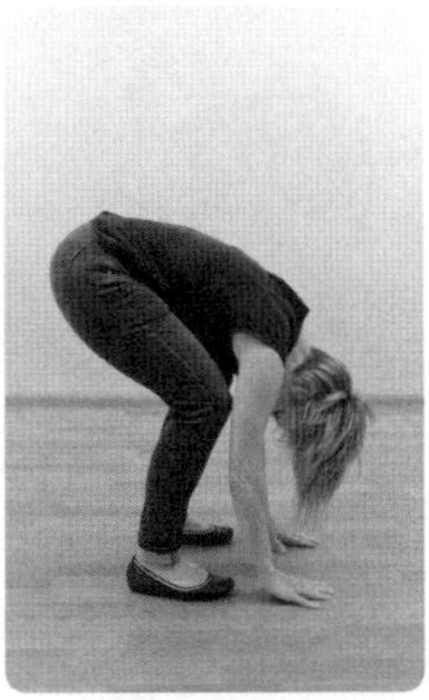

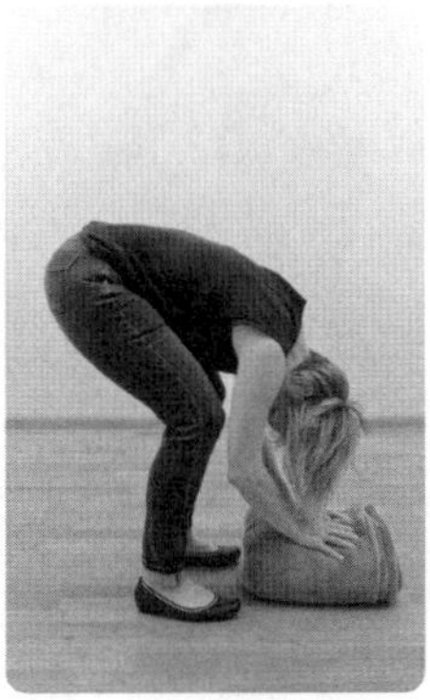

Was Sie dabei wahrnehmen können:

- Den Kontakt Ihres Oberkörpers mit Ihren Oberschenkeln
- Die Muskulatur Ihrer Beine, insbesondere Ihrer Oberschenkel
- Den Kontakt der Hände auf dem Boden oder dem Kissen

b. Dynamische Vorwärtsbeuge – Knie beugen und strecken

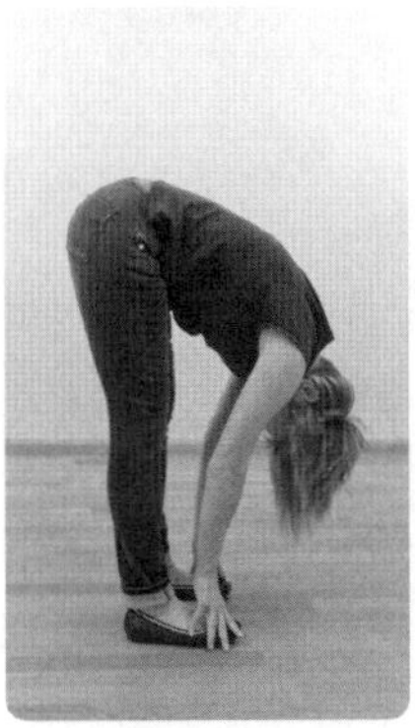

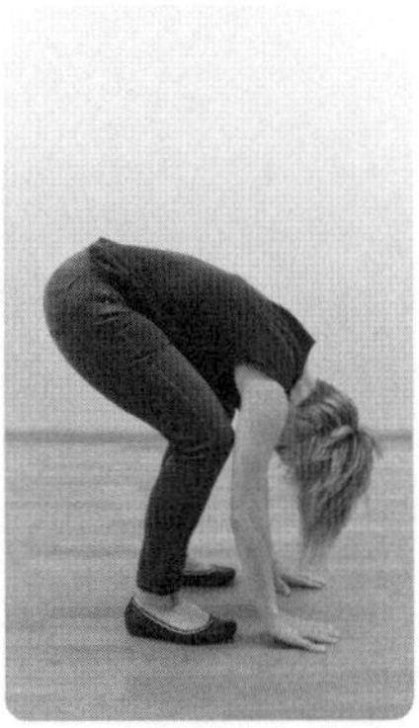

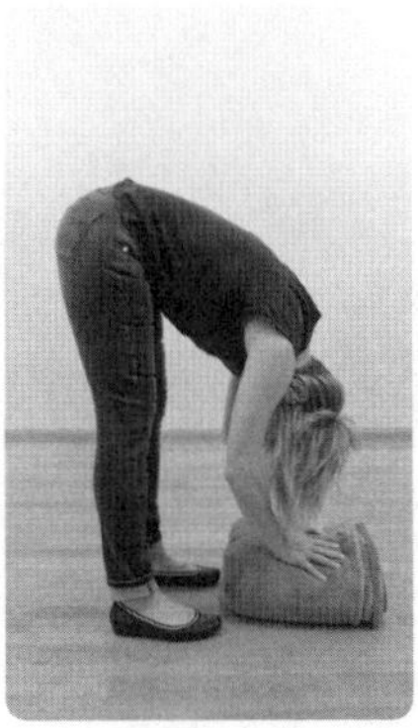

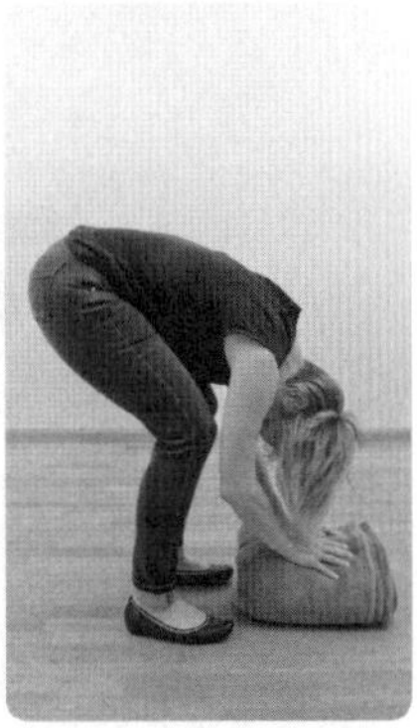

Was Sie möglicherweise spüren:

- Die Dehnung in der Rückseite Ihrer Beine bei der Streckung
- Die Arbeit in Ihrer Beinmuskulatur in der Bewegung
- Einen Zug im unteren Rücken
- Das Gewicht Ihrer Arme

c. Die Finger hinter Ihrem Rücken verschränken und die Arme nach oben ziehen

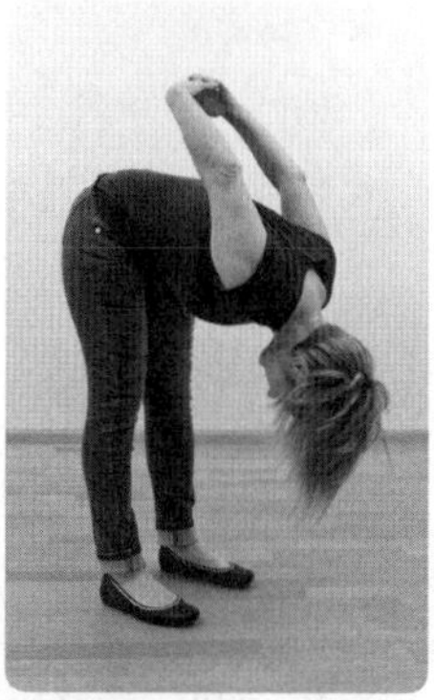
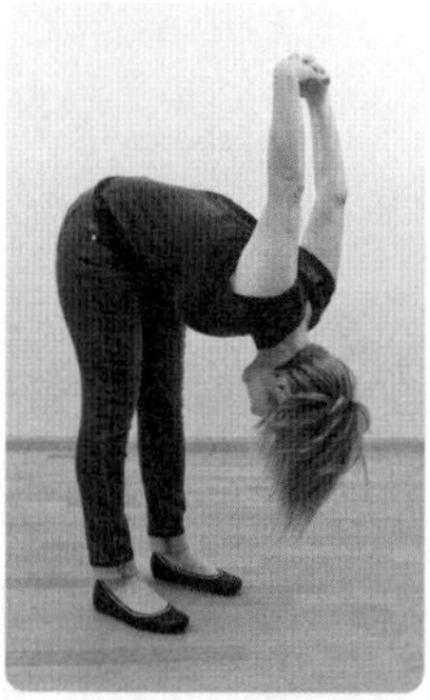

Was Sie möglicherweise spüren:

- Eine Muskelaktivität zwischen Ihren Schulterblättern
- Eine Dehnung Ihrer Armmuskulatur
- Einen Zug im unteren Rücken
- Eine Dehnung Ihrer Schultermuskeln

d. Gegrätschte Vorwärtsbeuge

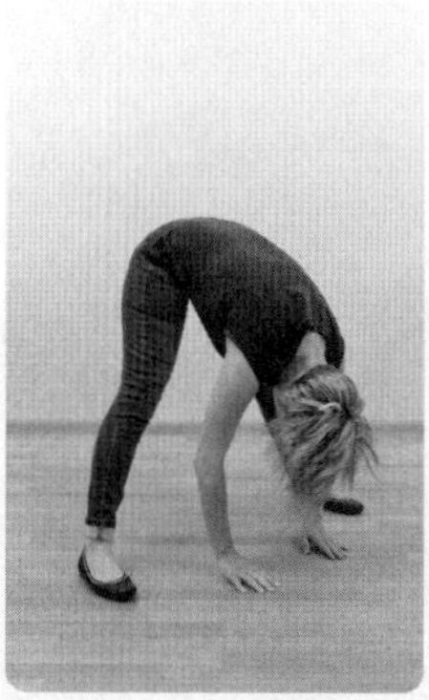
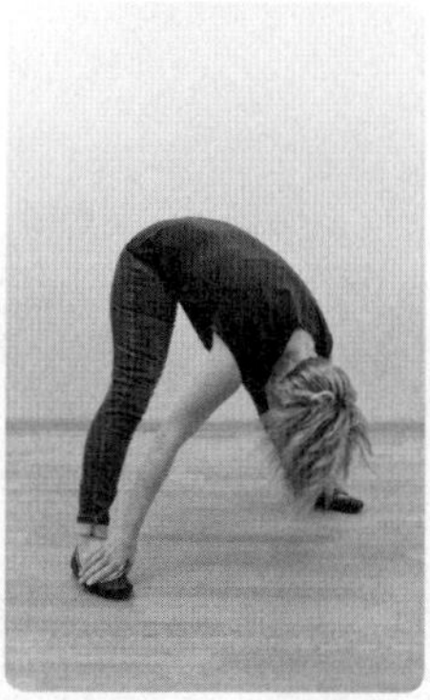
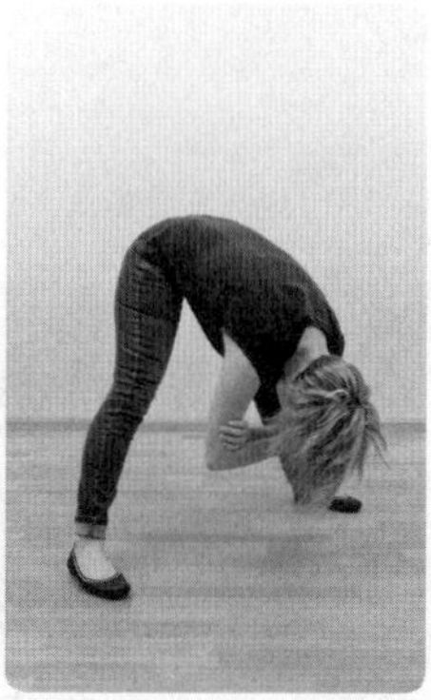

Sie spüren möglicherweise:

- Eine Dehnung Ihrer Gesäßmuskulatur
- Das Gewicht Ihres Kopfs und Oberkörpers
- Eine Dehnung auf der Rückseite Ihrer Beine
- Den Kontakt Ihrer Hände mit dem Boden, Ihren Füßen oder Ihren Armen

13.2.5 *Rückbeuge*

Vielleicht spüren Sie, dass Sie nach einer Vorwärtsbeuge eine Gegenbewegung „brauchen“. Wie bei der Rückbeuge im Sitzen kann man auch hier die Öffnung der Brust größer oder kleiner gestalten.

Wie Sie die Haltung einnehmen können:

Ausgehend von der Berghaltung heben Sie Ihr Brustbein und wenn Sie möchten, beugen Sie Ihren Oberkörper zusätzlich nach hinten. Ihre Arme gehen entweder passiv mit oder, für mehr Intensität, rotieren Sie die Arme nach außen und ziehen die Schultern nach hinten.

Hinweis: Auch in dieser Haltung empfiehlt es sich, die Bauchmuskeln zu aktiveren, um den unteren Rücken zu stabilisieren.

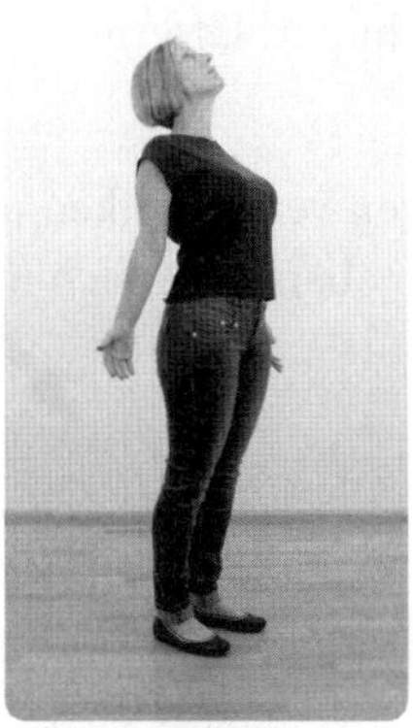

Was Sie dabei beispielsweise empfinden:
- Eine Dehnung der Brustmuskulatur
- Eine „Stauchung“ Ihrer unteren Rückenmuskeln
- Eine Dehnung Ihrer Bauchmuskeln
- Eine Gewichtsverlagerung auf den hinteren Teil der Füße

Rückbeuge – Varianten:

a. Hände in die Lendenwirbelgegend legen

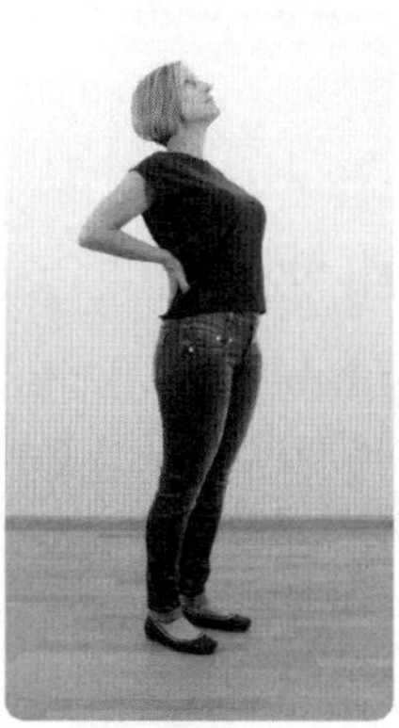

Sie spüren möglicherweise:

- Den Kontakt Ihrer Hände im Rücken
- Einen Zug in Ihrer Brustmuskulatur
- Die Muskeln zwischen den Schulterblättern

b. Die Finger hinter Ihrem Rücken verschränken und die Arme nach unten ziehen, die Handflächen können nach oben oder nach unten zeigen

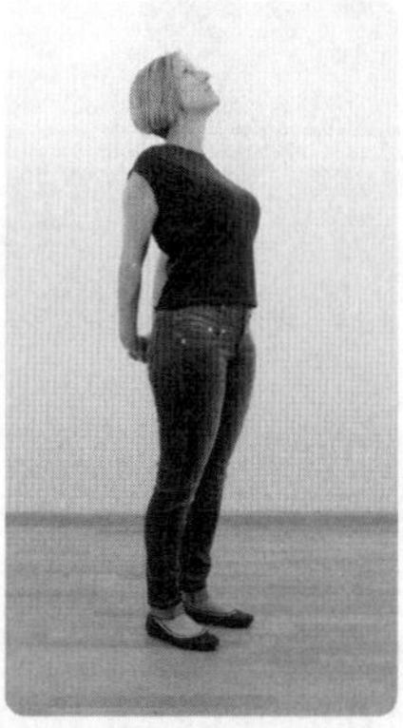

In diesem Asana spüren Sie möglicherweise:

- Eine Dehnung Ihrer Schultermuskulatur
- Ihre Muskeln zwischen Ihren Schulterblättern
- Ihre vorderen Halsmuskeln
- Den Kontakt Ihrer Finger und einen Zug in den Unterarmen

13.2.6 Stuhlposition

In der Stuhlposition „setzen“ wir uns auf einen imaginären Stuhl bzw. schweben sozusagen über ihm. Indem wir die Arme und den Brustkorbs anheben, wird der Rücken gestreckt.

Wie Sie die Haltung einnehmen können:

In der Berghaltung beugen Sie Ihre Knie, schieben Ihr Gesäß nach hinten und heben Ihre Arme und Ihr Brustbein. Wie tief Sie gehen bzw. wie hoch Sie Ihre Arme nehmen, entscheiden Sie selbst.

Hinweis: Achten Sie auf eine gute Bauchspannung, sodass Sie nichts ins Hohlkreuz kommen. Manchmal halten wir in intensiven statischen Haltungen den Atem an. Wenn Ihnen das auffällt, lassen Sie ihn wieder fließen.

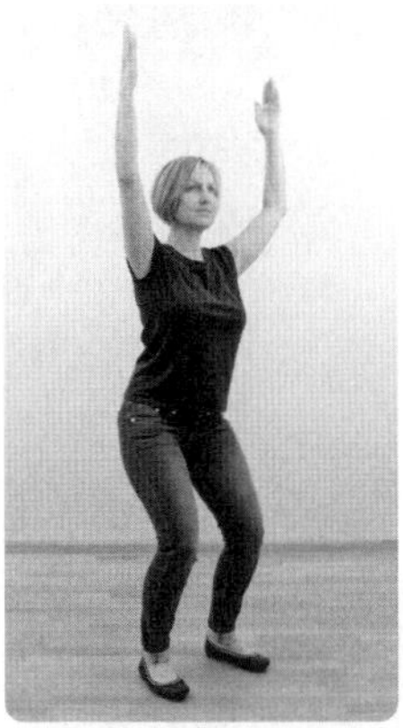

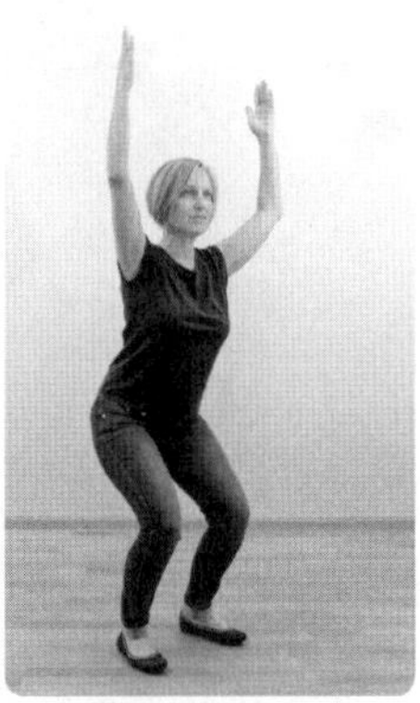

Was Sie beispielsweise spüren:

- Eine Aktivität in Ihren Oberschenkelmuskeln
- Eine Streckung Ihres Rückens
- Das Gewicht Ihrer Arme
- Eine Aktivität in Ihren Rückenmuskeln
- Ihre Bauchmuskeln, die Sie gerade halten

Stuhlposition – Varianten:

a. Dynamische Stuhlposition: Knie beugen und strecken
b. Hände über dem Kopf falten

13.2.7 Krieger I

Die Kriegerhaltungen – auch Heldenpositionen genannt – sind intensive Asanas, die unsere Beine kräftigen. Experimentieren Sie neugierig mit den Positionen und bewegen Sie sich so lange, bis es für Sie passt. – Das gilt übrigens generell für jedes Asana.

Wie Sie die Haltung einnehmen können:

Sie beginnen in der Berghaltung und machen dann einen Schritt mit dem rechten Bein nach vorn, wie groß, entscheiden Sie selbst. Beugen Sie nun Ihr rechtes Knie und achten Sie darauf, dass es hinter oder über den Sprunggelenk bleibt. Nun heben Sie, wenn Sie so weit sind, Ihre Arme. Wie hoch, bestimmen Sie selbst.

Hinweis: Ragt das Knie über das Sprunggelenk hinaus oder weicht es nach rechts oder links aus, schadet dies Ihrem Kniegelenk. Aktivierte Bauchmuskeln sind von Vorteil, weil sie die Lendenwirbelsäule stabilisieren.

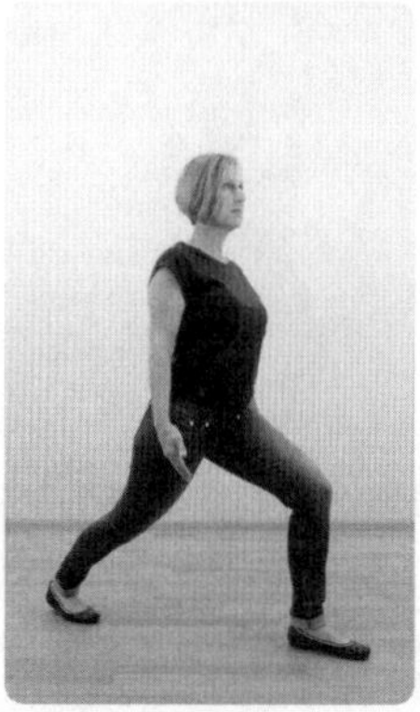

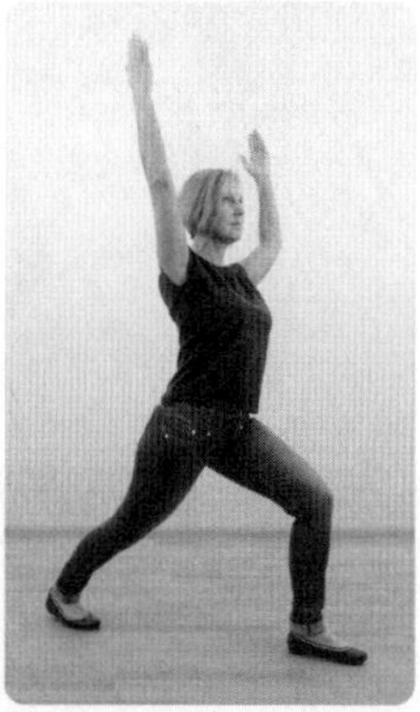

Was Sie beispielsweise wahrnehmen können:

- Eine Dehnung auf der Rückseite des hinteren Beins
- Die Aktivität Ihres Oberschenkelmuskels im vorderen Bein
- Ihre Schultermuskeln
- Das Gewicht auf Ihrem vorderen Fuß

Krieger I – Varianten:

a. Hinteres Knie beugen

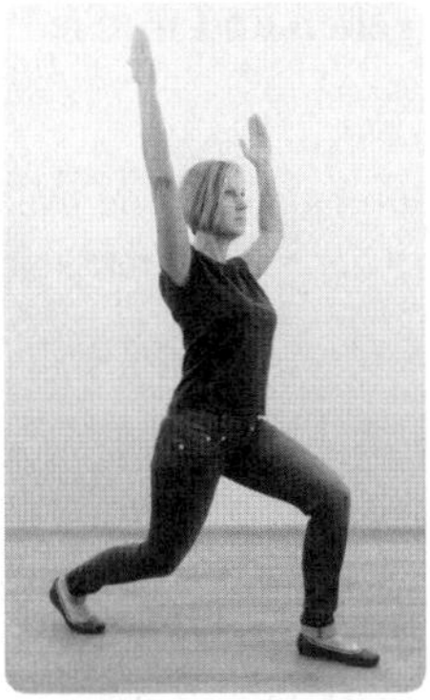

Was möglicherweise spürbar ist:

- Eine Spannung und Dehnung im hinteren Oberschenkelmuskel
- Das Gewicht auf den Zehenspitzen des hinteren Fußes
- Das Gewicht Ihrer Arme

b. Dynamischer Krieger I

Hinweis: Sie können Ihre Atmung mit der Bewegung synchronisieren oder den Atem frei fließen lassen.

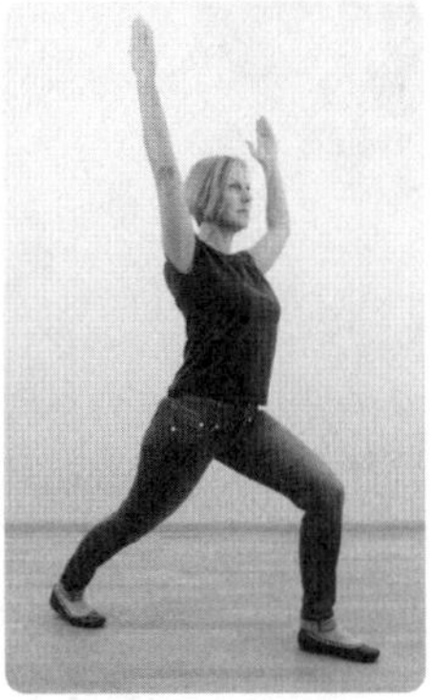

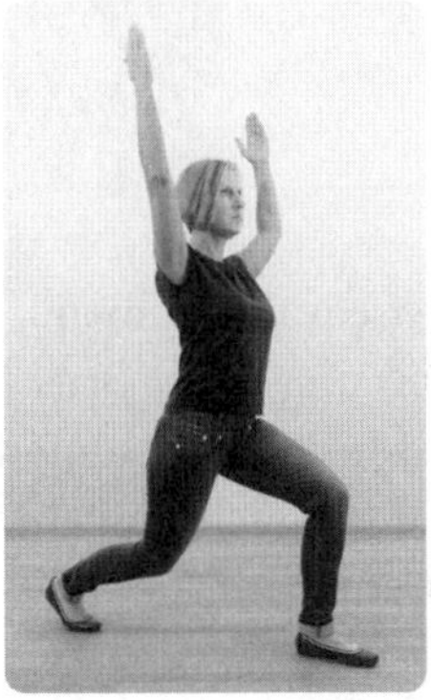

Sie spüren möglicherweise:

- Beim Beugen Ihren hinteren Oberschenkelmuskel
- Beim Strecken Ihre hintere Wadenmuskulatur
- Das Gewicht auf den Zehen und die Bewegung Ihrer Zehen

13.2.8 *Krieger II*

Auch der Krieger II ist eine aktive Haltung, die viele Variationen zulässt. Zum Beispiel bestimmen Sie, wie tief Sie gehen und wo Sie Ihre Arme platzieren möchten.

Hinweis: Ragt das Knie über das Sprunggelenk oder weicht es nach rechts oder links aus, schadet dies Ihrem Kniegelenk. Aktivierte Bauchmuskeln sind von Vorteil, weil sie die Lendenwirbelsäule stabilisieren.

Wie Sie die Haltung einnehmen können:

Wenn Sie Lust haben, dieses Asana zu üben, beginnen Sie mit gegrätschten Beinen. Drehen Sie nun, wenn Sie so weit sind, den rechten Fuß um 90 Grad nach rechts, beugen Ihr rechtes Knie und blicken über das gebeugte Bein. Nun heben Sie Ihre Arme parallel zum Boden oder so hoch, wie es sich für Sie stimmig anfühlt.

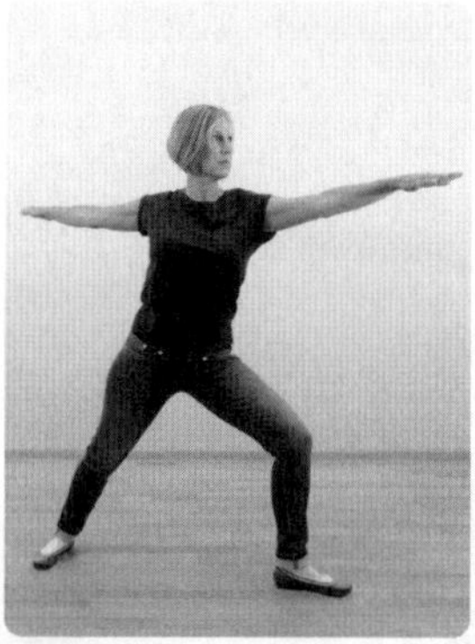

Was Sie möglicherweise wahrnehmen:
- Ein Gefühl der Öffnung in der Brust
- Einen Zug in den Muskeln des hinteren Beins
- Die Spannung in den Bauchmuskeln
- Eine Dehnung Ihrer Oberarme

Krieger II – Varianten:

a. Umgekehrter (inverser) Krieger. Hierfür senken Sie den linken Arm nach unten, legen ihn auf Ihrem linken Bein ab und ziehen gleichzeitig den rechten Arm nach oben.

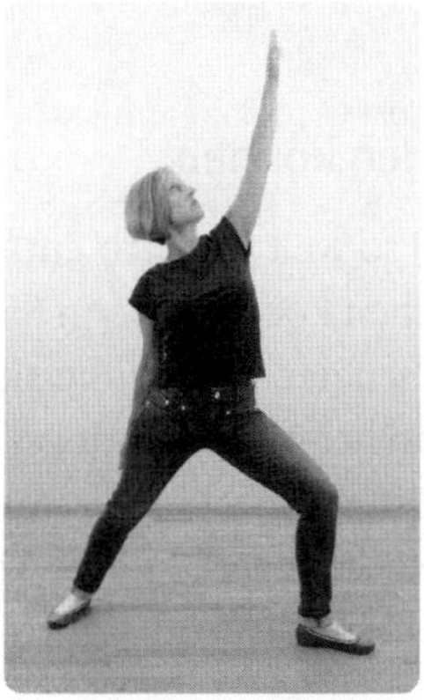

Möglicherweise spüren Sie:

- Eine Dehnung und Streckung in der Seite und im nach oben zeigenden Arm
- Den Kontakt der Hand mit dem hinteren Bein
- Das Gewicht des nach oben zeigenden Arms

b. Dynamischer Krieger. Bewegen Sie Ihre Arme auf und ab

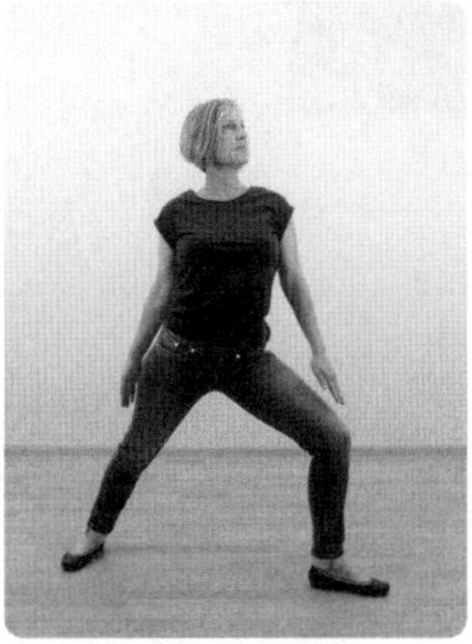

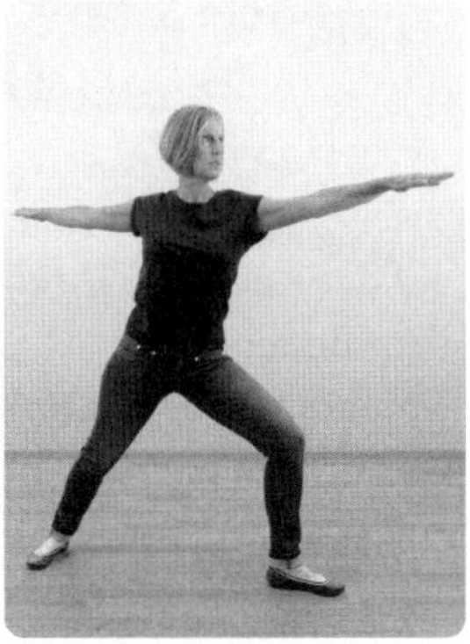

Sie spüren möglicherweise:

- Die Bewegung Ihrer Muskeln zwischen den Schulterblättern
- Die Aktivität in Ihren Armmuskeln
- Ihren tieferen Atem

13.2.9 *Nach unten schauender Hund (mit Stuhl)*

Der nach unten schauende Hund ist eine klassische Yogaposition, die die Rückseite der Beine und den Rücken dehnt sowie die Schultermuskulatur stärkt. Beginnen wir mit einer sanften Möglichkeit, dieses Asana zu üben: mit einem Stuhl.

Wie Sie die Haltung einnehmen können:

Stellen Sie zunächst einen Stuhl so weit von sich entfernt auf, dass Sie den Sitz problemlos mit Ihren Händen erreichen können, wenn Sie sich mit geradem Rücken und gestreckten Armen nach vorn beugen. Sobald Sie sich eingerichtet haben, strecken Sie Ihre Arme über den Kopf und beugen sich mit geradem Rücken nach vorn, bis Sie den Stuhl mit den Händen ertasten. Ihre Füße können Sie in etwa hüftbreit nebeneinander stellen, jedoch können Sie jederzeit eine weitere oder engere Fußstellung wählen.

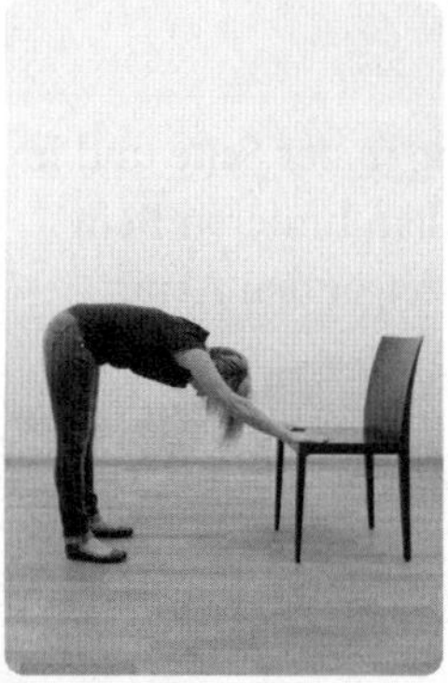

Was Sie möglicherweise wahrnehmen:

- Die Dehnung auf der Rückseite Ihrer Beine
- Ihre Füße auf dem Boden
- Die Hände in Kontakt mit dem Stuhl
- Eine Dehnung seitlich im oberen Teil des Rückens und der Oberarme

Nach unten schauender Hund (mit Stuhl) – Varianten:

a. Dreibeiniger Hund: ein Bein gestreckt anheben

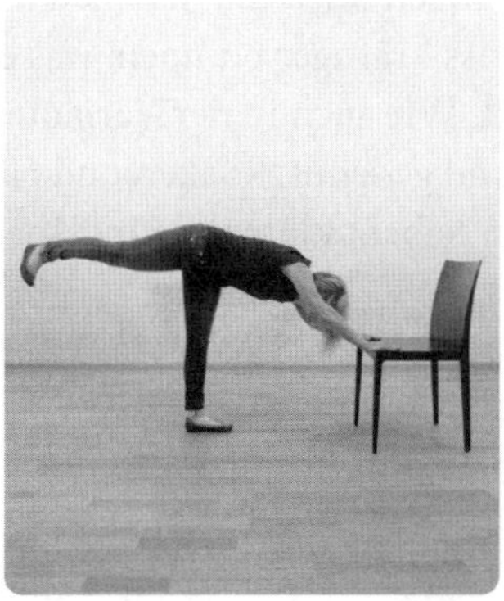

Was Sie möglicherweise spüren:

- Das Gewicht auf dem linken Bein (Standbein)
- Das Gewicht des rechten Beins
- Die Verlagerung des Körpergewichts nach links

b. Dreibeiniger Hund dynamisch

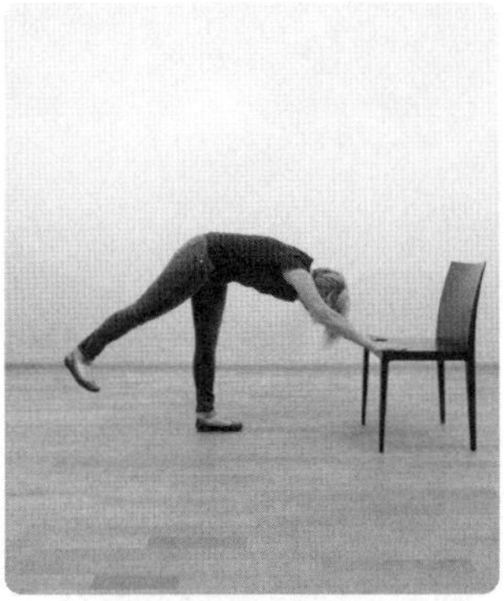

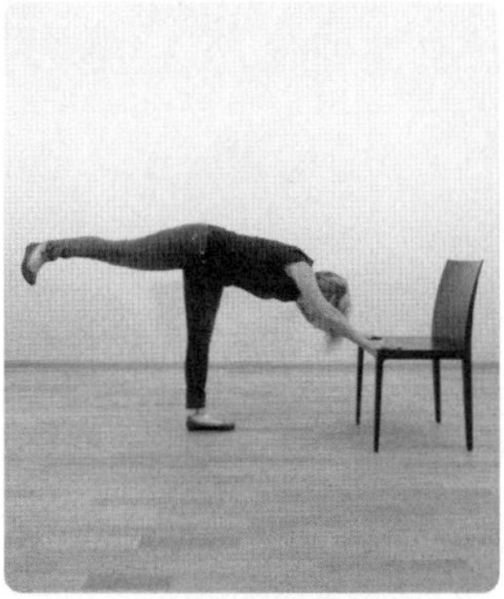

Möglicherweise spüren Sie Folgendes:

- Das Gewicht auf dem Standbein
- Auf der Seite, die Sie bewegen: die Muskeln in Hüfte und Gesäß
- Das Gewicht des sich bewegenden Beins

13.2.10 *Nach unten schauender Hund*

Der klassische nach unten schauende Hund ist eine sogenannte Umkehrhaltung. Umkehrhaltungen sind Stellungen im Yoga, in denen der Kopf der niedrigste Punkt des Körpers ist. Das Herz muss kräftiger pumpen, was die Herzmuskulatur und das Herz-Kreislauf-System stärkt. Wie auch in der Variante mithilfe des Stuhls wird die Beinmuskulatur gekräftigt und gedehnt, Rücken und Handgelenke werden gestärkt. Sollten Sie Herzbeschwerden haben, klären Sie mit Ihrem Arzt ab, ob Umkehrhaltungen für Sie geeignet sind.

Wie Sie die Haltung einnehmen können:

Wenn Sie dieses Asana ausprobieren möchten, beginnen Sie in der Tischposition. Dafür gehen Sie in den Vierfüßlerstand und stellen Ihre Zehen auf. Für eine stabile Haltung sind Ihre Knie etwa hüftbreit, Ihre Hände schulterbreit voneinander entfernt. Lösen Sie nun die Knie vom Boden und schieben sich mit der Kraft Ihrer Hände und Arme nach oben, bis Ihre Beine gestreckt sind. Es ist nicht jedem Menschen anatomisch möglich, in dieser Haltung mit den Fersen Bodenkontakt zu haben; das ist auch nicht das Ziel. Das einzige Ziel ist zu beobachten, was Sie empfinden.

Hinweis: Sie können das Asana leicht auflösen, indem Sie wieder in die Tischposition zurückgehen.

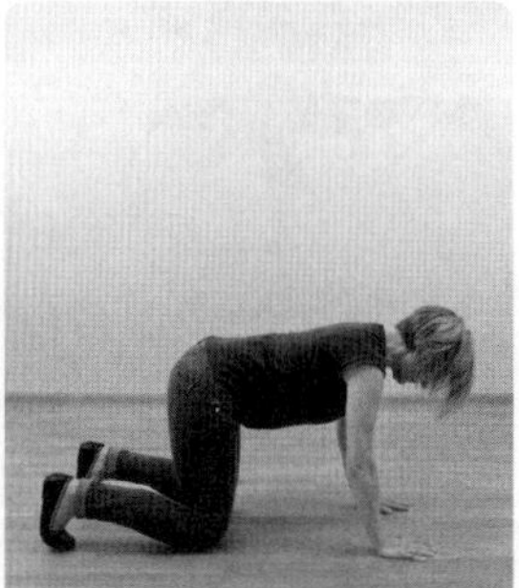

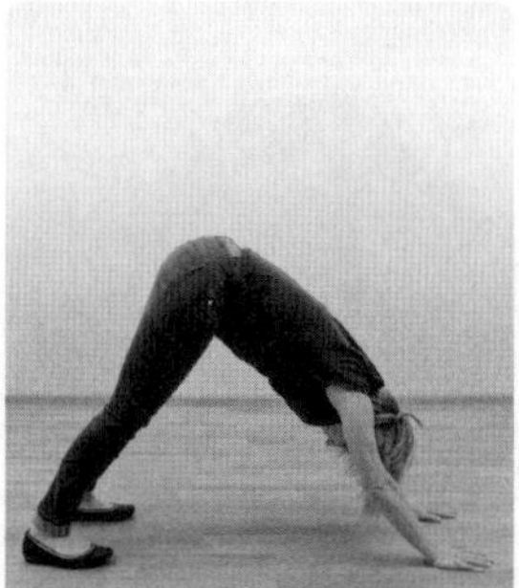

Was möglicherweise spürbar ist:

- Eine Dehnung auf der Rückseite Ihrer Beine
- Eine Aktivität in den Schultermuskeln und im oberen Rücken
- Eine Dehnung im unteren Rücken
- Das Gewicht auf den Händen

13.2.11 *Tänzer oder Balancehaltung*

Der Tänzer zählt zu den Balancehaltungen und Rückbeugen im Yoga. Dieses Asana stärkt und dehnt insbesondere die Muskeln in Rumpf, Brust und im Oberschenkel sowie die tiefe Rückenmuskulatur.

Wie Sie die Haltung einnehmen können:

Beginnend in der Berghaltung, verlagern Sie das Gewicht auf Ihr linkes Bein. Wenn Sie so weit sind, beugen Sie Ihr rechtes Bein, greifen mit der rechten Hand nach hinten, fassen den Spann des rechten Fußes und ziehen das Bein in Richtung Gesäß. Wenn Sie stabil stehen, strecken Sie Ihren linken Arm in die Höhe. Wenn Sie einen Schritt weiter gehen möchten, spreizen Sie das rechte Bein ab.

Hinweis: Achten Sie in diesem Asana auf eine gute Bauchmuskelspannung. Sie stabilisiert Ihren unteren Rücken. Für eine bessere Balance hilft es, einen festen Punkt zu fixieren. Sie können auch einen Stuhl oder die Wand zu Hilfe nehmen.

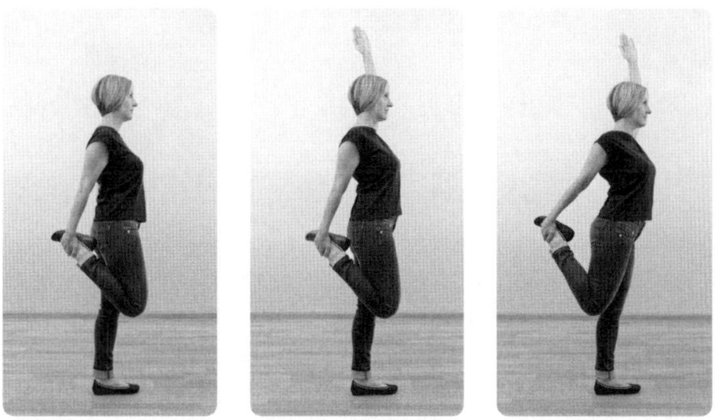

Was Sie möglicherweise spüren:

- Eine Dehnung im rechten Oberschenkelmuskel
- Das Gewicht Ihres Beins in Ihrer Hand
- Das Gewicht Ihres Körpers auf dem Standbein
- Kleine ausbalancierende Bewegungen in Ihrem Standbein

14. Haltungen auf der Matte

Während die Asanas in Alltagskleidung Ihnen Möglichkeiten bieten sollen, Yoga immer und überall zu praktizieren, dienen Ihnen die Asanas auf der Matte als Anleitung für Ihre häusliche Yogapraxis. Auf den folgenden Seiten erhalten Sie eine erweiterte Auswahl an Haltungen auf der Matte bzw. auf einem Kissen, im Stehen sowie im Liegen.

Wichtig: Es ist keineswegs so, dass Haltungen auf der Matte Asanas für Fortgeschrittene und Übungen auf dem Stuhl „Anfänger-Asanas" sind. „Fortgeschritten" im Sinne des Yoga heißt nicht, möglichst schwierige Asanas meistern zu können. Die weitaus größere Herausforderung besteht darin, achtsam zu beobachten und dabei präsent, konzentriert und fokussiert zu bleiben. Je einfacher die Haltung, das heißt, je weniger Reize unser Geist erhält, desto schwieriger ist es, diese Aufgabe zu erfüllen.

Ich lade Sie nun ein, ein weiteres Kapitel im Yoga aufzuschlagen. Für die Yogahaltungen auf der Matte brauchen Sie:

- Bequeme Kleidung
- Eine Yogamatte
- Ein Meditationskissen oder ein festes Kissen
- Eine Decke
- Eventuell Yogablöcke – zwei Bücher gleicher Dicke erfüllen jedoch denselben Zweck

14.1 Sitzende Haltungen auf der Matte

14.1.1 Einfache Sitzhaltung

Die einfache Sitzhaltung – auch Schneidersitz genannte – ist eine Grundhaltung, ähnlich der Berghaltung im Stehen oder auf den Stuhl. Mit etwas Übung sitzt man so stabil und aufrecht.

Wie Sie die Haltung einnehmen können:

Setzen Sie sich mit gestreckten Beinen auf die Matte oder auf Ihr Kissen, winkeln nun ein Bein an und legen die Fußsohle an die Innenseite des gegenüberliegenden Oberschenkels. Im nächsten Schritt beugen Sie das andere Bein und platzieren es an Ihrem Schienbein. Wie beweglich Sie im Bereich Ihrer Hüftgelenke sind, ist zum einen anatomisch vorgegeben, zum anderen eine Frage der Dehnung und Übung. Fällt Ihnen diese Haltung schwer oder bereitet sie Schmerzen, strecken Sie ein Bein aus oder auch beide Beine, benutzen Sie ein höheres Kissen oder üben Sie auf einem Stuhl.

Hinweis: Die Knie sollten unterhalb der Hüftknochen sein, damit die Wirbelsäule aufrecht ist, was sich durch das Unterlegen eines ausreichend hohen Kissen erreichen lässt. Damit nicht immer dasselbe Bein innen ist, wechseln Sie die Beine.

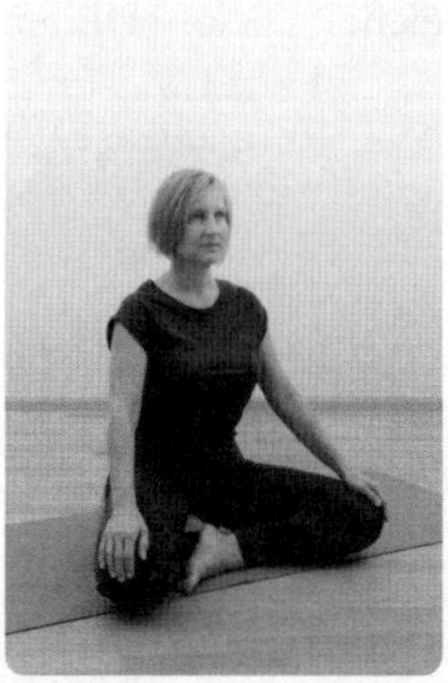
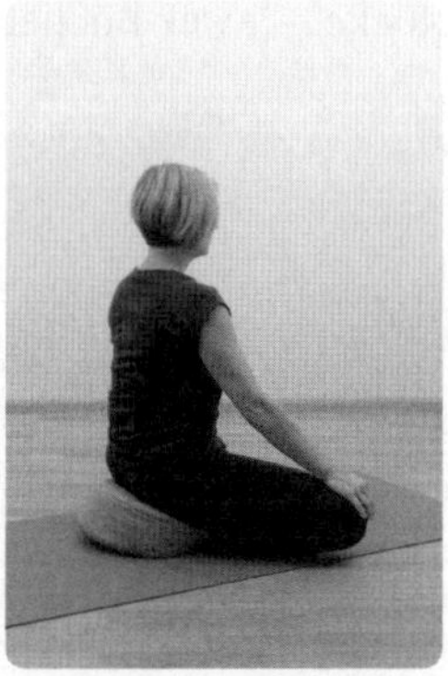

Was Sie möglicherweise spüren:

- Den Kontakt mit der Matte oder dem Kissen
- Ihre Hände auf Ihren Knien
- Eine Dehnung auf der Innenseite der Oberschenkel
- Den Kontakt des Fußes mit der Wade

14.1.2 *Seitbeuge*

Die Seitbeuge dehnt unsere seitliche Rumpfmuskulatur. Dieses Asana wie auch die folgenden Asanas auf dem Kissen stellen eine Auswahl an „Aufwärmübungen" dar, die Ihre Muskeln und Gelenke auf die Yogapraxis vorbereiten.

Wie Sie die Seitbeuge einnehmen können:

Wenn Sie es sich in der einfachen Sitzhaltung bequem gemacht haben, können Sie die rechte Hand rechts auf der Matte platzieren. Nun heben Sie den linken Arm und ziehen ihn zur rechten Seite. Dabei entscheiden Sie, wie stark der Zug im Arm sein soll, ebenso wie tief Sie sich zur Seite neigen.

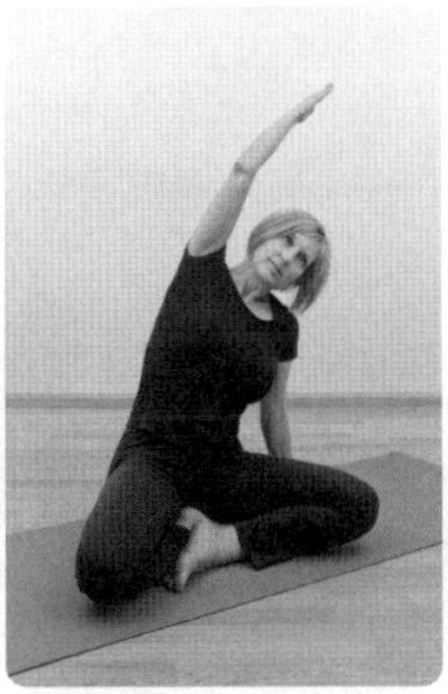

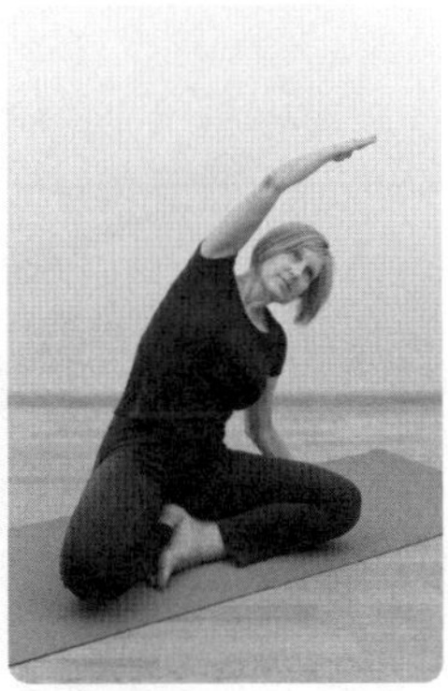

Was Sie eventuell in der Seitbeuge fühlen können:

- Das Gewicht auf der rechten Hand und im rechten Arm
- Die Gewichtsverlagerung in den Sitzbeinhöckern
- Den Kontakt der Unterschenkel mit der Matte
- Die Dehnung in der rechten Seite

14.1.3 *Arme und Schultern dehnen*

Die folgenden Asanas dehnen unsere Arme und Schultern und bewegen die entsprechenden Gelenke.

Wie Sie die Haltung gestalten können:

In der einfachen Sitzhaltung strecken Sie, wenn Sie so weit sind, Ihre Arme vor Ihrem Körper aus, verschränken die Finger ineinander und drehen die Handflächen nach außen. Diese Haltung können Sie variieren, indem Sie Arme und Hände über den Kopf strecken und, als weitere Möglichkeit, sich zur Seite neigen. Wie stark und intensiv Sie die Dehnung gestalten, entscheiden Sie, ebenso, wie lange Sie das Asana üben möchten.

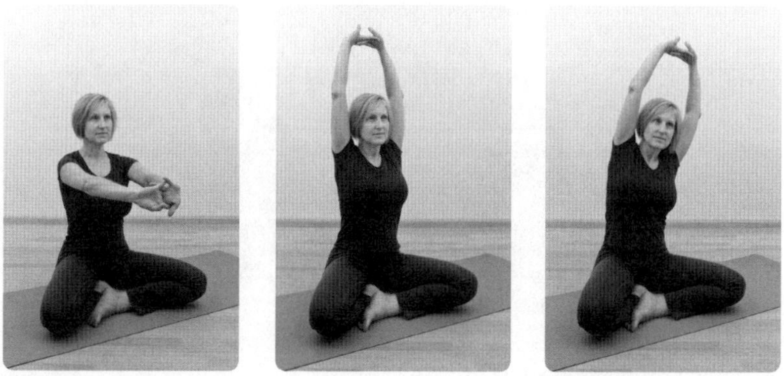

Was Sie möglicherweise spüren:

- Einen Zug in Ihren Armen, Händen, zwischen den Schulterblättern und Schultermuskeln, wenn Sie die Arme nach vorn strecken
- Eine Aktivierung in der Schultermuskulatur, wenn Sie die Arme nach oben strecken
- Eine Dehnung in den Seiten, wenn Sie sich seitwärts neigen
- Den Kontakt mit dem Kissen bzw. mit der Matte in allen Positionen

14.1.4 *Den Nacken bewegen*

Mit ganz sanften, unspektakulären Bewegungen machen wir die Muskeln und Gelenke des Nackens und der Halswirbelsäule geschmeidig. Sie können immer am Ende einer Bewegung innehalten oder aber die Bewegungen fließend und ohne Pause ausführen.

Wie Sie die Haltungen ausführen können:

Wenn Sie möchten, richten Sie sich in der einfachen Sitzhaltung bequem ein und legen Ihre Hände auf Ihre Oberschenkel oder auch in den Schoss.

a. Den Kopf nach rechts und links drehen

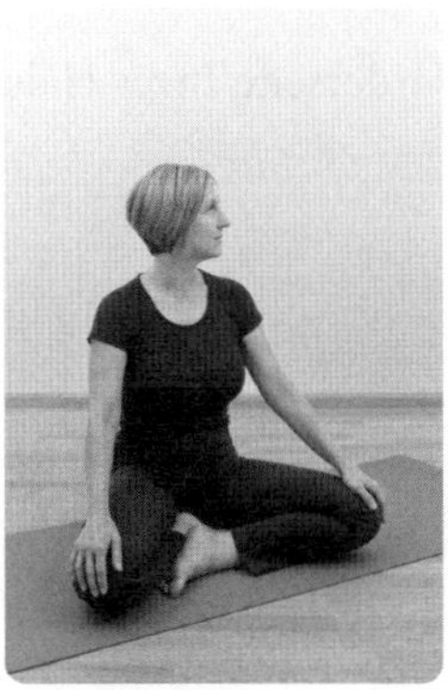

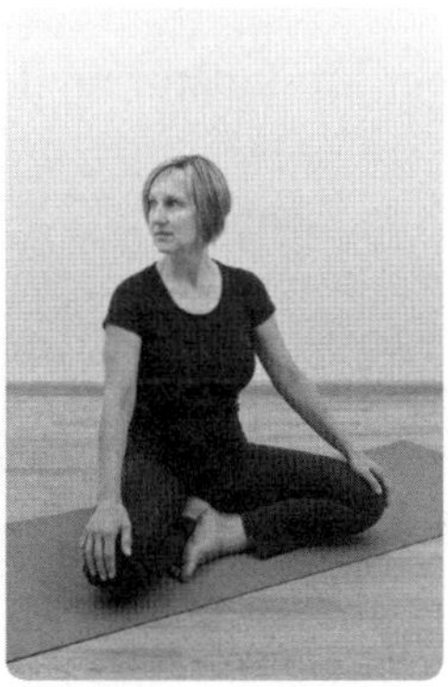

Was Sie zum Beispiel spüren können:

- Die Temperatur oder / und das Gewicht Ihrer Hände auf Ihren Beinen
- Ihre Nackenmuskulatur
- … dass sich eine Seite weiter oder leichter bewegen lässt als die andere

Den Nacken bewegen – Varianten:

b. Den Kopf nach oben und unten bewegen

Hinweis: Lassen Sie Ihren Kopf nicht nach hinten fallen, sondern bewegen Sie ihn sanft und kontrolliert.

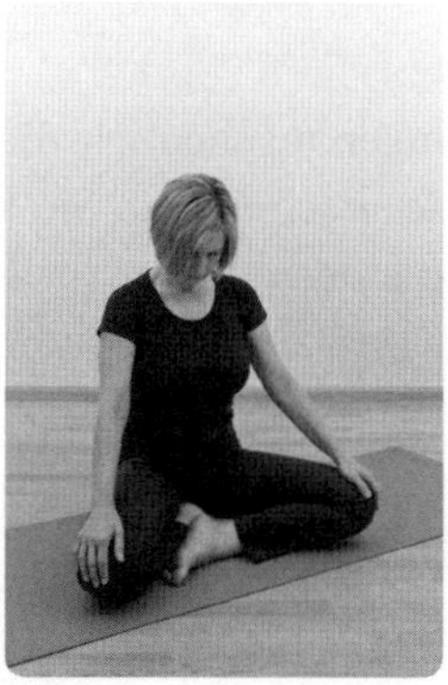 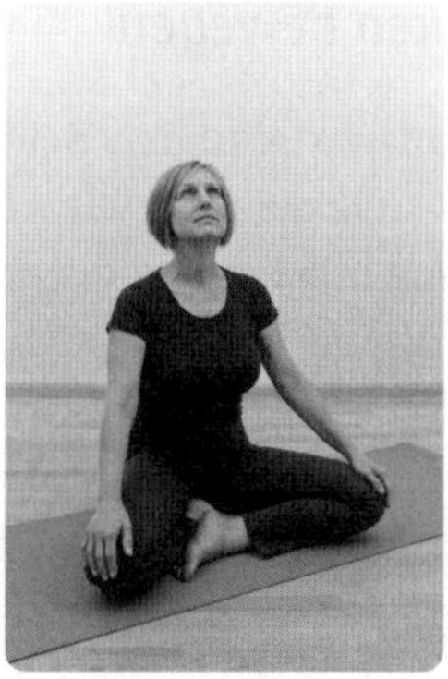

Was Sie beispielsweise empfinden können:

- Eine Streckung Ihrer Nackenmuskulatur beim Nach-vorne- bzw. Nach-hinten-Neigen
- Eine Dehnung der Muskulatur an der Vorderseite Ihres Halses beim Aufwärtsneigen
- Die Bewegung Ihres Atems

c. Den Kopf zur Seite neigen

Sie können die Dehnung verstärken, indem Sie den rechten Arm nach unten ziehen, während Sie den Kopf nach links neigen, und umgekehrt.

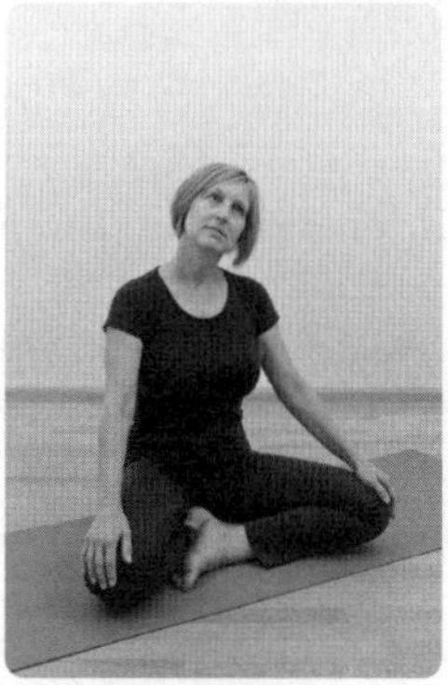 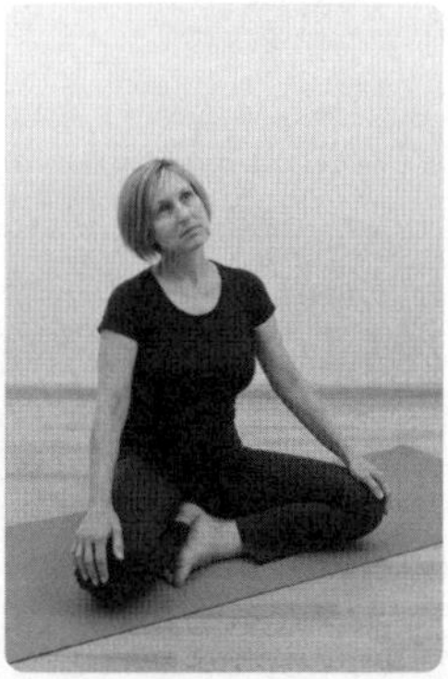

Was Sie zum Beispiel spüren können:

- Eine Dehnung in den seitlichen Halsmuskeln und im Gegenzug ein Gefühl der „Stauchung" auf der gegenüberliegenden Seite
- Das Gewicht Ihres Kopfs
- Den Kontakt Ihrer Füße mit Ihren Beinen

14.1.5 *Torsokreise*

Mit den Torsokreisen in der einfachen Sitzhaltung bewegen wir vom Becken aus unseren Rumpf in kleinen oder größeren Kreisen.

Wie Sie die Haltung ausführen können:

Wenn Sie so weit sind, richten Sie sich auf und aktiveren Ihre Bauchmuskeln. Neigen Sie sich nun mit geradem Rücken zur Seite und beginnen mit den Kreisbewegungen. Die Hände können Sie, wenn Sie möchten, zur Stabilisierung auf Ihre Knie legen, Sie können aber auch die Arme verschränken oder Ihre Hände an der Stelle platzieren, die Ihnen zusagt.

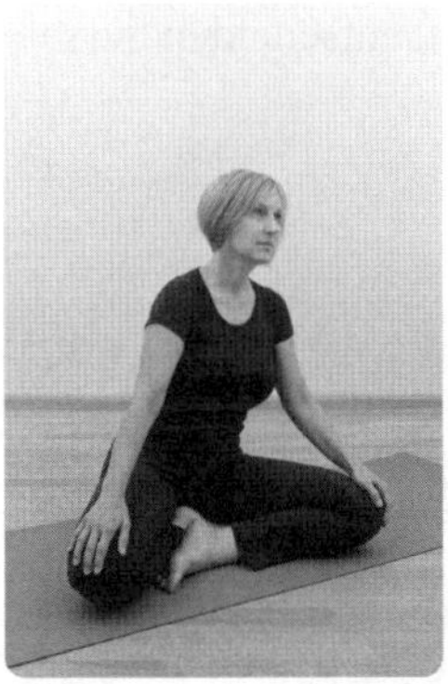

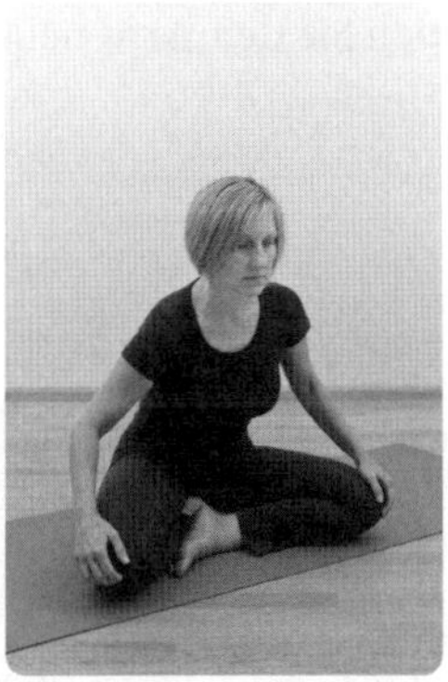

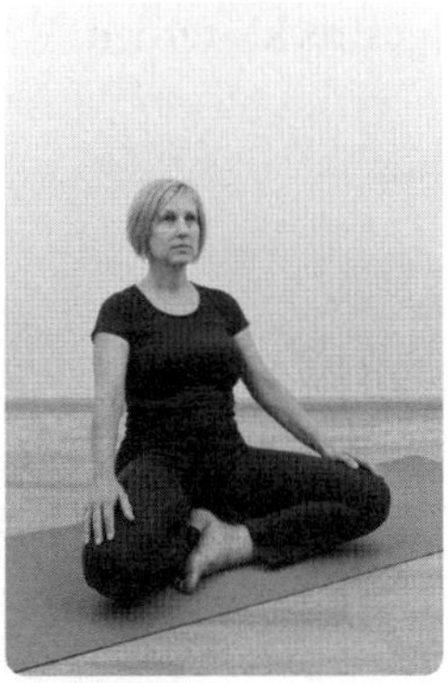

Was Sie möglicherweise spüren:

- Wenn Sie zur Seite kreisen: einen Zug auf der gegenüberliegenden Seite
- Wenn Sie sich nach hinten bewegen: eine Aktivierung Ihrer Bauchmuskeln
- Wenn Sie nach vorn kommen: eine Dehnung im unteren Rücken
- Die Gewichtsverlagerung in den Sitzbeinhöckern, auch bei ganz kleinen Bewegungen

Torsokreise – Varianten:

a. Langsamer oder schneller bewegen
b. Kleine oder größere Kreise
c. Richtungswechsel

14.1.6 Sanfter Drehsitz

Der Drehsitz kann in vielen verschiedenen Variationen ausgeführt werden. Vielleicht haben Sie ihn bereits auf dem Stuhl ausprobiert; hier ist eine Möglichkeit auf der Matte zum Aufwärmen und sanften Dehnen.

Wie Sie die Haltung einnehmen können:

Wenn Sie es sich auf der Matte oder dem Kissen in der einfachen Sitzhaltung bequem gemacht haben, können Sie damit beginnen, Ihre Bauchmuskulatur zu aktivieren, um Ihren unteren Rücken zu stabilisieren. Dann legen Sie Ihre rechte Hand auf Ihren linken Oberschenkel und drehen Ihren Oberkörper nach links. Ihr linker Arm kann entweder locker hängen oder aber, wenn Sie die Haltung intensivieren möchten, nach hinten gestreckt werden. Wie hoch Sie den Arm nehmen, entscheiden Sie selbst.

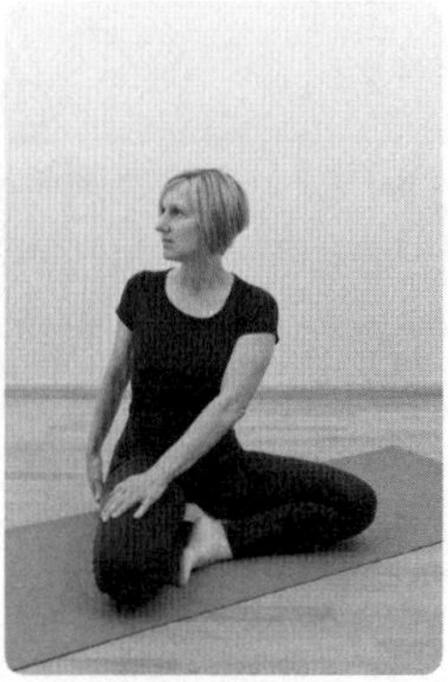

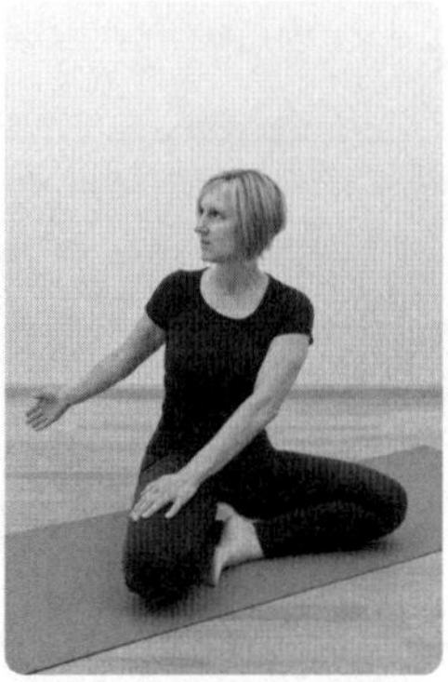

Was Sie möglicherweise wahrnehmen:

- Eine Dehnung in der rechten Seite
- Eine Dehnung und Öffnung der Brustmuskulatur auf der linken Seite
- Den Kontakt Ihrer Hand auf Ihrem Bein

14.1.7 *Stockposition*

Der Stock auf der Matte kann mit und ohne Kissen ausgeführt werden. Wenn Sie bemerken, dass es Ihnen schwerfällt, die Beine zu strecken, legen Sie sich ein Kissen oder eine Decke unter Ihr Gesäß.

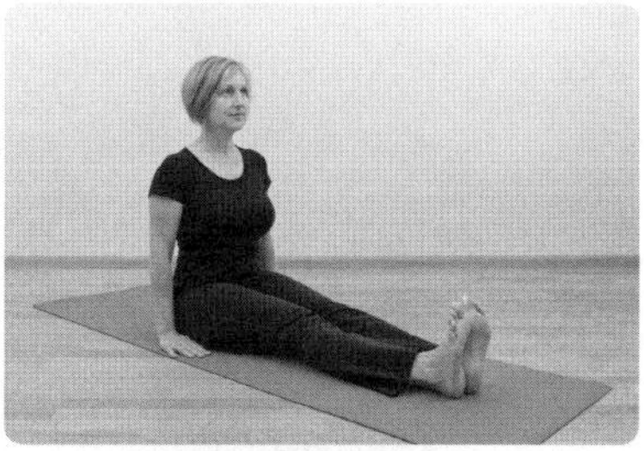

Wie Sie die Haltung einnehmen können:

Wenn Sie dieses Asana ausprobieren möchten, setzen Sie sich auf der Matte zurecht und strecken Ihre Beine aus. Wenn Sie so weit sind, richten Sie Ihren Rumpf auf und legen die Hände neben sich auf die Matte. Aktivieren Sie Ihre gesamte Muskulatur im Körper und ziehen die Zehen zu sich.

Was Sie möglicherweise empfinden:

- Ein Gefühl der Dehnung auf der Rückseite der Beine
- Die Aktivierung Ihrer Bauchmuskeln
- Den Kontakt Ihrer Handflächen mit der Matte

Stockposition – Varianten:

a. Die Arme nach oben strecken

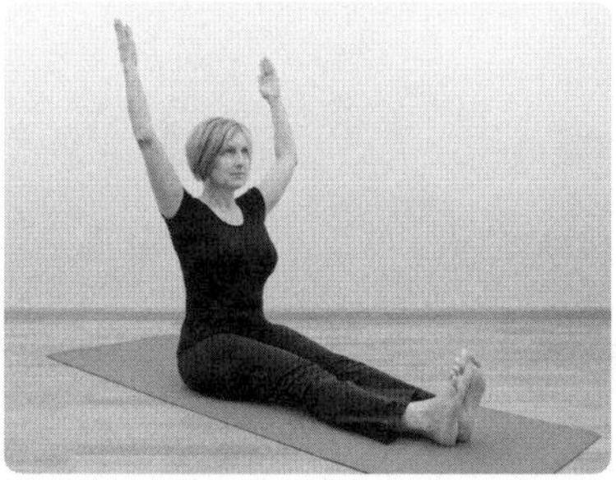

Möglicherweise empfinden Sie:
- Das Gewicht Ihrer Arme
- Die Arbeit Ihrer Schultermuskeln
- Die Arbeit in den Muskeln im oberen Rücken

b. Ein Bein leicht anheben

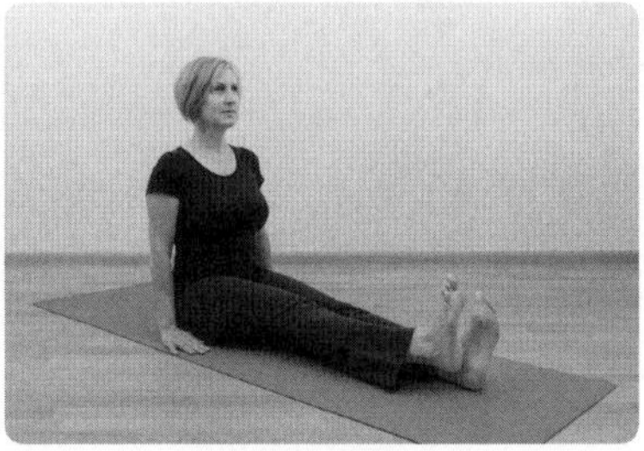

Sie können beispielsweise spüren:
- Das Gewicht Ihres Beins
- Eine stärkere Aktivierung Ihrer Bauchmuskeln
- … dass Sie den Atem angehalten haben

14.1.8 Vorwärtsbeuge

Wenn wir die Stockposition eingenommen haben, sitzen wir bereits in der Ausgangsposition für die Vorwärtsbeuge.

Wie Sie die Haltung einnehmen können:

Wenn Sie Lust darauf haben, dieses Asana zu erforschen, beugen Sie Ihren Oberkörper nach vorn. Sie können nun entweder in einer leichten Vorwärtsbeuge Ihre Hände auf den Knien oder Schienbeinen ruhen lassen oder sich in dieser Haltung noch ein wenig tiefer beugen.

Hinweis: Um die Dehnung auf der Rückseite der Beine zu intensivieren, können Sie Ihre Zehen anziehen.

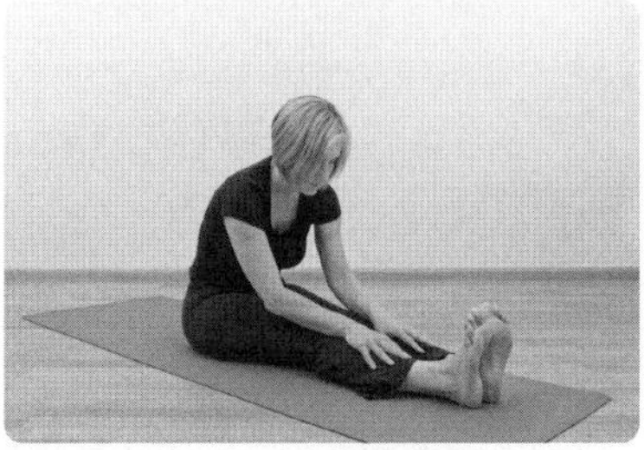

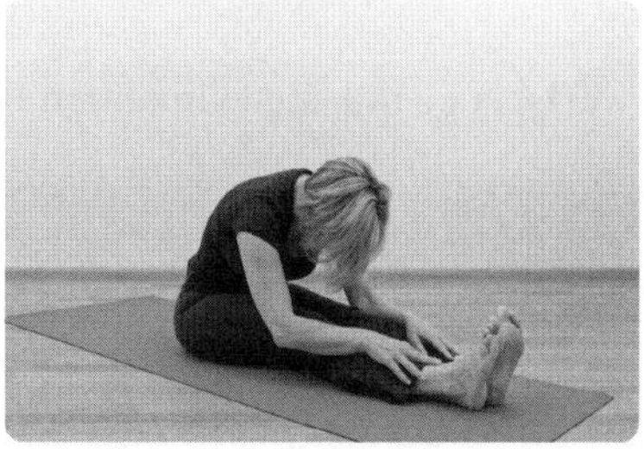

Was Sie möglicherweise bemerken:

- Ein Gefühl der Dehnung auf der Rückseite Ihrer Beine
- Eine Dehnung im unteren Rücken
- Die Auflageflächen Ihrer Beine und Ihres Gesäßes auf der Matte

Vorwärtsbeuge – Varianten:

a. Zehen mit den Händen greifen

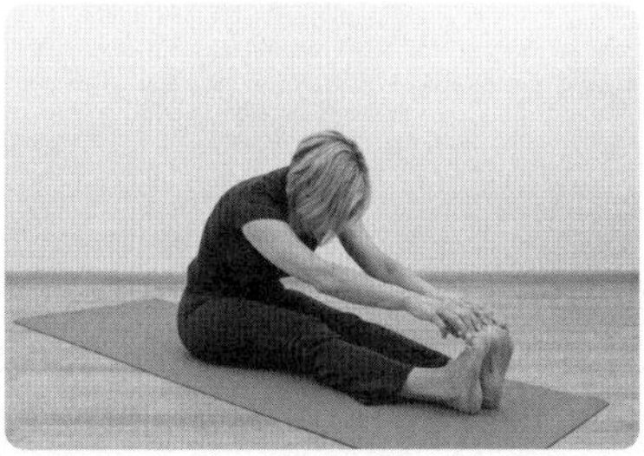

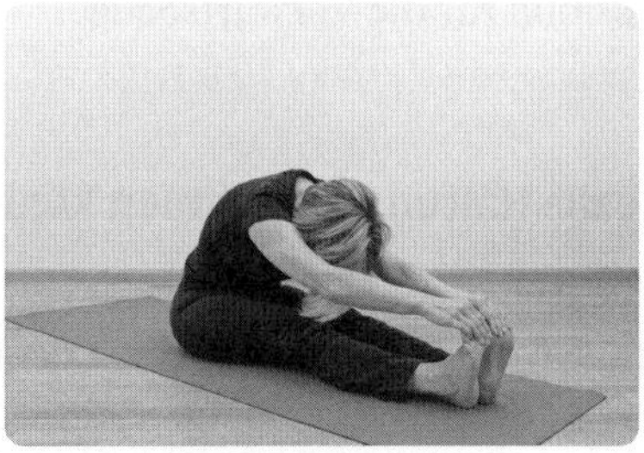

Was Sie möglicherweise bemerken:
- Ein Gefühl der Dehnung auf der Rückseite Ihrer Beine
- Eine Dehnung im unteren Rücken
- Die Auflageflächen Ihrer Beine und Ihres Gesäßes auf der Matte
- Den Kontakt Ihrer Hände mit Ihren Beinen oder Zehen

b. Vorwärtsbeuge mit abgewinkeltem Bein

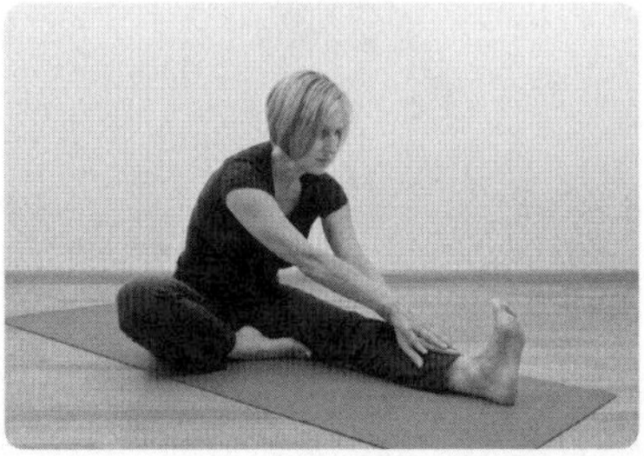

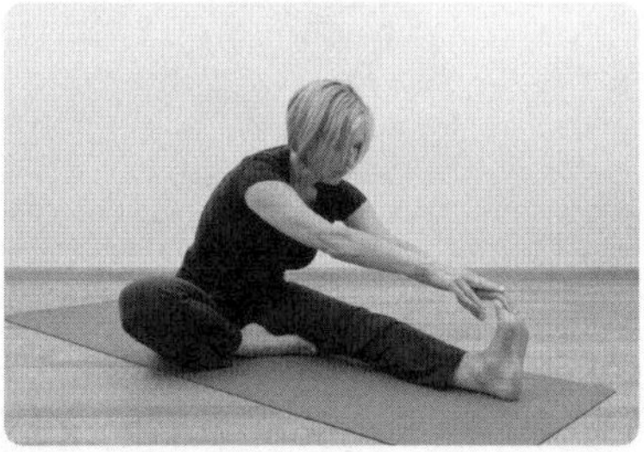

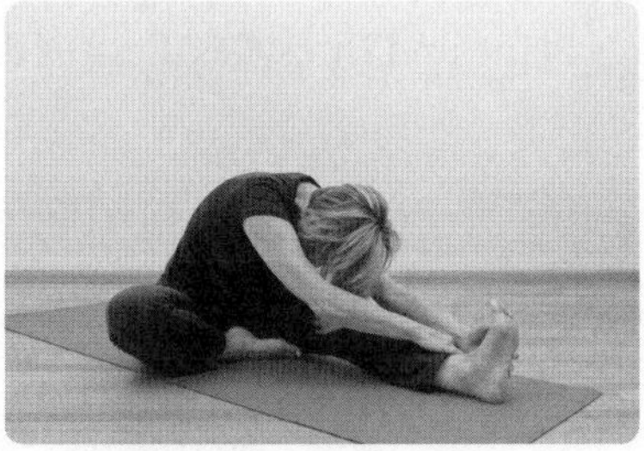

Sie können beispielsweise spüren:
- Eine Dehnung auf der Innenseite des rechten Beins
- Einen Zug auf der rechten Seite im unteren Rücken
- Das Gewicht des Oberkörpers

14.1.9 *Drehsitz*

Mit dem nächsten Asana lernen Sie eine weitere Möglichkeit des Drehsitzes kennen. Die Ausgangsposition ist Ihnen bereits vertraut, die Stockhaltung.

Wie Sie die Haltung einnehmen können:

Wenn Sie so weit sind, ziehen Sie Ihr rechtes Bein zu sich und legen Ihre rechte Hand neben sich auf die Matte. Sie umfassen nun Ihr rechtes Knie und drehen Ihren Oberkörper nach rechts – Ihr Kopf bewegt sich mit.

Hinweis: Wie in allen Drehsitzvariationen ist es angeraten, die Bauchmuskeln zur Stabilisierung der Lendenwirbelsäule zu aktivieren.

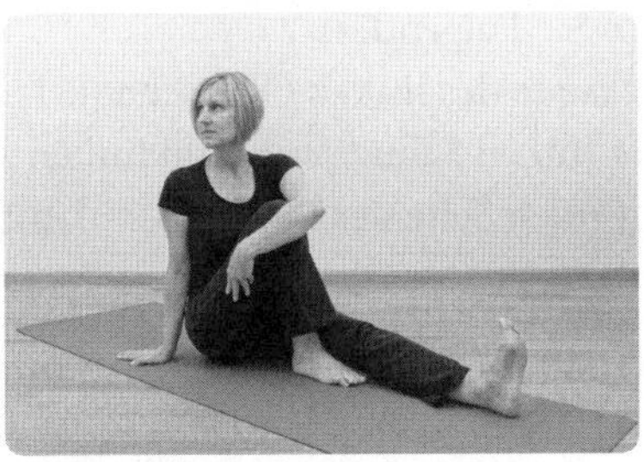

Sie spüren möglicherweise Folgendes:

- Einen Zug in der linken Schultermuskulatur
- Eine Muskelaktivität im linken Oberschenkel
- Die Muskelarbeit im rechten Arm
- Das Gewicht auf der linken Hand

Drehsitz – Varianten:

a. Das rechte Bein überkreuz platzieren, Ihr Fuß befindet sich etwa in Höhe Ihres Knies

Hinweis: Sie können das überkreuzte Bein ein wenig zu sich heranziehen.

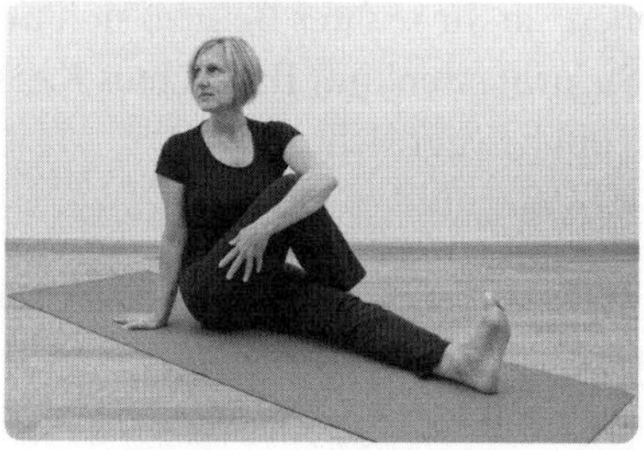

Möglicherweise empfinden Sie Folgendes:

- Ein Ziehen auf der Rückseite des linken Oberschenkels
- Die Muskelarbeit in der linken Schulter und im linken Arm
- Eine Dehnung auf der linken Seite der Brustmuskulatur

b. Den stützenden Arm vom Boden nehmen und nach hinten strecken

14.1.10 *Kamelritt*

Das dynamische Asana bewegt Ihre Wirbelsäule und erinnert an die Katze-Kuh-Bewegung.

Wie Sie die Haltung ausführen können:

Machen Sie es sich, wenn Sie so weit sind, im Fersensitz bequem. Beugen Sie nun Ihren Oberkörper nach vorn und richten sich dann wieder entweder gerade auf oder gehen in eine leichte Rückbeuge. Führen Sie nach eigenem Gutdünken die Bewegungen dynamisch-fließend aus oder halten Sie ab und zu inne, um diese Position zu erforschen.

Hinweis: Fällt es Ihnen schwer, auf Ihren Fersen zu sitzen, legen Sie beispielsweise eine Decke zwischen Ihre Waden und Ihr Gesäß oder setzen sich auf ein Kissen und platzieren die Beine rechts und links davon. Dies entlastet Ihre Kniegelenke.

Den Atem können Sie mit der Bewegung synchronisieren oder einfach fließen lassen.

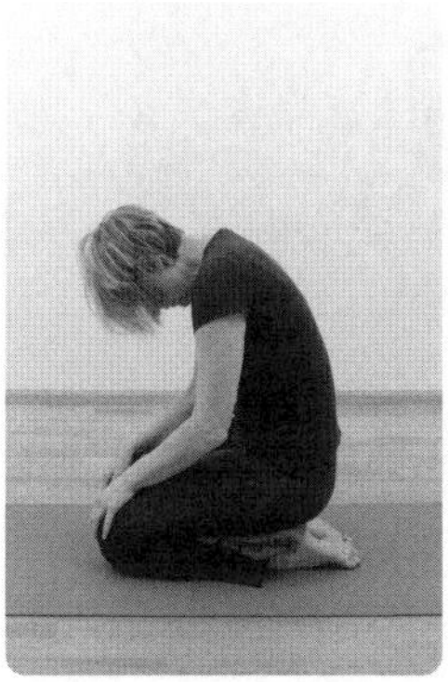

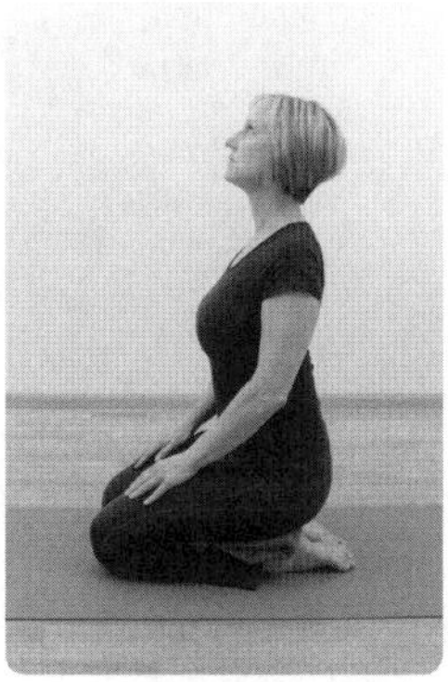

Was Sie in diesem Asana möglicherweise erfahren:

- Eine Dehnung im Rücken bei der Vorwärtsbeuge
- Mehr Platz im Bereich von Brust und Bauch bei der Rückbeuge
- Das Gewicht Ihres Körpers auf Ihren Fersen oder auf dem Kissen

14.2 Haltungen aus dem Vierfüßlerstand

14.2.1 Tisch

Auch dieses Asana ist nicht neu für Sie. Eine Variante ist Ihnen als Startposition für den unten schauenden Hund (s. Seite 162) bereits begegnet. Im Unterschied zu diesem Asana sind die Zehen in der Tischposition jedoch entspannt.

Wie Sie die Haltung einnehmen können:

Im Vierfüßlerstand platzieren Sie Ihre Hände etwa schulterbreit unter Ihren Schultern und Ihre Knie etwa hüftbreit unter Ihren Hüftgelenken. Falls diese Position Ihrer Hände und Beine unbequem für Sie ist, finden Sie jeweils einen Platz, der sich stimmiger anfühlt. Wenn Sie so weit sind, aktivieren Sie Ihre Muskulatur zwischen den Schulterblättern, indem Sie Ihre Hände auf die Matte drücken und Ihre Bauch- und Rückenmuskeln anspannen.

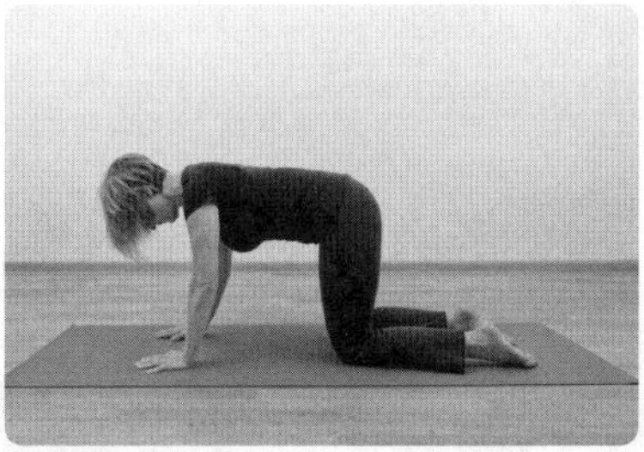

Was Sie dabei möglicherweise empfinden:

- Das Gewicht auf den Knien und Händen
- Die Aktivität in Ihren Rücken- und Bauchmuskeln
- Die Arbeit Ihrer Schultermuskulatur

Tisch – Varianten:

a. Einen Arm heben

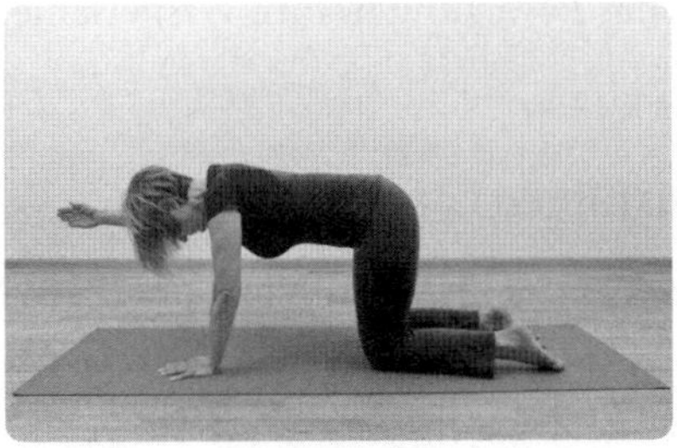

Möglicherweise spüren Sie (wenn Sie den rechten Arm heben):

- Die Gewichtsverlagerung nach links
- Das Gewicht des rechten Arms
- Falls Sie den Atem angehalten haben, lassen Sie ihn wieder fließen

b. Einen Arm und das gegenüberliegende Bein heben

Hinweis: Halten Sie Ihr Bein nur parallel zum Boden, nicht höher, sodass Sie nicht ins Hohlkreuz kommen – vielleicht hilft ein prüfender Blick. Für eine zusätzliche Dehnung des gestreckten Beins können Sie die Zehen anziehen.

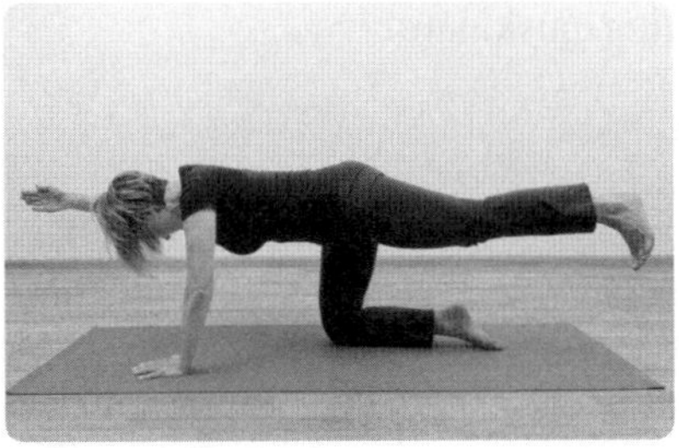

Möglicherweise spüren Sie:

- Den Druck bzw. das Gewicht auf Ihrem Knie
- Die Muskelarbeit im ausgesteckten Bein
- Ihre Schulter- und Rückenmuskeln

14.2.2 Katze – Kuh

Der Vierfüßlerstand ist eine ideale Ausgangsposition für die Katze-Kuh-Bewegung, ein dynamisches Asana, das Bewegung in Ihre Wirbelsäule bringt.

Wie Sie die Haltung ausführen können:

Wenn Sie so weit sind, runden Sie im Vierfüßlerstand Ihren Rücken und halten dann entweder für einen Moment inne oder leiten gleich die Gegenbewegung ein: Strecken Sie Ihren Rücken entweder oder gehen in eine leichte Rückbeuge. Diese Bewegung können Sie in Ihrem Tempo und Ihrer gewünschten Intensität gestalten.

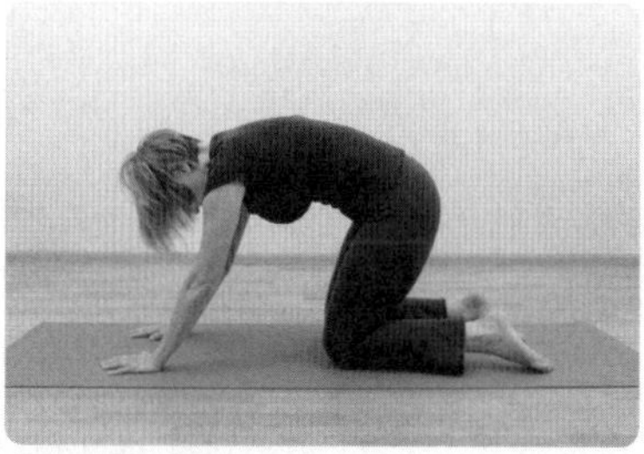

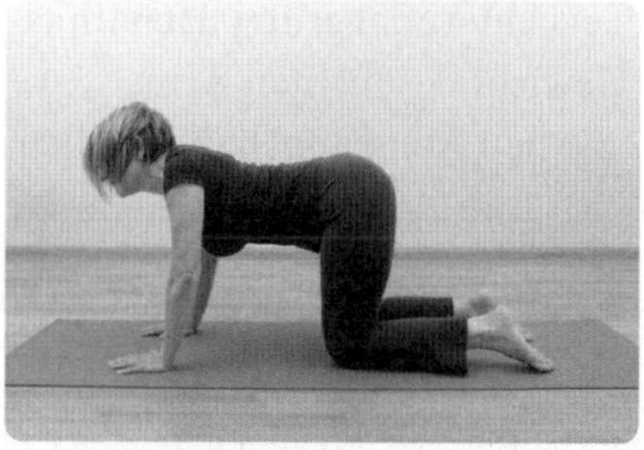

Was Sie im Katze-Kuh-Asana möglicherweise fühlen:

- Eine Streckung und Dehnung Ihres Rückens in der „Katze“
- Eine Dehnung Ihrer Bauchmuskeln in der „Kuh“
- Die Arbeit Ihrer Schultermuskulatur

14.2.3 *Nach unten schauender Hund*

Mit dem nach unten schauenden Hund haben Sie eventuell bereits Bekanntschaft bei der Asana-Serie in Alltagskleidung gemacht. Auf der Matte kann man den nach unten schauenden Hund noch leichter und variantenreicher ausführen, da man auf der rutschfesten Unterlage mehr Halt findet.

Wie Sie die Haltung einnehmen können:

Im Vierfüßler beginnend, lösen Sie Ihre Knie vom Boden und schieben sich nach oben, bis Ihre Beine gestreckt sind. Für mehr Bodenkontakt mit den Fersen können Sie eine Decke zu Hilfe nehmen.

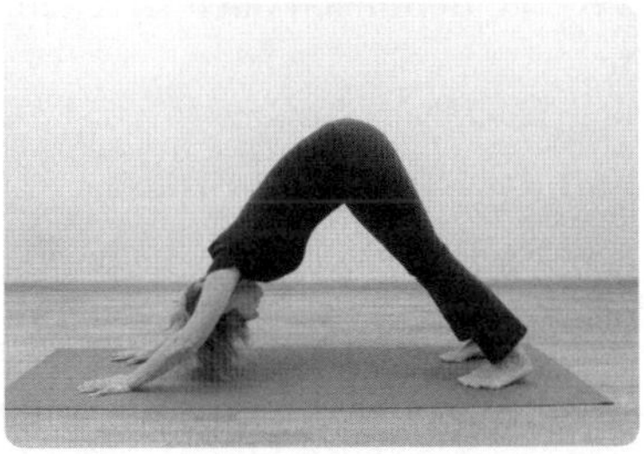

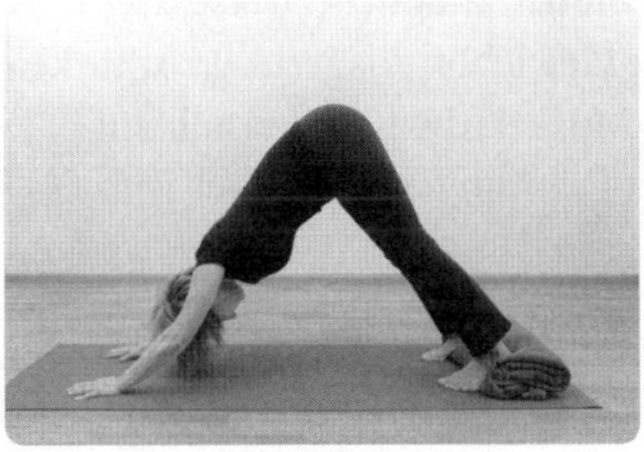

Möglicherweise spüren Sie Folgendes:

- Eine Dehnung auf der Rückseite Ihrer Beine
- Das Gewicht auf Ihren Armen
- Die Arbeit Ihrer Schultermuskulatur

Nach unten schauender Hund – Varianten:

a. Dreibeiniger Hund

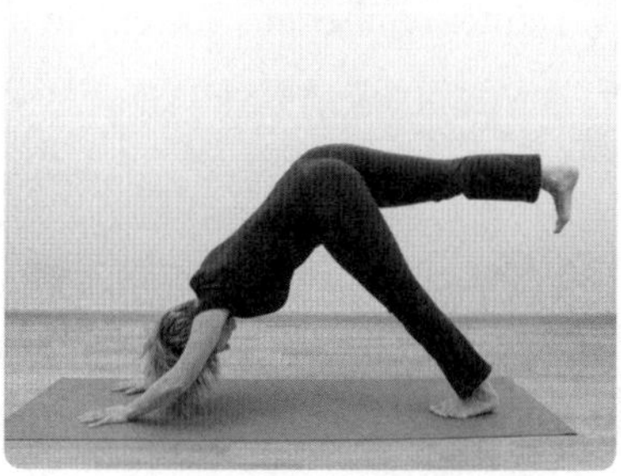

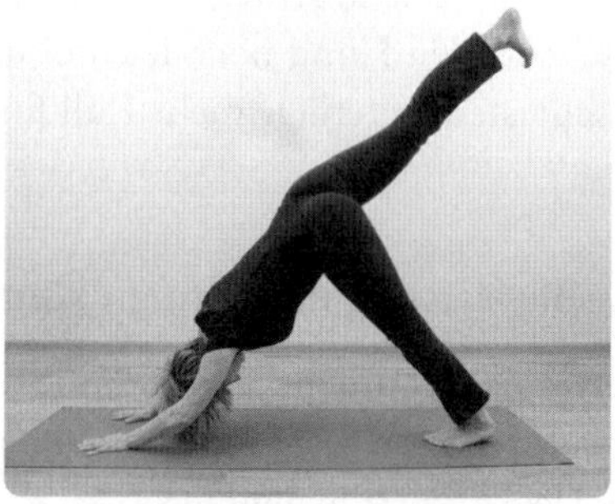

Sie empfinden möglicherweise (wenn Sie das rechte Bein nach oben strecken):

- Eine Gewichtsverlagerung zur linken Seite
- Die Muskelarbeit des Standbeins
- Eine Dehnung auf der Rückseite des linken Beins

b. Dynamischer Hund: „Walk the Dog“ (den Hund laufen); abwechselnd rechtes und linkes Bein anwinkeln und wieder strecken, sodass eine Laufbewegung auf der Stelle zustande kommt

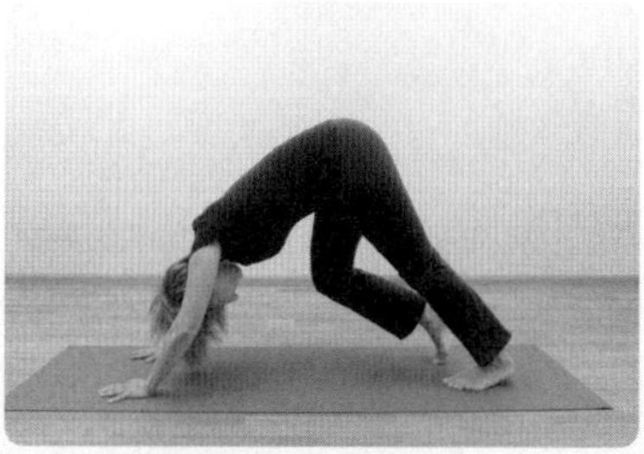

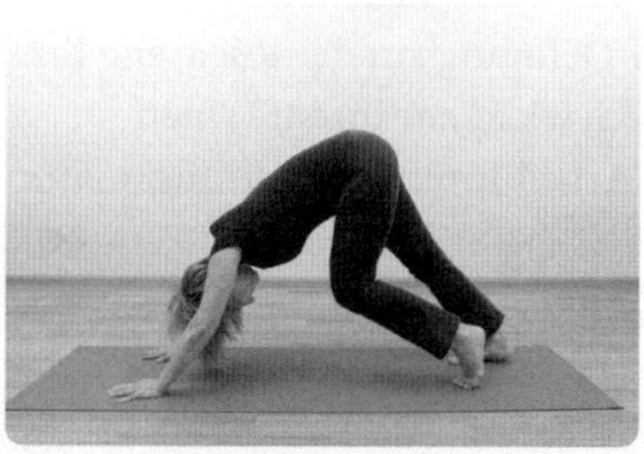

Sie spüren möglicherweise:

- Das Gefühl des Abrollens Ihrer Fußsohlen auf dem Boden
- Eine abwechselnde Dehnung und Entspannung auf der Rückseite Ihrer Beine
- Die wechselnde Gewichtsverlagerung

14.3 Asanas in Bauchlage

14.3.1 *Kindhaltung*

Dieses Asana dient zum Ausruhen nach dem Üben anstrengender Asanas. Es ist gleichzeitig eine Vorwärtsbeuge, die den Rücken rund macht und damit auch eine ausgleichende Haltung nach Rückbeugen. Entscheiden Sie, wie eng Sie sich zusammenrollen mögen.

Wie Sie die Haltung einnehmen können:

Beginnen Sie entweder im Fersensitz oder in der Tischposition (siehe Seite 162), falls Ihnen der Fersensitz nicht behagt. Nun können Sie verschiedene Möglichkeiten ausprobieren. Eine Variante, auf dem ersten Bild zu sehen, lädt Sie ein, die gestreckten Armen weit vor sich auf die Matte zu legen. Wie tief Sie das Gesäß in Richtung Fersen absenken, entscheiden Sie.

Hinweis: Wenn Sie Probleme mit den Knien haben, ist diese Variante gut geeignet. Sie können auch eine Decke zwischen Gesäß und Waden legen und so die Knie entlasten.

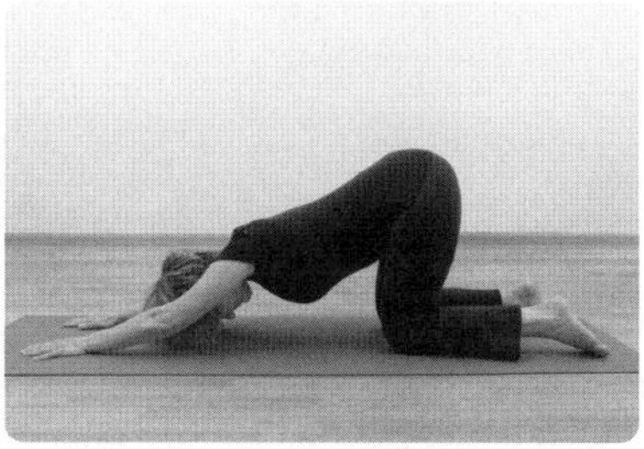

Möglicherweise spüren Sie dabei:

- Eine Dehnung in den Schultern und Armen, wenn Sie mit dem Gesäß weiter oben bleiben
- Den Kontakt Ihrer Beine mit der Matte

Kindhaltung – Varianten:

a. Auf die Fersen setzen

Hinweis: Sie können auch hier eine Decke zwischen Waden und Gesäß legen.

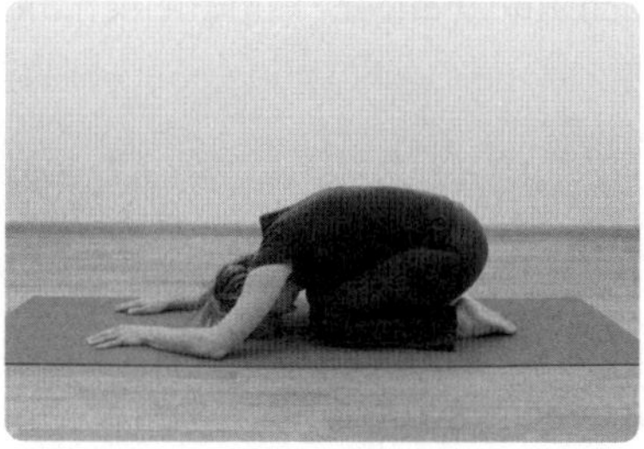

Was Sie möglicherweise empfinden:
- Ein Gefühl der Dehnung im unteren Rücken und Gesäß
- Den Kontakt mit den Unterarmen und Händen auf der Matte
- Das Gewicht auf Ihren Unterschenkeln und Fußrücken

b. Arme neben dem Körper ablegen

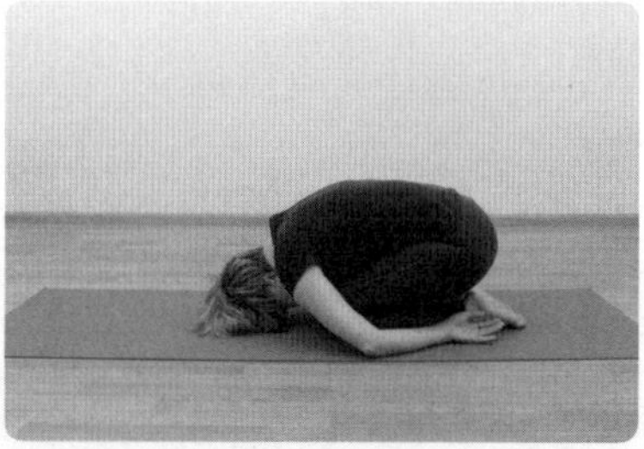

Sie spüren möglicherweise Folgendes:
- Eine Weitung im oberen Rücken, wenn Sie die Arme ablegen
- Eine Dehnung im oberen Rücken
- Das Gewicht Ihres Körpers auf der Matte

14.3.2 *Kobra*

Die Kobra gehört zu den Rückbeugen und trainiert unsere Bauch- und Rückenmuskeln. Sie kann sehr sanft, aber auch intensiver ausgeführt werden.

Wie Sie die Haltung einnehmen können:

Wenn Sie so weit sind, nehmen Sie, in Bauchlage, beide Füße nahe zusammen. Nun platzieren Sie Ihre Hände auf Schulterhöhe, die Ellbogen bleiben nah am Körper. Bevor Sie sich aufrichten, aktivieren Sie Ihre Rücken- und Bauchmuskeln, dann heben Sie Ihren Oberkörper. Sie können dabei mit dem Kopf und Oberkörper nur leicht über der Matte schweben oder sich mehr aufrichten.

Hinweis: Probieren Sie aus, wie es ist, wenn Ihre Bauch- und Rückenmuskeln mitarbeiten. Sie spüren es am Gewicht, das Ihre Arme und Hände tragen.

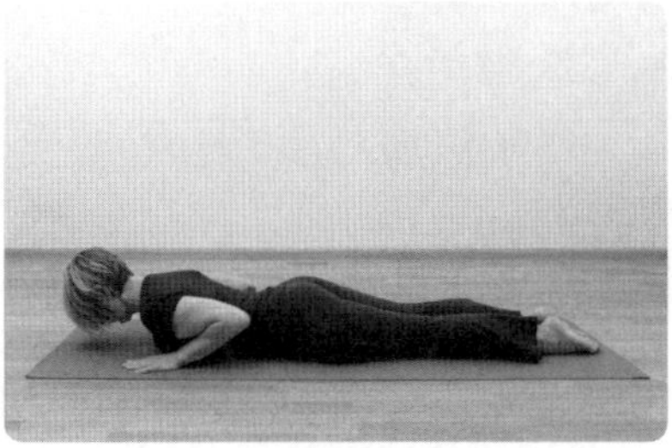

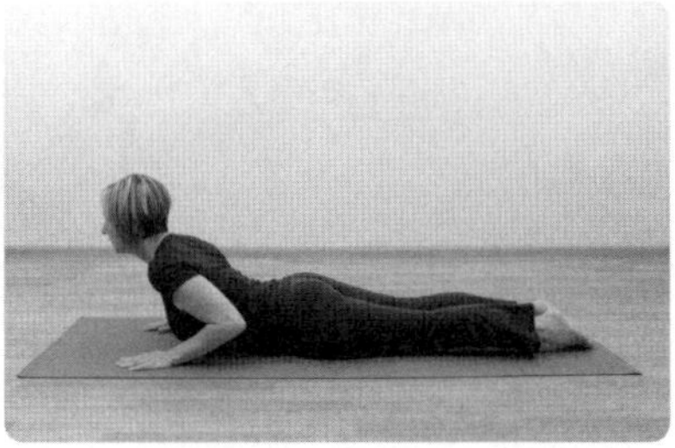

Was Sie möglicherweise spüren:

- Die Arbeit in Ihren Schultermuskeln
- Das Gewicht auf Ihren Armen und Händen
- Die Aktivität in Ihren Bauch- und Rückenmuskeln
- Dass Sie aufgehört haben zu atmen

14.3.3 Nach oben schauender Hund

Eine weitere Rückbeuge, die sich von der Kobra darin unterscheidet, dass die Arme weiter hinten platziert gestreckt sind, ist der nach oben schauende Hund.

Wie Sie die Haltung einnehmen können:

Wenn Sie möchten, beginnen Sie in der Bauchlage, legen Ihre Hände auf Brusthöhe auf die Matte und aktivieren Ihre Bauch- und Rückenmuskeln. Nun können Sie sich, wenn Sie so weit sind, nach oben schieben, bis Ihre Ellbogen gestreckt sind.

Hinweis: In diesem Asana platzieren wir die Hände nicht, wie bei der Kobra, unter den Schultern, sondern etwas weiter zurück, auf Brusthöhe.

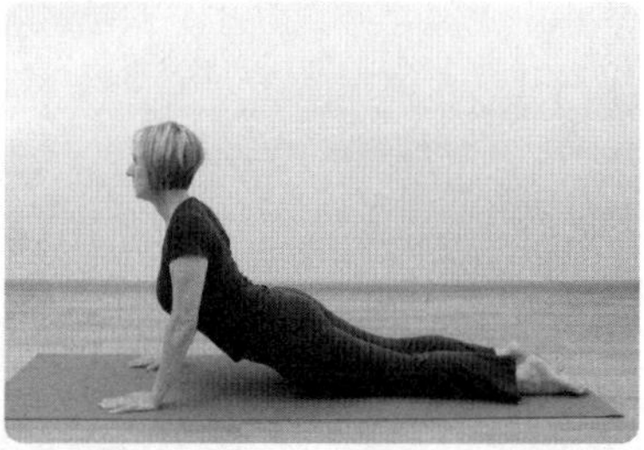

Was Sie möglicherweise spüren:

- Ein Gefühl der Dehnung in Ihren Bauchmuskeln
- Das Gewicht auf Ihren Händen
- Die Arbeit in Ihrer Schultermuskulatur

Nach oben schauender Hund – Varianten:

a. Die Knie beugen

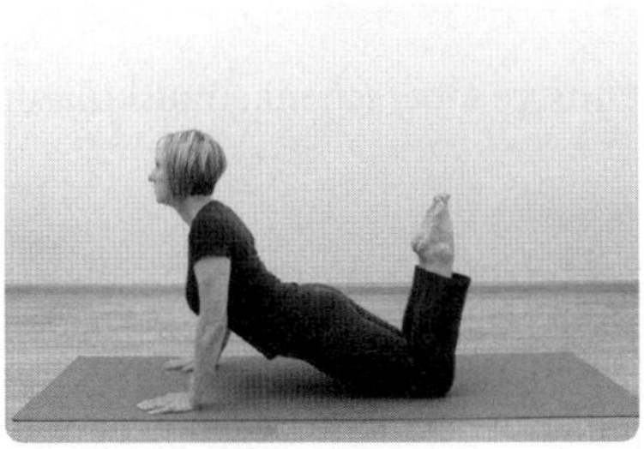

Was Sie möglicherweise wahrnehmen:

- Das Gewicht oberhalb Ihrer Knie
- Die Dehnung in Ihren Oberschenkelmuskeln
- Eine Öffnung Ihrer Brustmuskeln
- Das Gewicht auf Ihren Händen

b. Dynamische Variante: Ellbogen leicht beugen und wieder strecken

14.4 Asanas in Rückenlage

14.4.1 Schulterbrücke

Die Schulterbrücke dehnt unsere Oberschenkelmuskulatur auf sanfte Weise.

Wie Sie die Haltung einnehmen können:

Beginnen Sie damit, dass Sie sich auf den Rücken legen und Ihre Füße nah am Gesäß in etwa schulterbreit aufstellen. Die Arme liegen neben den Körper. Nun heben Sie Ihr Gesäß nach oben; wie hoch, bestimmen Sie selbst.

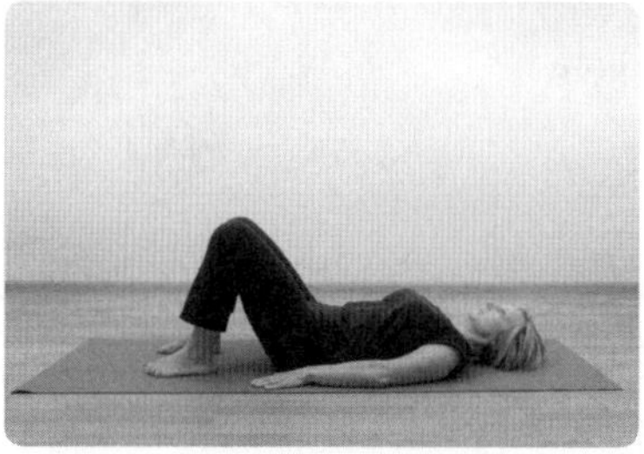

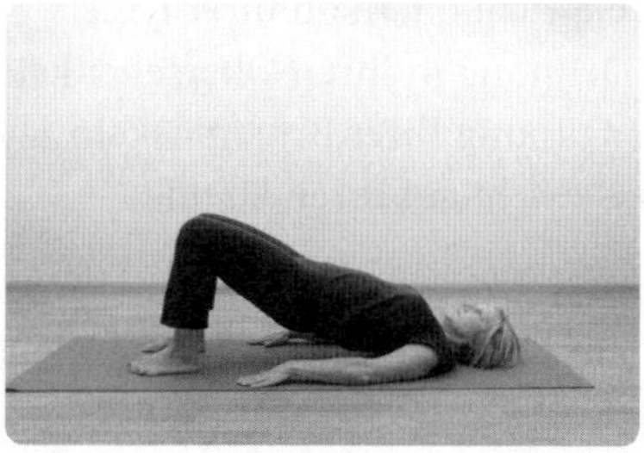

Was Sie möglicherweise spüren:

- Das Gewicht auf Ihrem Schultergürtel
- Die Arbeit in Ihren Oberschenkelmuskeln
- Ihre Füße am Boden
- Eine leichte Dehnung Ihrer Oberschenkelmuskulatur

Schulterbrücke – Varianten:

a. Arme strecken

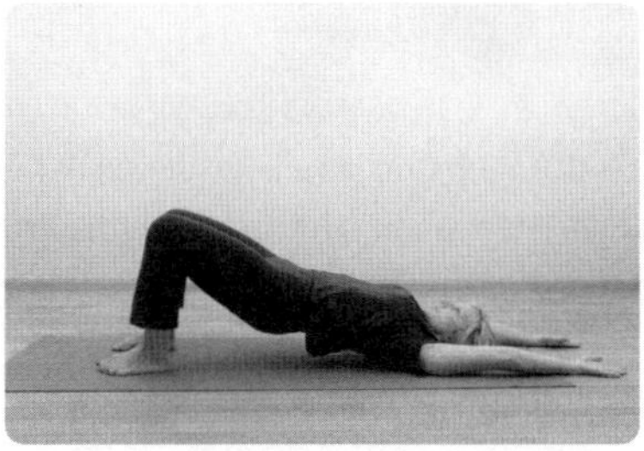

Was Sie möglicherweise spüren:

- Ein Gefühl der Dehnung in den Armen und Rippen
- Den Kontakt Ihrer Arme mit der Unterlage
- Eine Weitung der Brustmuskeln

b. Ein Bein strecken, die Arme können Sie seitlich oder über dem Kopf platzieren

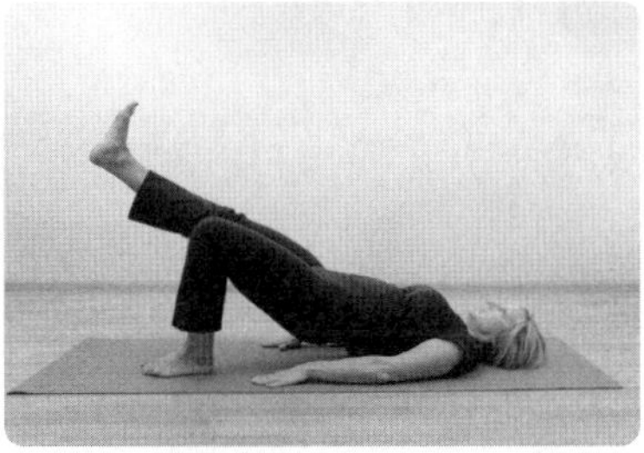

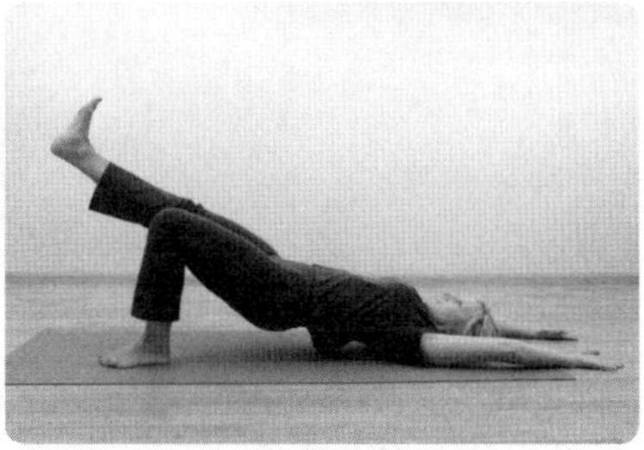

Sie bemerken möglicherweise Folgendes (wenn Sie das rechte Bein strecken):

- Die Gewichtsverlagerung nach links
- Die Arbeit in Ihren Gesäßmuskeln
- Das Gewicht des ausgestreckten Beins

14.4.2 *Boot*

In der Boothaltung aktivieren wir unsere Bauchmuskeln und die Muskeln unseres unteren Rückens.

Hinweis: In anstrengenden Haltungen und jenen, bei denen wir unsere Bauchmuskeln aktiv einsetzen, neigen wir dazu, den Atem anzuhalten. Vielleicht achten Sie beim Üben der Bootposition besonders auf Ihren Atem.

Wie Sie die Haltung einnehmen können:

Setzen Sie sich auf Ihre Matte, stützen Sie sich mit den Händen ab und ziehen Sie Ihre Beine an. Im nächsten Schritt aktivieren Sie Ihre Bauchmuskeln und heben Sie nun, wenn Sie so weit sind, Ihre Füße vom Boden.

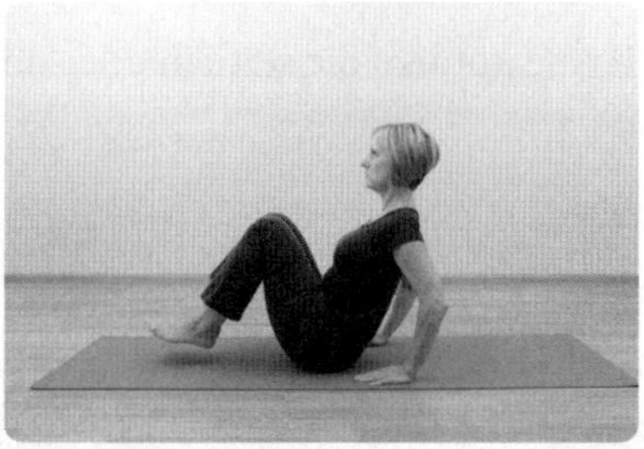

Was Sie möglicherweise empfinden:
- Die Aktivität in Ihren Bauchmuskeln
- Die Arbeit in Ihren Oberschenkelmuskeln
- Das Gewicht Ihrer Beine
- Die feinen Bewegungen, um das Gleichgewicht zu halten, wenn Sie die Arme heben

Boot – Varianten:

a. Unterschenkel parallel zum Boden

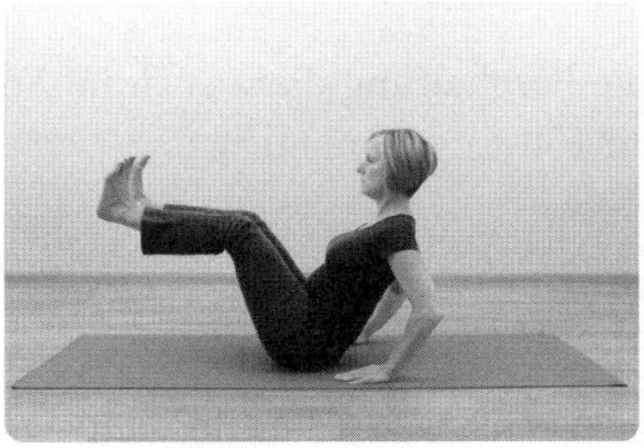

Sie spüren möglicherweise Folgendes:

- Die Aktivität Ihrer Bauchmuskeln
- Ihre Hände im Kontakt mit dem Boden
- Ihre Atembewegung im Rippen- und Brustbereich

b. Balancieren, halten Sie hierfür Ihre Arme parallel zum Boden

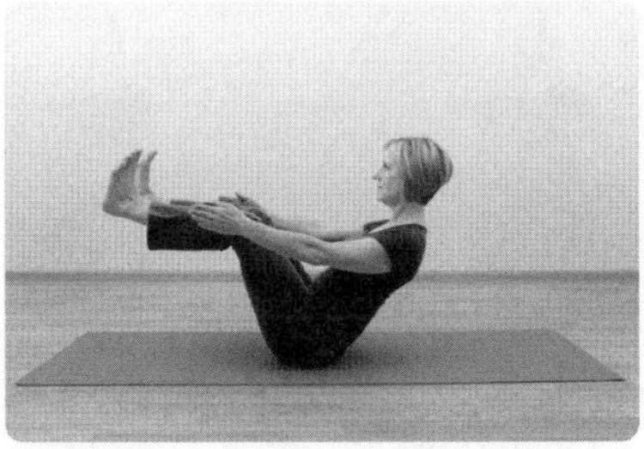

Was Sie möglicherweise spüren:

- Die Arbeit Ihrer Bauchmuskeln
- Das Gewicht und den Druck auf Ihren Gesäßmuskeln
- Das Gewicht Ihrer Arme
- … dass Sie den Atme anhalten

14.5 Asanas im Stehen

14.5.1 *Berghaltung*

Die Ihnen bereits bekannte Berghaltung dient auch im Yoga auf der Matte als Anfangs- und Endposition für Haltungen im Stehen.

Wie Sie die Haltung einnehmen können:

Eine kurze Wiederholung: Wenn Sie so weit sind, stellen Sie Ihre Füße ca. hüftbreit, richten dann Ihre Wirbelsäule auf und entscheiden wiederum, wie stark aufgerichtet Sie sein möchten. Die Arme, Hände und Schultern können Sie locker lassen, Sie können sie jedoch auch bewusst aktivieren (siehe zweites Bild). Wenn Sie möchten, können Sie beispielsweise Ihr Gewicht verlagern, sodass Sie mehr Gewicht auf dem Vorderfuß oder aber auf der Ferse, mehr rechts oder links haben und so das Gewicht auf Ihren Füßen ausbalancieren.

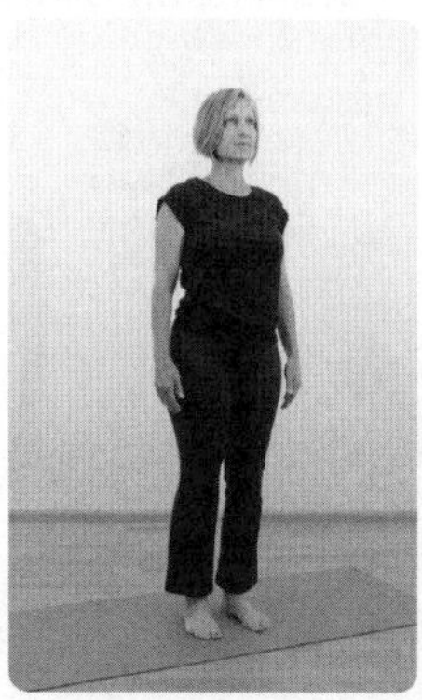

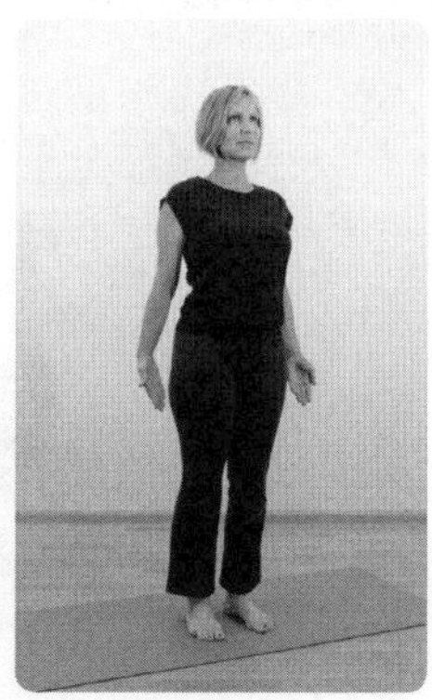

Was Sie möglicherweise spüren:

- Den Kontakt Ihrer Füße mit dem Boden
- Wenn Sie die Muskeln Ihrer Schultern, Arme und Hände aktiviert haben, diese Muskelgruppen
- Die Bewegungen Ihres Atems

Berghaltung – Varianten:

a. Arme strecken

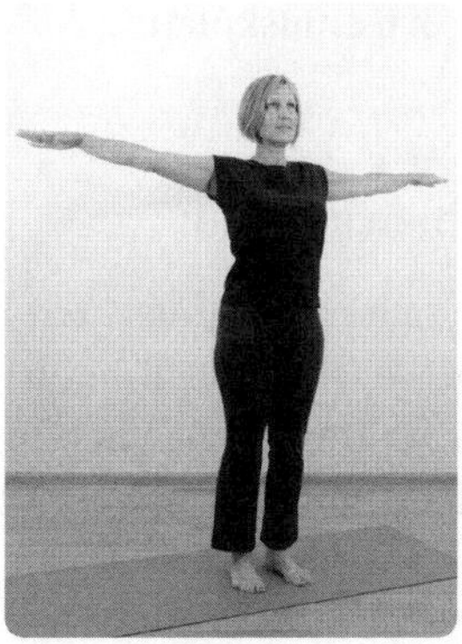

Sie nehmen möglicherweise wahr:

- Eine Dehnung Ihrer gestreckten Arme
- Einen Zug in der Brustmuskulatur
- Das Gewicht Ihrer Arme
- Die Aktivität in Ihren Schultermuskeln

b. Hände über dem Kopf falten

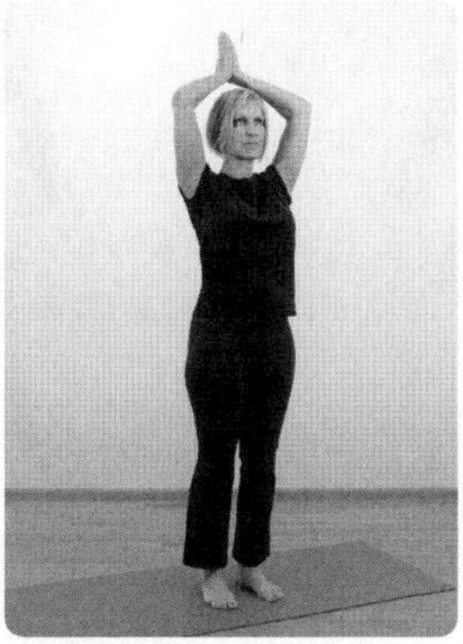

Möglicherweise spüren Sie Folgendes:

- Ihre Muskeln zwischen den Schulterblättern
- Den Kontakt Ihrer Handflächen
- Den Kontakt Ihrer Hände, wenn Sie sie über dem Kopf falten
- Ihre Schulter- und Nackenmuskeln bei gefalteten Händen
- Das Gewicht Ihrer Arme
- Den Kontakt Ihrer Füße mit der Matte

14.5.2 *Fünfzackiger Stern*

Die „Zacken“ des Sterns stellen unsere Arme, Beine und unser Kopf dar. Das Asana öffnet die Brust und dehnt die Brustmuskulatur.

Wie Sie die Haltung einnehmen können:

Wenn Sie möchten, stellen Sie sich mit gegrätschten Beinen auf die Matte; wie weit Sie in die Grätsche gehen, legen Sie selbst fest. Breiten Sie nun Ihre Arme aus, parallel zum Boden oder höher. Wenn Sie Ihre Arme nach hinten ziehen, sodass die Schulterblätter zusammenrücken, dehnen Sie automatisch Ihre Brustmuskeln.

Hinweis: Achten Sie auch in dieser Haltung auf aktive Bauchmuskeln, die verhindern, dass Sie ein Hohlkreuz bilden.

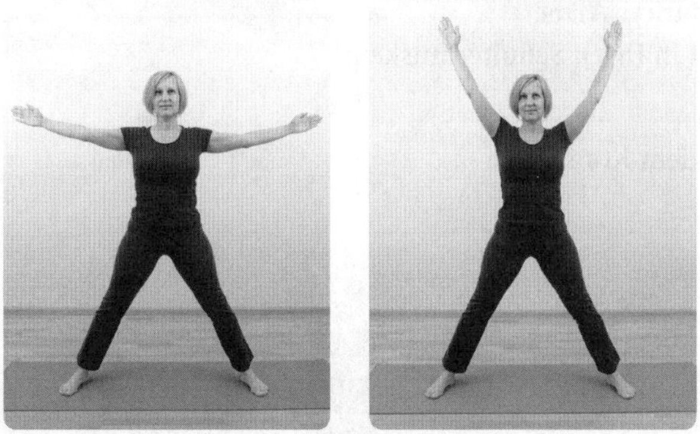

Was Sie möglicherweise spüren:

- Den Kontakt Ihrer Füße mit dem Boden
- Die Arbeit Ihrer Schultermuskeln
- Das Gewicht Ihrer Arme
- Eine leichte Dehnung auf der Innenseite der Beine
- Je nach Öffnung Ihrer Arme eine Dehnung in Ihren Brustmuskeln

14.5.3 *Stuhlposition*

Die Stuhlposition kräftigt Beine und Rücken. Sie kann sehr sanft oder auch intensiver gestaltet werden.

Wie Sie die Haltung einnehmen können:

Wenn Sie so weit sind, beginnen Sie in der Berghaltung und beugen Ihre Knie. Heben Sie dann Ihre Arme und schieben Ihr Gesäß nach hinten. Wie tief Sie gehen bzw. wie hoch Sie Ihre Arme nehmen, entscheiden Sie selbst.

Hinweis: Achten Sie auf eine gute Bauchspannung, sodass Sie nichts ins Hohlkreuz fallen. Manchmal halten wir in statischen intensiven Haltungen den Atem an. Bemerken Sie dies, lassen Sie ihn einfach wieder fließen.

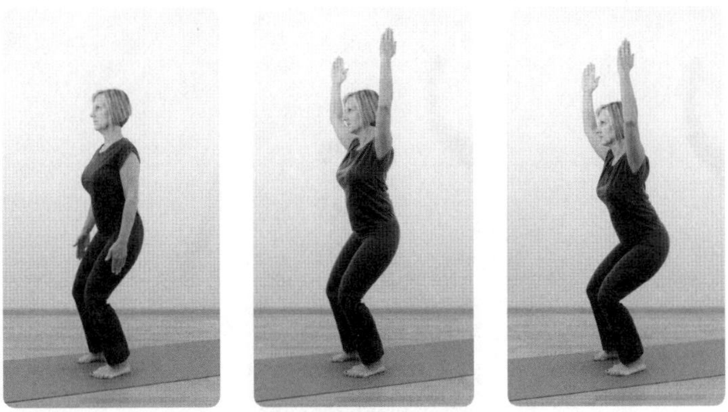

Welche Empfindungen Sie beispielsweise haben können:

- Eine Aktivität in Ihren Oberschenkelmuskeln
- Eine Streckung Ihres Rückens
- Das Gewicht Ihrer Arme
- Eine Aktivität in Ihren Rückenmuskeln
- Ihre Bauchmuskeln, die Sie gerade halten

14.5.4 Baum

Auch dieses Asana mag bereits ein alter Bekannter für Sie sein (siehe Seite 146). Auf der Matte und barfuß eröffnet es uns weitere Möglichkeiten.

Hinweis: Um leichter in Balance zu bleiben, können Sie mit den Augen einen Punkt ca. einen Meter vor sich auf dem Boden oder an der gegenüberliegenden Wand fixieren.

Wie Sie die Haltung einnehmen können:

Beginnen Sie wie gewohnt in der Berghaltung und verlagern Sie dann Ihr Gewicht auf Ihr linkes Bein. Sobald Sie einen sicheren Stand haben, stellen Sie Ihren Fuß an den anderen Fußknöchel. Ihre Arme können Sie locker hängen lassen oder sie zu Hilfe nehmen, um das Gleichgewicht besser zu halten. Auch ein Stuhl oder eine Wand in der Nähe gibt Sicherheit.

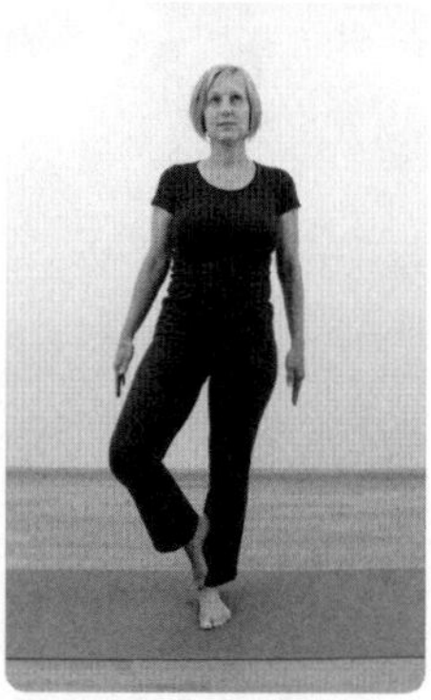

Was Sie möglicherweise spüren:

- Die Gewichtsverlagerung auf Ihr Standbein
- Die Arbeit der Muskeln Ihres Standbein
- Kleine Balancebewegungen
- Den Kontakt Ihres Fußes mit Ihrem Bein

Baum – Varianten:

a. Hände vor der Brust falten

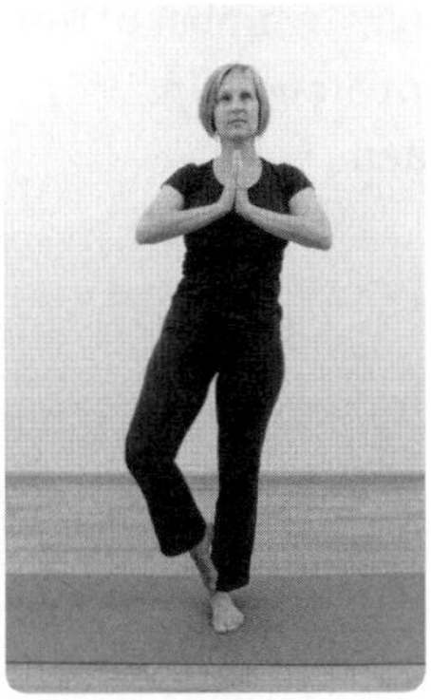

Möglicherweise spüren Sie Folgendes:

- Die Aktivität im Oberschenkelmuskel des angelehnten Beins
- Den Fuß am Knöchel des Standbeins
- Den Boden unter Ihrem Standbein
- Den Kontakt Ihrer Handflächen

b. Fuß am Kniegelenk platzieren

Hinweis: Stellen Sie Ihren Fuß nur an eines der genannten Gelenke (Knöchel oder Knie), nicht an Ihre Wade, da Ihr Bein so nach außen gedrückt wird, was dem Kniegelenk nicht gut bekommt.

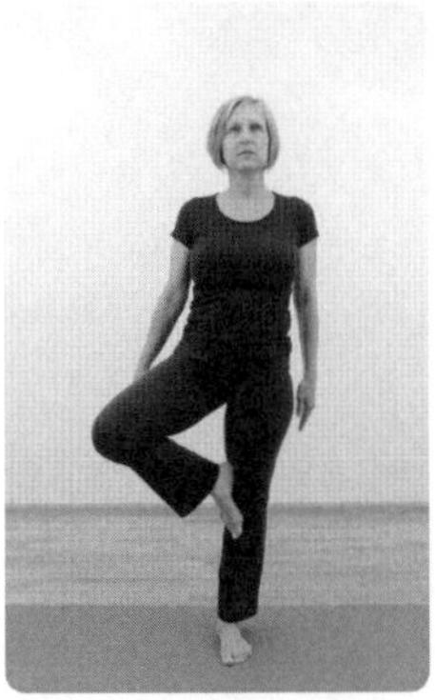

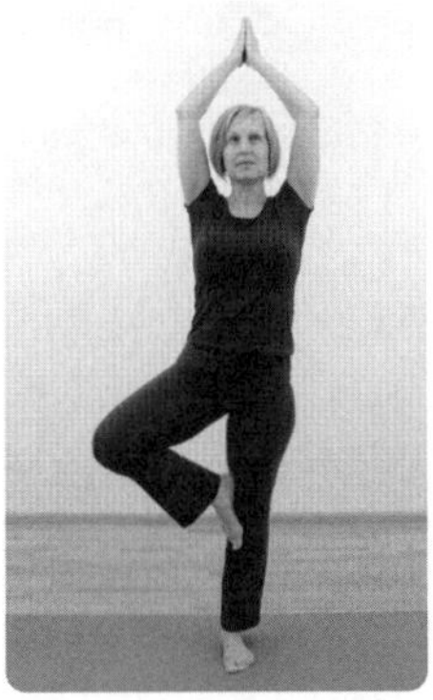

Sie spüren möglicherweise Folgendes:

- Den Kontakt Ihres Fußes am Knie
- Das Gewicht auf dem Standbein
- Ein Gefühl der Dehnung in der Armmuskulatur
- Kleine Balancebewegungen im Standbein
- … dass Sie Ihren Atem anhalten

14.5.5 *Gegrätschte Kniebeuge*

Diese kraftvolle Haltung trainiert sowohl Beine als auch Rücken und Schultern.

Wie Sie die Haltung einnehmen können:

Beginnend mit der Berghaltung machen Sie einen Schritt zur Seite. Drehen Sie dann, wenn Sie so weit sind, Ihre Füße ein wenig nach außen und beugen Sie Ihre Knie. Die Intensität des Asanas bestimmen Sie, indem Sie wählen, wie breit bzw. wie tief die Grätsche ausfällt. Sie können die Hände vor der Brust falten oder Ihre Finger ineinander verschränken und die Zeigefinger strecken. Indem Sie die Hände gegeneinander drücken, aktivieren Sie zusätzlich Ihre Arm- und Schultermuskeln.

Hinweis: Schieben Sie Ihr Becken ein wenig nach vorn und aktivieren Sie Ihre Bauchmuskeln, sodass Sie ein Hohlkreuz vermeiden.

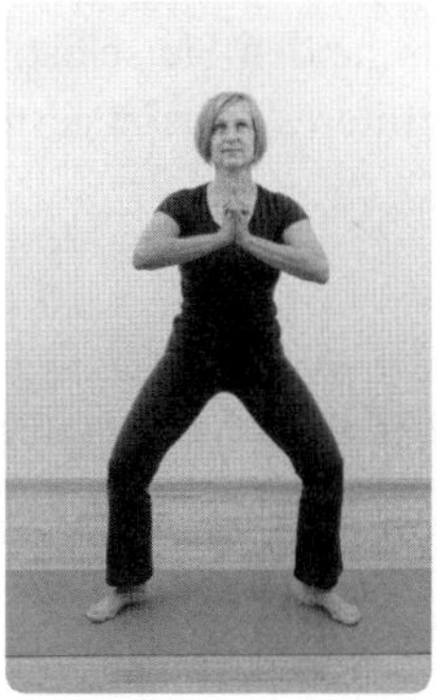

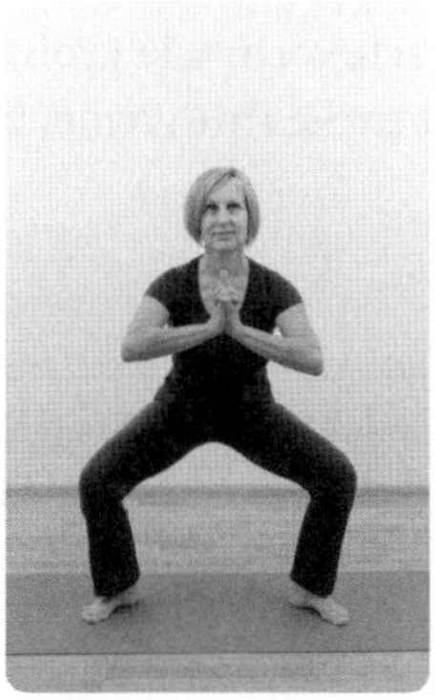

Was Sie möglicherweise spüren:

- Eine Aktivität in Ihren Schultermuskeln
- Den Kontakt Ihrer Hände und Finger
- Die Spannung in Ihren Oberschenkel- und Gesäßmuskeln
- Den Kontakt Ihrer Füße mit dem Boden
- … dass Sie den Atme anhalten

14.5.6 Krieger I

Es mag merkwürdig erscheinen, dass in der gewaltfreien Yogapraxis Kriegerhaltungen vorkommen. Gemeint ist der spirituelle Kampf gegen die inneren Feinde, der mit Geduld, Hingabe und Stetigkeit geführt wird. Das intensive Krieger-I-Asana eröffnet zahlreiche Variationsmöglichkeiten, mit denen Sie experimentieren können.

Hinweis: Im Yoga und insbesondere im traumasensitiven Yoga kommt es vor allem darauf an, im Hier und Jetzt zu sein und unser Gewahrsein zu trainieren. Nicht so wichtig ist es hingegen, unsere Muskeln möglichst stark zu beanspruchen. Prüfen Sie also immer wieder, welche Variante Ihnen dies am besten ermöglicht. Manche Menschen neigen dazu, in anstrengenden Haltungen zu dissoziieren, weil die Anstrengung und die damit verbundenen Empfindungen einen Trigger darstellen.

Wie Sie die Haltung einnehmen können:

In der Berghaltung beginnend machen Sie, wenn Sie so weit sind, einen Schritt mit dem rechten Bein nach vorn; wie groß, entscheiden Sie selbst. Beugen Sie nun Ihr rechtes Knie und heben Sie Ihre Arme. Ihr hinteres Bein ist gesteckt, wobei die Ferse zum Boden zieht.

Hinweis: Achten darauf, dass Ihr Knie hinter oder über dem Sprunggelenk bleibt. Ragt es darüber hinaus oder weicht nach rechts oder links aus, schadet es Ihrem Kniegelenk. Auch in dieser Haltung sind aktivierte Bauchmuskeln von Vorteil, weil sie die Lendenwirbelsäule stabilisieren.

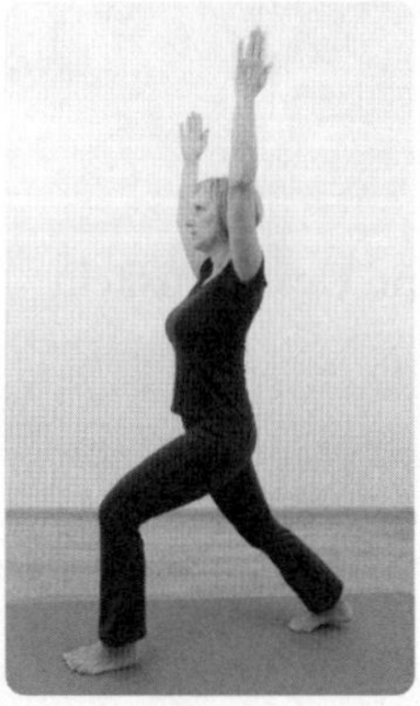

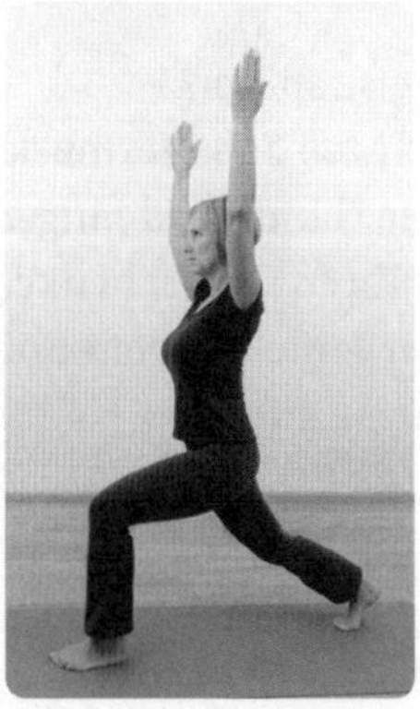

Was Sie möglicherweise spüren:

- Ein Gefühl der Dehnung auf der Rückseite des hinteren Beins
- Die aktiven Muskeln im vorderen Bein
- Eine leichte Dehnung Ihrer Bauchmuskeln
- Eine Dehnung auf der Innenseite ihrer Beine

Krieger I – Varianten:

a. Die Finger hinter dem Rücken verschränken – leichte Rückbeuge

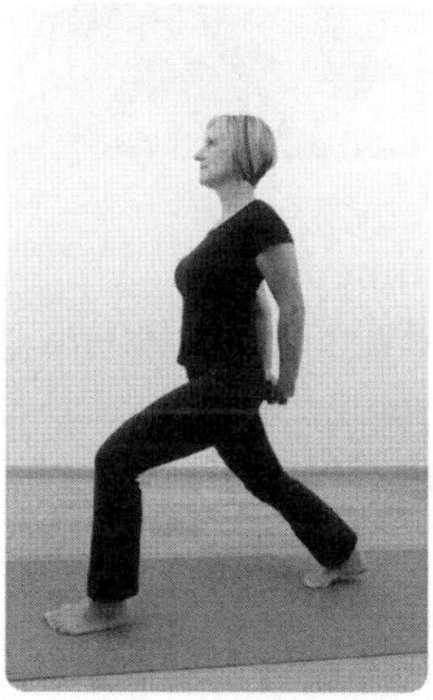

Möglicherweise spüren Sie Folgendes:

- Einen Zug in den Schulter- und Oberarmmuskeln
- Eine Weitung der Brustmuskulatur
- Das Gewicht auf dem vorderen Bein
- Die Dehnung im hinteren Bein

b. Sich auf dem vorderen Bein abstützen und eventuell tiefer gehen, indem Sie den Schritt vergrößern

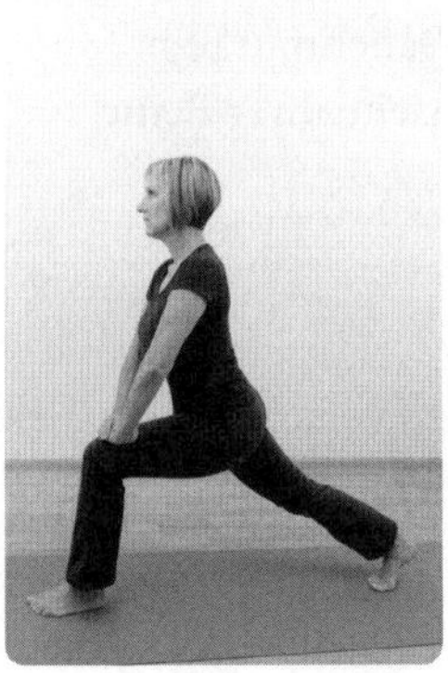

Was Sie möglicherweise wahrnehmen:
- Eine Gewichtsverlagerung auf das vordere Bein
- Die Aktivität Ihrer Muskeln in den Oberschenkeln
- Die Aktivität Ihrer Armmuskulatur beim Abstützen

14.5.7 *Krieger II*

Der Krieger II ist ebenfalls eine kräftige Haltung, deren Intensität Sie Ihrer momentanen Befindlichkeit anpassen können. Die rutschfeste Matte erlaubt es uns, tiefer zu gehen, wenn wir das möchten.

Wie Sie die Haltung einnehmen können:

Wenn Sie Lust haben, dieses Asana zu üben, beginnen Sie mit gegrätschten Beinen. Drehen Sie nun, wenn Sie so weit sind, den rechten Fuß nach vorn, der linke wird nicht gedreht. Blicken Sie dann zur rechten Seite und beugen Ihr rechtes Knie. Nun können Sie Ihre Arme anheben, parallel zum Boden, höher oder tiefer, so wie es für Sie stimmt.

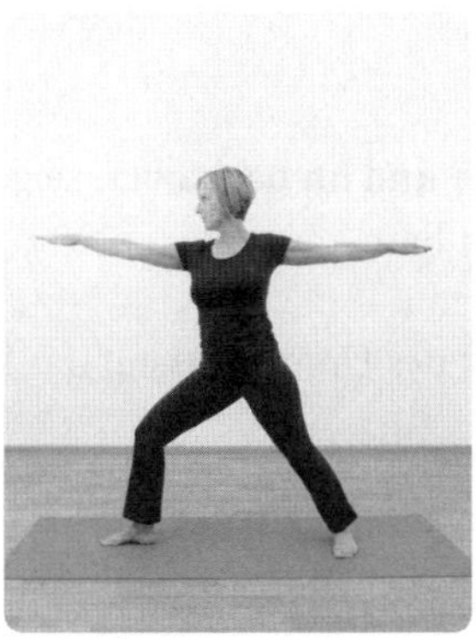

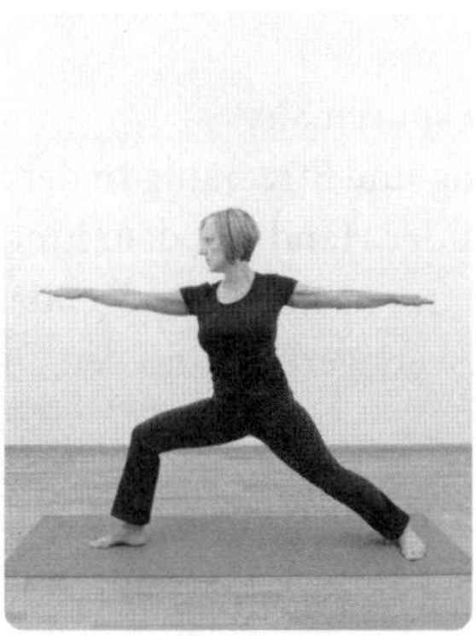

Was Sie beispielsweise spüren können:

- Eine Dehnung auf der Innenseite des hinteren Beins
- Den Kontakt mit den Füßen auf der Matte
- Ein Gefühl der Dehnung in der rechten Seite, wenn Sie den rechten Arm nach vorn strecken
- Eine Dehnung auf der linken Seite, wenn Sie den linken Arm nach vorn strecken

Krieger II – Varianten:

a. Umgekehrter (inverser) Krieger, hierfür senken Sie den linken Arm nach unten, legen ihn auf Ihrem Bein ab und ziehen gleichzeitig den rechten Arm nach oben

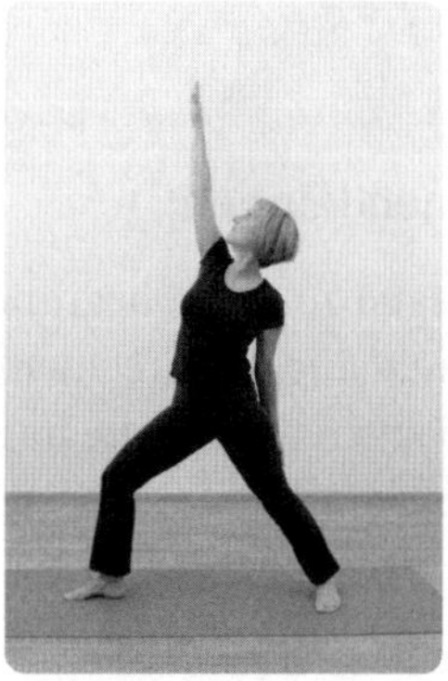

Möglicherweise spüren Sie:

- Eine Dehnung und Streckung in der Seite und im nach oben zeigenden Arm
- Den Kontakt der Hand mit dem hinteren Bein
- Das Gewicht des nach oben zeigenden Arms
- Die Gewichtsverlagerung und den Druck des Unterarms auf das linke Bein

b. Dynamischer Krieger: vorderes Bein beugen und strecken
c. Dynamischer Krieger: Arme auf und ab bewegen

14.5.8 *Tiefer Krieger*

Eine weitere Kriegervariante auf der Matte ist der tiefe Krieger.

Hinweis: Je nach Armlänge kommen Sie in dieser Position leicht auf den Boden. Um Ihre Hände gut auf dem Boden zu verankern, können Sie aber auch Yogablöcke oder zwei gleich dicke Bücher zu Hilfe nehmen.

Wie Sie die Haltung einnehmen können:

Der Kniestand ist die perfekte Ausgangsposition für dieses Asana. Stellen Sie dann die Zehen des hinteren Fußes auf und legen Ihre Hände rechts und links neben Ihren vorderen Fuß. So können Sie bleiben oder sich nach oben drücken, bis Ihr hinteres Bein gestreckt ist. Können Sie Ihre Handflächen nicht bequem auf den Boden legen, platzieren Sie Yogablöcke oder Bücher unter die Hände.

Hinweis: Ob Sie die Hände bequem auf der Matte platzieren können, hat mit Ihrer Arm- bzw. Beinlänge zu tun. Haben Sie kürzere Arme, ist das Üben mit einer Unterlage bequemer.

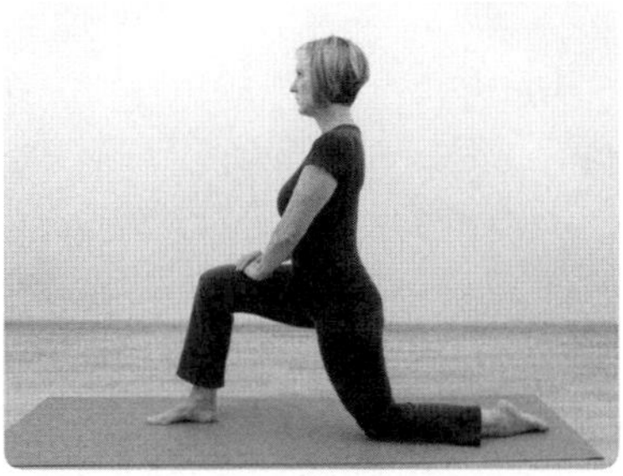

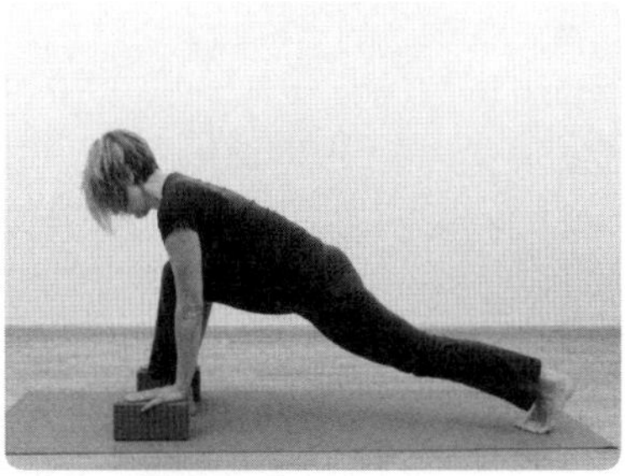

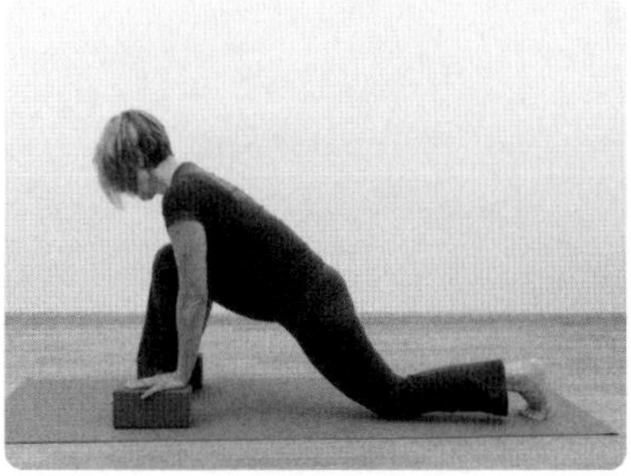

Was Sie beispielsweise wahrnehmen können:

- Das Gewicht auf den Händen
- Eine Dehnung in der Oberschenkelmuskulatur des vorderen Beins
- Einen Zug im vorderen und hinteren Bein, wenn Sie sich nach oben drücken

Hinweis: Wenn es für Sie bequemer ist, legen Sie eine Decke unter Ihr Knie.

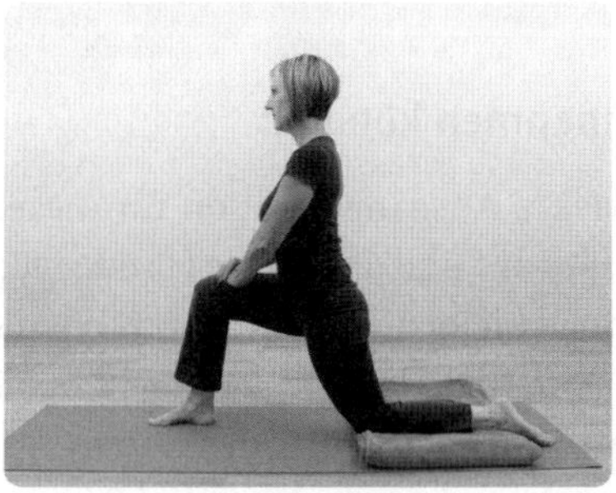

14.6 Entspannungshaltungen

Wenn es Sie nach einer Übungsreihe oder auch zwischendurch nach Erholung verlangt, können Sie beispielsweise in der einfachen Sitzhaltung, in der Kindhaltung oder in der Entspannungshaltung auf dem Rücken ausruhen.

Hinweis: Sie können immer für sich selbst entscheiden, ob Sie die Augen lieber offen oder geschlossen halten.

Einfache Sitzhaltung:

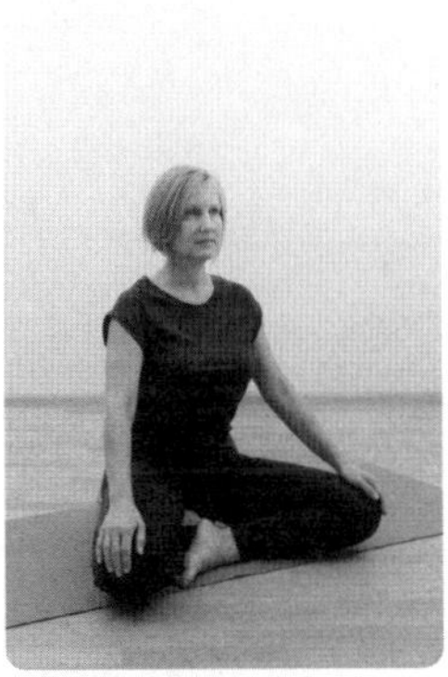

Kindhaltung:

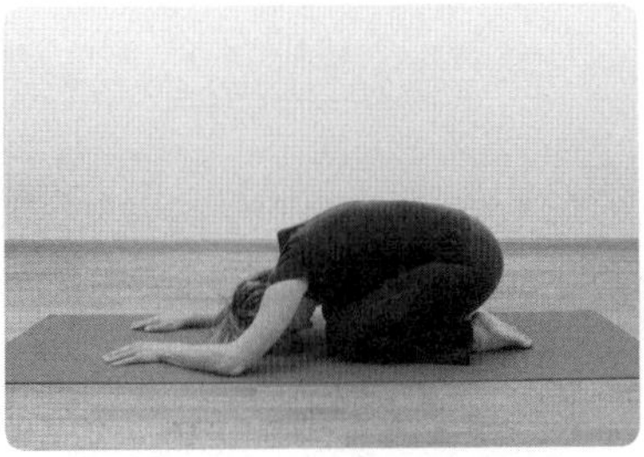

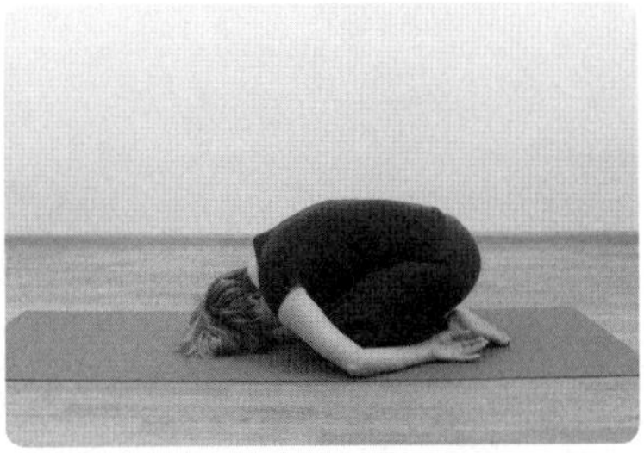

Entspannungshaltung auf dem Rücken:

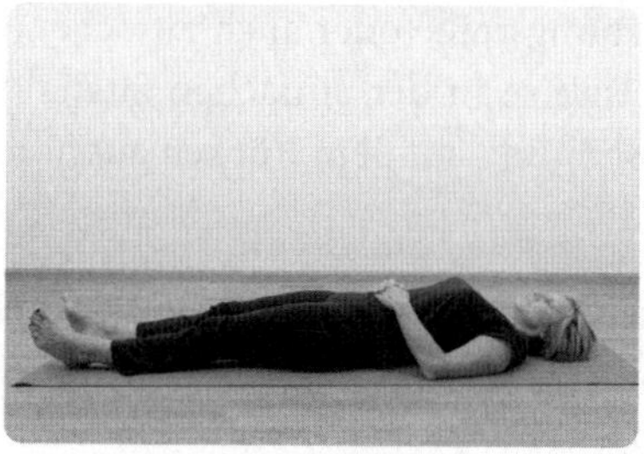

15. Pranayama-Praxis

Auf den folgenden Seiten finden Sie zunächst Atemübungen auf dem Stuhl, die Sie leicht in Ihren Alltag integrieren können. Im zweiten Teil erhalten Sie Anleitungen für Pranayama-Übungen auf der Matte, die Ihre Yogapraxis dort ergänzen. Wie für die Asanas gilt auch für die Atemkontrolle: Wenn Sie eine Übung als belastend empfinden, lassen Sie sie weg und wählen eine andere.

Hinweis: Sie können bei den meisten Pranayama-Übungen selbst entscheiden, ob Sie durch Mund oder Nase atmen wollen. Ausnahmen sind die Wechselatmung, bei der wir durch die Nase atmen, und die kühlende Atmung, bei der beim Einatmen der Mund geöffnet wird.

15.1 Pranayama-Praxis auf dem Stuhl

15.1.1 Atemräume

Unser Atem fließt und bewegt unseren Körper fortwährend, auch wenn wir diesem Umstand im Alltag wenig Beachtung schenken. Anders im Yoga. Hier beobachten wir im Üben unseren Atemfluss und nehmen ihn, sobald er stockt, wieder auf. Die Yogis verstanden es meisterlich, neben den Asanas Atemübungen zu entwickeln, um das Nervensystem positiv zu beeinflussen.

Wie Sie die Pranayama-Übungen ausführen können:

Die Atembewegungen können im Brustbereich spürbar sein, an den Schlüsselbeinen, in den Rippen und im Bauch. Beginnen Sie beispielsweise damit, Ihre Hände auf die Brust zu legen und sie dort für ein paar Atemzüge liegen zu lassen. Nach einer Weile können Sie Ihre Hände auf Ihre Rippen legen. In einem letzten Schritt möchte ich Sie einladen, Ihre Hände auf den Bauch zu legen.

Hinweis: Bei dieser Übung lassen Sie Ihren Atem ganz natürlich fließen und beeinflussen ihn nicht. Es geht nicht um die „richtige" Atmung. Wie immer im Yoga geht es lediglich darum, zu beobachten, wie es im Moment gerade ist.

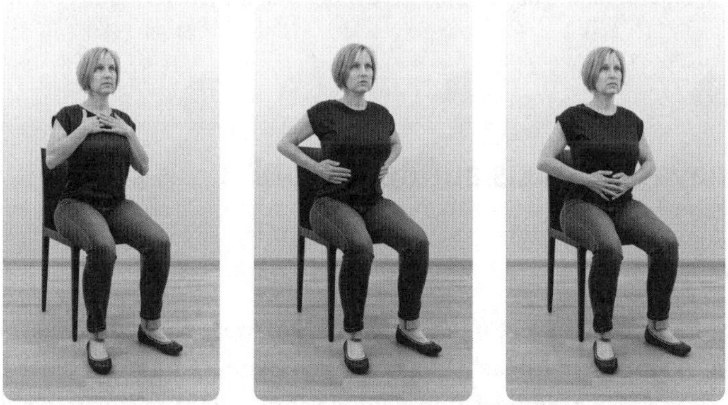

Was Sie eventuell spüren:

- Den Kontakt Ihrer Hände mit Ihrem Körper an der jeweiligen Stelle
- Eine Bewegung unter Ihren Händen
- Ihre Sitzbeinhöcker auf dem Stuhl
- Ihre Füße am Boden

15.1.2 *Sonnenatem*

Der Sonnenatem ist eine dynamische Atemübung, bei der Sie den Atemrhythmus mit Bewegung synchronisieren können.

Wie Sie die Pranayama-Übung ausführen können:

Beginnen Sie, wenn Sie diese Übung ausprobieren möchten, in der Berghaltung und nehmen Sie beim Einatmen die Arme seitlich nach oben, beim Ausatmen die Arme wieder nach unten.

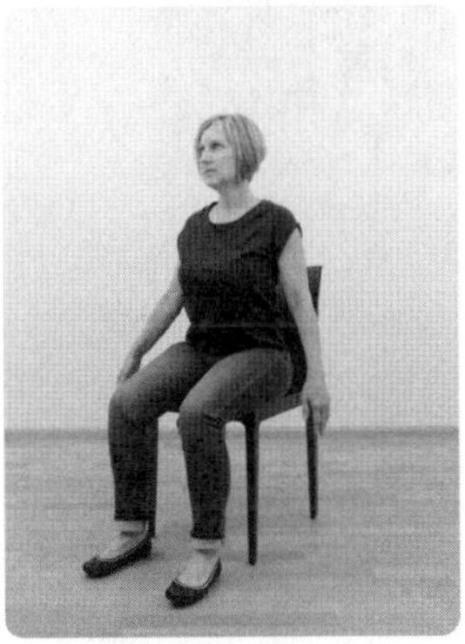
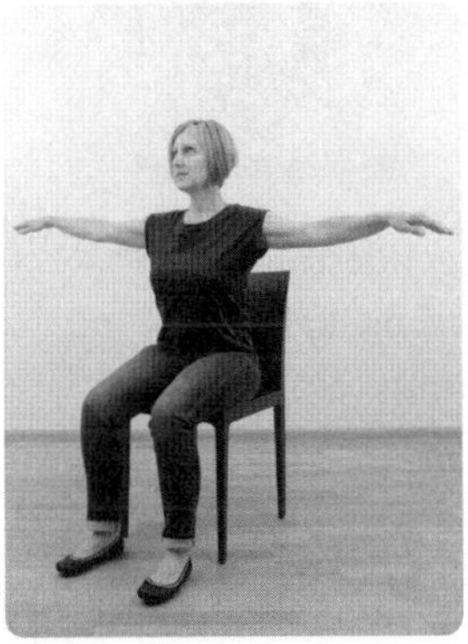
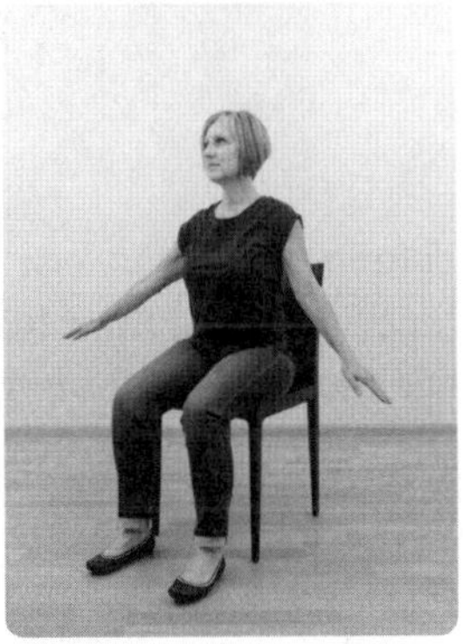

Was Sie möglicherweise bemerken:

- Die Aktivität in Ihren Schultermuskeln bei der Bewegung
- Das Gewicht Ihrer Arme beim Heben und Senken
- Die Bewegung Ihres Atems
- Ein Anheben des Brustkorbs beim Heben der Arme

Sonnenatem – Varianten:

a. Arme beim Einatmen über den Kopf strecken

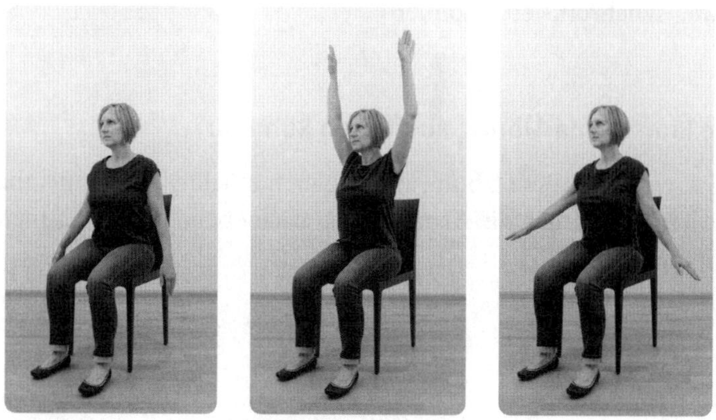

Sie spüren möglicherweise Folgendes:

- Eine Streckung Ihrer Rückenmuskeln
- Die Aktivität in Ihren Armmuskeln
- Die Bewegung Ihrer Arme
- Ihren Atem in der Nase oder im Mund

b. Arme vor Ihrem Körper anheben und wieder senken

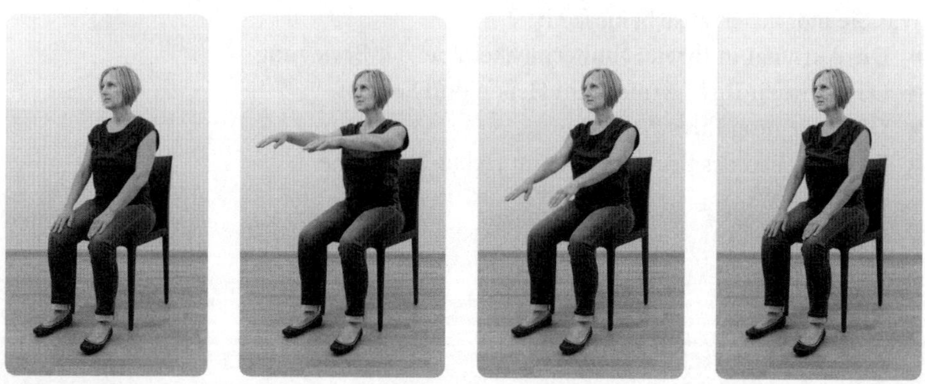

Möglicherweise spüren Sie:

- Die Arbeit Ihrer Schultermuskeln
- Ihre Hände auf den Oberschenkel zu Beginn und am Ende der Bewegung
- Das Gewicht Ihrer Arme
- Ihre Sitzbeinhöcker

15.2 Pranayama-Praxis auf der Matte

15.2.1 Atemräume

Die Atemräume lassen sich sowohl auf dem Stuhl (siehe 15.1.1) als auch auf der Matte erkunden.

Wie Sie die Pranayama-Übung ausführen können:

In der einfachen Sitzhaltung legen Sie nacheinander Ihre Hände auf die Brust, die Rippen und den Bauch und beobachten, wo und wie Sie die Bewegung Ihres Atems wahrnehmen können.

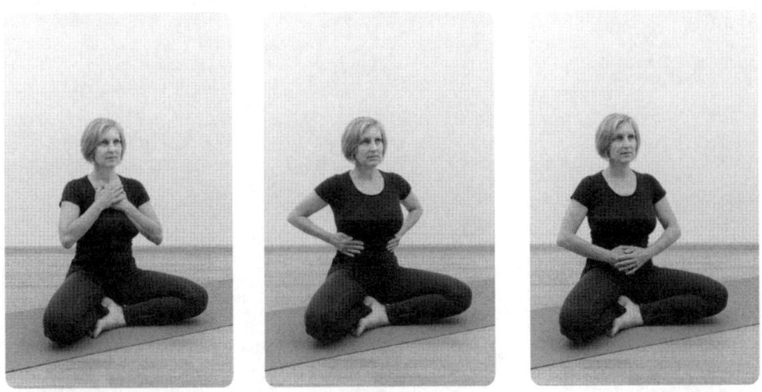

Was Sie möglicherweise spüren:

- Den Kontakt Ihrer Sitzbeinhöcker mit der Matte oder dem Kissen
- Die Temperatur Ihrer Hände auf Ihrem Körper
- Eine Bewegung Ihres Atems
- Ihre Beine auf der Matte

15.2.2 *Sonnenatem*

Der Sonnenatem kann in der einfachen Sitzhaltung in den Ihnen bereits bekannten Varianten (siehe 15.1.2) geübt werden, die Arme seitlich vom Körper oder vor dem Körper.

Wie Sie die Pranayama-Übung ausführen können:

Sie nehmen, wenn Sie so weit sind, die einfache Sitzhaltung ein, platzieren Ihre Arme seitlich und heben und senken Sie in Ihrer eigenen Geschwindigkeit. Wie schnell und wie hoch Sie die Arme nehmen möchten, entscheiden Sie.

Hinweis: Sie können die Atmung mit der Bewegung synchronisieren, den Atem jedoch auch einfach fließen lassen.

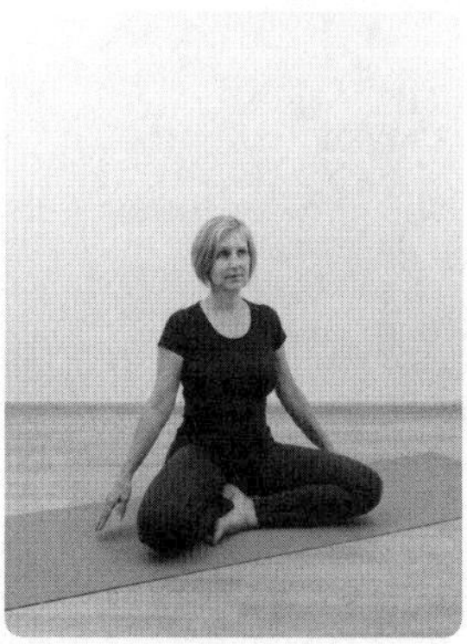
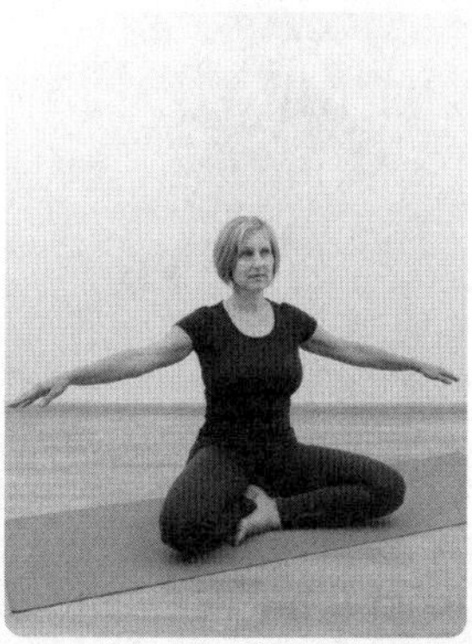
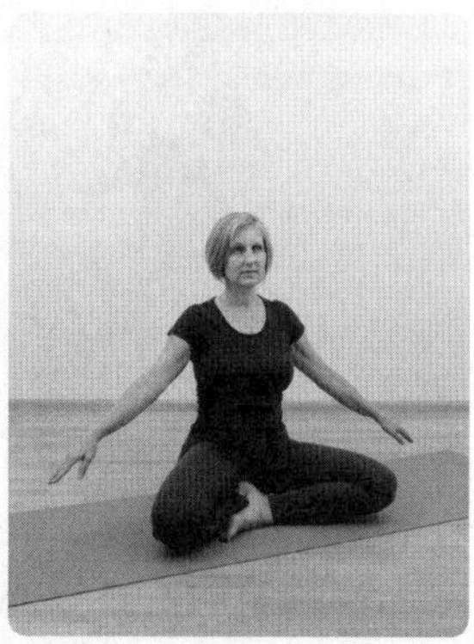

Was Sie möglicherweise spüren:

- Die Aktivität in Ihren Schultermuskeln in der Bewegung
- Das Gewicht Ihrer Arme beim Heben und Senken
- Den Kontakt mit dem Kissen und / oder der Matte
- Ein Anheben des Brustkorbs beim Heben der Arme

Sonnenatem – Varianten:

a. Arme beim Einatmen über den Kopf strecken

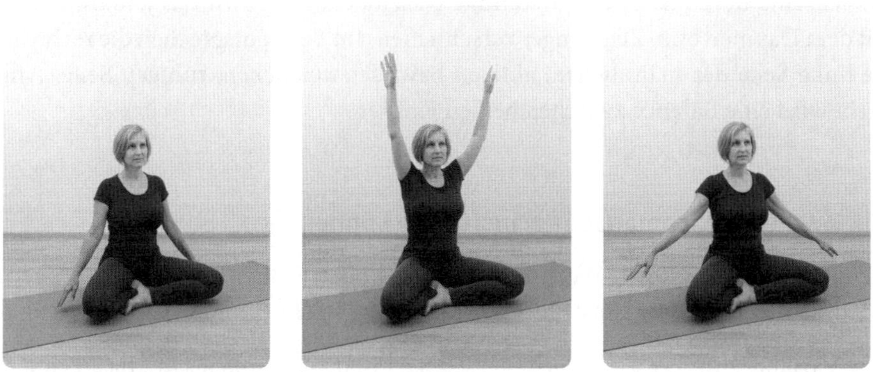

Möglicherweise spüren Sie:
- Den Kontakt Ihrer Beine mit dem Boden und / oder dem Kissen
- Eine Streckung Ihrer Rückenmuskeln
- Die Aktivität in Ihren Armmuskeln
- Die Arbeit Ihrer Muskeln zwischen Ihren Schulterblättern

b. Arme vor der Brust heben und senken

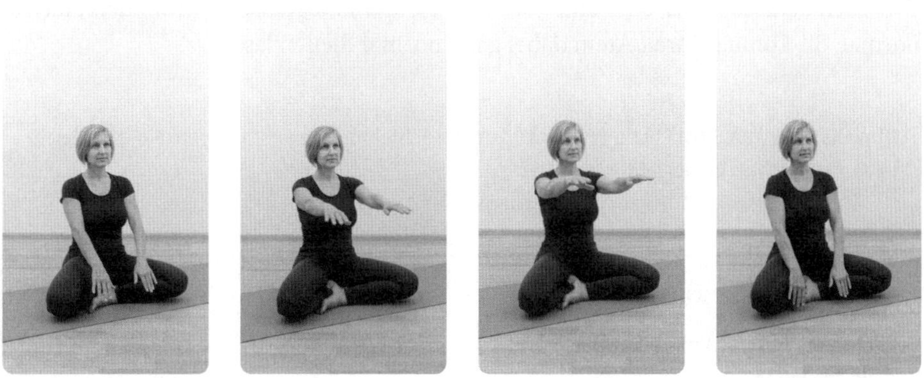

Sie spüren vielleicht:
- Ihre Schultermuskeln
- Das Gewicht Ihrer Arme
- Ihre Atembewegung
- Den Kontakt mit der Matte

15.2.3 *Wechselatem*

Der Wechselatem zählt zu den klassischen Pranayama-Übungen Hierbei atmen wir abwechselnd durch das rechte und linke Nasenloch, wobei wir das jeweilige andere mit dem Daumen bzw. Zeigefinger verschließen. Im Yoga entsprechen die rechte und die linke Seite der männlichen, aktiven bzw. der weiblichen, ruhigen Seite. Angestrebt wird eine Balance zwischen beiden Kräften.

Wie Sie die Pranayama-Übung ausführen können:

Wenn Sie die Wirkung der Wechselatmung erkunden wollen, nehmen Sie Ihre rechte Hand, schließen Sie zur Faust, lassen jedoch den Zeigefinger und Daumen gestreckt.

Eine Variante zum Einstieg: Verschließen Sie mit dem Daumen sanft das rechte Nasenloch und atmen dann einige Male durch das linke ein und aus. Danach verschließen Sie mit dem Zeigefinger Ihr linkes Nasenloch und atmen durch das rechte einige Male ein und aus. Wenn Sie mit dem Atmen durch ein Nasenloch vertraut sind, beginnen Sie die Übung, indem Sie mit dem Daumen Ihr rechtes Nasenloch sanft verschließen und links einatmen. Schließen Sie nun Ihr linkes Nasenloch mit dem Zeigefinger, öffnen rechts, atmen rechts aus. Dann atmen Sie rechts wieder ein und schließen die rechte Seite mit dem Daumen. Nun öffnen Sie die linke Seite zum Aus – und erneuten Einatmen.

Eventuell bemerken Sie, dass eine Nasenseite durchlässiger ist als die andere, das ist normal. Sie können Ihren Atem dabei ganz normal fließen lassen.

Hinweis: Drücken Sie nicht zu fest, das kann die Schleimhäute austrocknen. Ein ganz leichter Druck reicht zum Verschließen.

Wechselatem in Kurzform:

Rechts schließen – links einatmen
links schließen
rechts ausatmen – rechts einatmen
rechts schließen
links ausatmen – links einatmen
links schließen
rechts ausatmen – rechts einatmen
rechts schließen

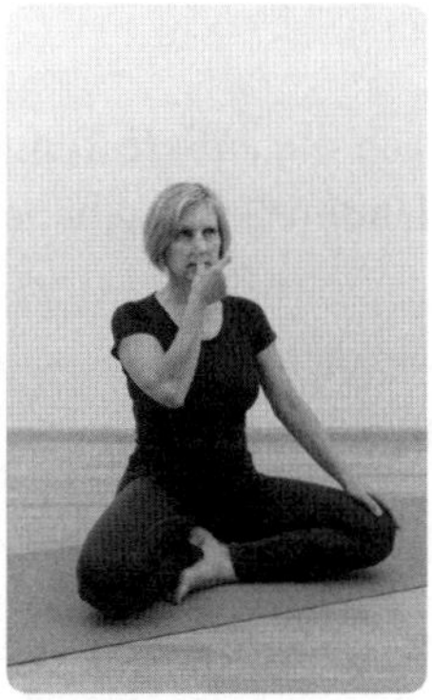 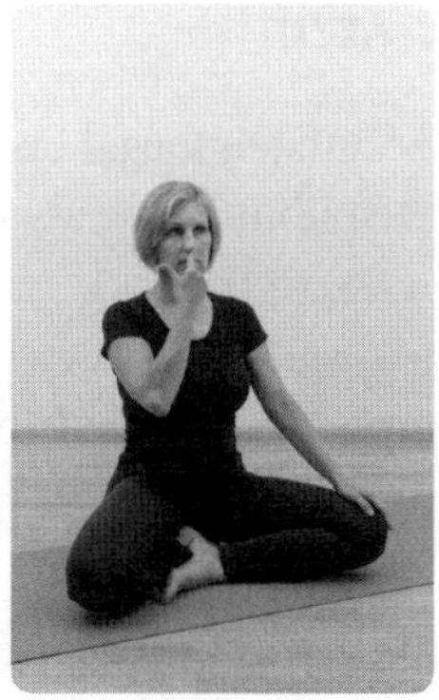

Was Sie möglicherweise bemerken:

- Ihr Atem wird langsamer
- Ihr Atem beschleunigt sich
- Die kühle Atemluft beim Einatmen
- Die angewärmte Atemluft beim Ausatmen
- Den Kontakt Ihres Zeigefingers bzw. Daumens mit dem Nasenflügel

Wechselatmung – Varianten:

a. Sie können die Ausatmung verlängern.
b. Sie können Atempausen nach dem Ein- und Ausatmen einlegen.
c. Sie können die Phasen – einatmen, ausatmen und Atempausen – gleich lang gestalten.

15.2.4 Kühlender Atem

Wenn bei Ihnen Hitze aufsteigt, egal ob durch die äußere Temperatur oder von innen, kann folgende Atemübung eine abkühlende Wirkung haben.

Wie Sie die Pranayama Übung ausführen können:

Nehmen Sie die einfache Sitzhaltung ein, machen Sie es sich bequem und atmen ein paar Atemzüge wie gewohnt. Nun strecken Sie Ihre Zunge heraus und rollen sie oder lassen sie flach. Einatmend lassen Sie nun, egal in welcher Variante, kühlende Luft über Ihre Zunge streichen. Beim Ausatmen können Sie den Mund schließen und durch die Nase ausatmen. Wenn Sie das nicht mögen, können Sie auch durch den Mund ausatmen, ziehen dafür aber Ihre Zunge wieder in den Mund. Einatmend strecken Sie die Zunge wieder heraus etc.

Hinweis: Ob man die Zunge rollen kann, ist erblich vorbestimmt. Wenn es bei Ihnen nicht funktioniert, hilft auch kein Üben.

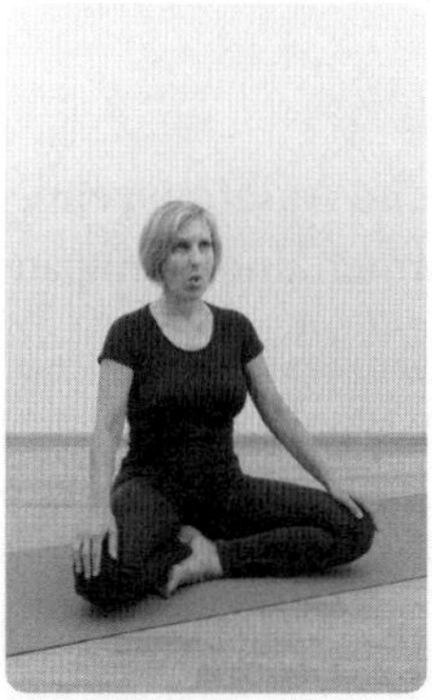

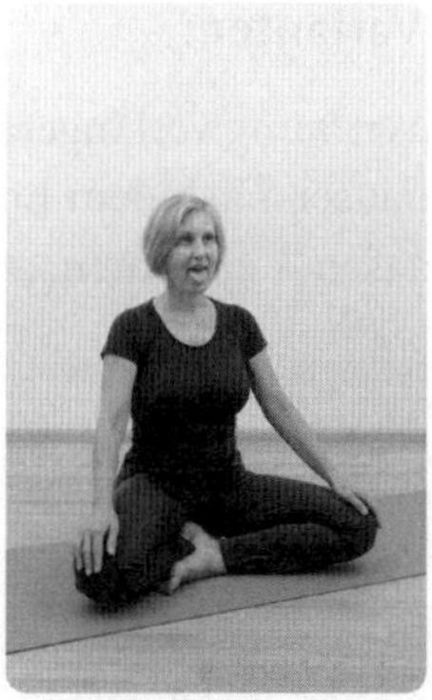

Was Sie beispielsweise spüren:

- Die kühle Luft beim Einatmen
- … dass der Mundraum ein wenig kühler wird
- … dass sich die Zunge durch diese Art des Atmens trocken anfühlt
- … dass sich der Atem vertieft

15.2.5 *Verlängerte Ausatmung*

Die Verlängerung der Ausatmung darf in der Aufzählung der Pranayama-Übungen keinesfalls fehlen, da sie für die Kontrolle über unser Nervensystem zentral ist. Bei jeder Einatmung regen wir den Sympathikus mit seiner aktivierenden und bei jeder Ausatmung den Parasympathikus mit seiner beruhigenden Wirkung an. Dieses Wissen machten sich die Yogis schon vor Tausenden von Jahren zunutze und übten sich in der Verlängerung der Ausatmung, wenn Sie sich entspannen und beruhigen wollten. Wenn Sie sich mit dieser Art des Atmens vertraut machen möchten, beginnen Sie am besten mit der gleichmäßigen Atmung – Ein- und Ausatmung sind gleich lang.

Wie Sie die Pranayama-Übung ausführen können:

Setzen Sie sich bequem hin: auf die Matte in der einfachen Sitzhaltung oder in der Berghaltung auf dem Stuhl. Wenn Sie so weit sind, zählen Sie gedanklich beim Ein- und Ausatmen mit. Beispielsweise bis 3 beim Einatmen und wieder bis 3 beim Ausatmen. Behagt Ihnen dieser Rhythmus, bleiben Sie dabei. Bekommen Sie zu wenig Luft, beschleunigen Sie und zählen beispielsweise nur bis 2. Möchten Sie jedoch langsamer atmen, zählen Sie bis 4 oder mehr.

Diese gleichmäßige Atmung hilft vielen meiner Patienten bereits, sich zu beruhigen und eine aufkommende Panikattacke zu kontrollieren.

Haben Sie einen Ihnen gemäßen Rhythmus gefunden, beginnen Sie mit der verlängerten Ausatmung. Hierzu dehnen Sie beispielsweise Ihre Ausatmung auf eine Zahl aus. So atmen Sie vielleicht bis 3 ein, und Ihre Ausatmung reicht bis 4. Es sollte nie ein Gefühl der Atemnot aufkommen, der Atem soll weiterhin ruhig fließen. Ist das gegeben, können Sie die Ausatmung beliebig verlängern.

Manche Menschen empfinden das Zählen als störend, weil es sie vom Fühlen ablenkt. Wenn es Ihnen so geht, nehmen Sie Ihre Finger zur Hilfe. Sie berühren mit dem Daumen nacheinander die Finger der gleichen Hand. Daumen und Zeigefinger stehen für eins, Daumen und Mittelfinger für zwei, Daumen und Ringfinger für drei und Daumen und kleiner Finger für vier. Mit der anderen Hand geht es mit fünf – Daumen und Zeigefinger – entsprechend weiter bis 8.

16. | Was tun, wenn ...

Falls sich vor oder während des Übens unangenehme Empfindungen einstellen, Ihre Gedanken abschweifen oder Sie irritiert sind, dass Sie zu wenig oder gar nichts spüren, lassen Sie sich nicht entmutigen. Auf den nächsten Seiten erhalten Sie Tipps, wie Sie mit derartigen „Störungen“ umgehen können:

Sie bemerken, dass Sie auf „Autopilot“ geschaltet haben und eine Übung nur noch mechanisch ausführen.

> Indem Sie es bemerkt haben, sind Sie bereits wieder achtsam. Fokussieren Sie sich auf Ihren Atem oder andere interozeptive Empfindungen und kehren Sie wieder bewusst zu Ihren interozeptiven Empfindungen zurück. Reicht das nicht aus, weil die Dissoziation sehr stark ist, wählen Sie ein Asana, von dem Sie wissen, dass es Ihnen hilft, wieder präsent zu werden. Das kann beispielsweise der nach unten schauende Hund sein oder eine kräftige Haltung wie die Stuhlposition oder die Krieger-Varianten.

Sie werden in einer Haltung oder Atemübung von starken Gefühlen oder Panik überwältigt.

> Beenden Sie das Asana oder die Pranayama-Übung und wechseln Sie zu einer für Sie beruhigenden Haltung oder Übung. Auch die 54321-Übung (Seite 247 f.) oder die Tresorübung (Seite 249) kann Distanz schaffen. Reorientieren Sie sich bewusst im Raum und machen Sie sich klar, dass Sie in der Gegenwart sind. Besprechen Sie die Reaktion mit Ihrem Therapeuten, sodass Sie sich in einem geschützten Rahmen mit dem Trigger auseinandersetzen können. Wenn Sie keine Unterstützung haben, machen Sie zur eigenen Sicherheit und Stabilisierung zunächst wieder Übungen, von denen Sie wissen, dass sie Ihnen guttun. Sollten Sie sich dem Asana oder der Atemübung wieder nähern wollen, dann tun Sie dies behutsam. Tun Sie es erst dann, wenn Sie ein Repertoire an „sicheren“ Übungen gefunden haben, auf die Sie zurückgreifen können, sollte die Erregung Sie wieder übermannen.

Sie spüren gar nichts?

> Manchen hilft, vor einem Spiegel zu üben. Sich zu sehen schafft eine Verbindung zum eigenen Körper und den Bewegungen. Auch das Üben in einer Gruppe, bei der Sie die anderen bzw. den Lehrer im Blick haben, kann abhelfen. Auch das Berühren eines aktiven Muskels oder seine Bewegung unter den Händen zu spüren kann hilfreich sein.

Eine Übung verursacht Schmerzen.

Es ist sinnvoll, die Ursache des Schmerzes zu ergründen. Ein stechender Schmerz in einem Gelenk zeigt Ihnen, dass die Bewegung schädlich ist und Sie damit aufhören sollten. Bleibt er bestehen, suchen Sie einen Arzt auf. Wenn der Schmerz durch eine sanfte Dehnung entstanden ist, können Sie den Dehnungsreiz verringern und beobachten, ob der Schmerz nachlässt. Leiden Sie unter chronischen Schmerzen, können Sie eventuell nur wenige Übungen völlig schmerzfrei praktizieren. Beginnen Sie sanft und prüfen Sie, ob sich Ihre Schmerzen nach dem Üben verschlimmern. Ist das der Fall, fahren Sie Ihr Programm weiter zurück und wählen eventuell auch andere Asanas aus.

Sie bemerken, dass es Ihnen wirklich schwerfällt, eine Wahl zu treffen?

Zu Beginn kämpfen fast alle mit diesem Umstand. Lassen Sie sich nicht beirren und üben Sie sich in Geduld. Ganz allmählich werden Sie etwas spüren und anhand der Rückmeldungen Ihres Körpers eine klare Wahl treffen können.

Eine Übung, die Ihnen anfänglich gutgetan hat, wirkt plötzlich nicht mehr oder hat negative Effekte.

Dies kann verschiede Ursachen haben. Vielleicht erinnern Sie sich an das Beispiel mit dem Sonnenatem, der nicht mehr „ausreichte“, weil die Emotionen überwältigend waren. Bei großem Stress brauchen wir manchmal etwas anderes als bei einer leichten Erregung. Testen Sie andere Übungen aus Ihrem Repertoire und schauen Sie, ob eine davon bessere Dienste tut. Es kann aber auch sein, dass Sie es im konkreten Fall mit einer anderen Emotion zu tun haben. Vielleicht war es ursprünglich Angst, nun ist es Wut oder Trauer. Je besser Sie Ihren Beobachter geschult haben, desto leichter fällt Ihnen die Differenzierung Ihrer Emotionen.

Eine Übung gibt Ihnen ein Gefühl der Weite und Offenheit, andererseits bemerken Sie, dass Sie sich weniger sicher fühlen.

An eine ausladende Haltung können Sie sich herantasten, sie anfänglich kleiner machen und sich dann vorsichtig an mehr Weite heranwagen.

Eine weitere Möglichkeit besteht darin, dass Sie zwischen den beiden Polen hin- und herpendeln, das heißt von der offenen, aber verunsichernden zu einer weniger offenen, jedoch sicheren Haltung. Beispiel Katze – Kuh: Die Vorwärtsbeuge in der „Katze“ fühlt sich sicher an, erlaubt aber weniger Raum zum Atmen, die Rückbeuge der „Kuh“ ermöglicht mehr Weite, dafür weniger Schutz. Das Pendeln zwischen Katze und Kuh kann Sie ermutigen, sich langsam an eine ungewohnte Haltung zu gewöhnen.

17. | Vorschläge für Übungsprogramme

Auf den folgenden Seiten stelle ich Ihnen sechs ca. zehnminütige Übungsabfolgen vor, die Sie – leicht modifiziert – auch als Video aufrufen können (siehe Seite 17). Ein weiteres ca. 45-minütiges Übungsprogramm finden Sie nur im Buch.

Hinweis: Auch wenn ich es bereits erwähnt habe, möchte ich nochmals betonen, dass jedes Asana und jede Pranayama-Übung eine individuelle Wirkung auf jeden Menschen hat. Was für den einen anregend und belebend sein mag, kann den anderen triggern. Was einen beruhigt, beunruhigt einen anderen. Wenn ich Ihnen trotzdem Vorschläge für mögliche Übungsabfolgen unterbreite, scheuen Sie sich nicht, diese zu verwerfen, wenn Sie andere Erfahrungen in Bezug auf die Wirkung der Übungen gemacht haben bzw. machen. Sie finden hier Erfahrungswerte, die ich keinesfalls verallgemeinern möchte.

Die Übungsabfolgen im Überblick:

- Ein Programm auf dem Stuhl
- Eine Abfolge im Stehen
- Eine Abfolge mit tendenziell beruhigenden Übungen
- Eine Reihe mit tendenziell anregenden Übungen
- Abwechselnd tendenziell anregende und beruhigende Übungen
- Ein Programm auf der Matte
- Ein ausgedehntes Yogaprogramm auf der Matte (ca. 45 Min.)

17.1 Yogaprogramm auf dem Stuhl

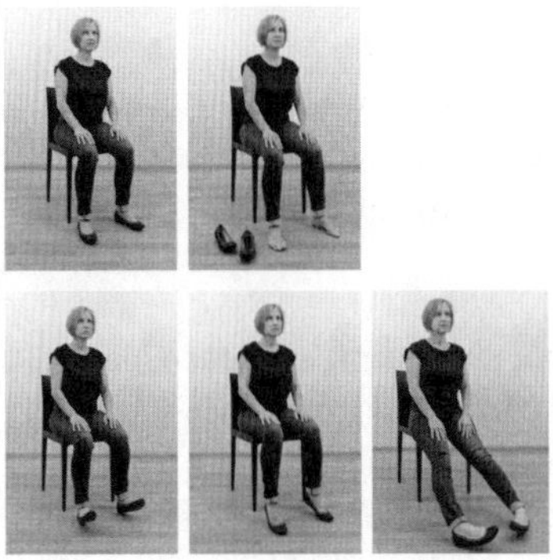	**Berghaltung** (Seite 107 ff.) **Wahlmöglichkeiten:** Füße über den Boden bewegen, mit oder ohne Schuhen Füße kreisen lassen, Füße auf und ab bewegen
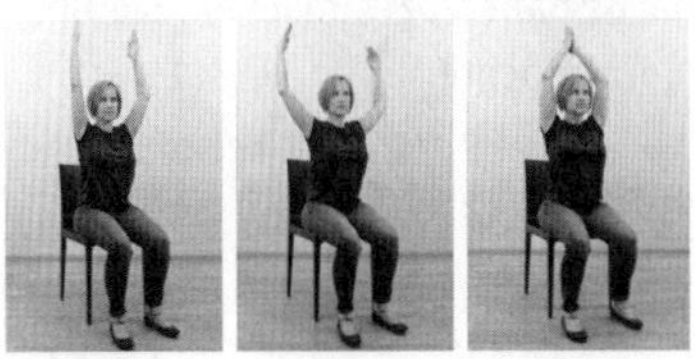	**Gestreckte Berghaltung** (Seite 110) **Wahlmöglichkeiten:** Arme gestreckt, Arme gebeugt, Hände über dem Kopf falten
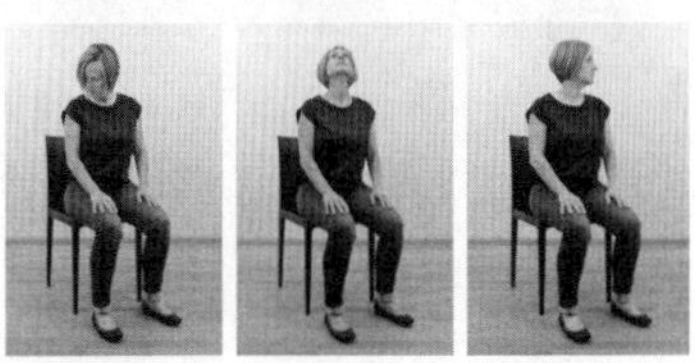	**Nacken bewegen** (Seite 112) **Wahlmöglichkeiten:** Kopf kreisen, nach oben und unten schauen, nach rechts und links schauen
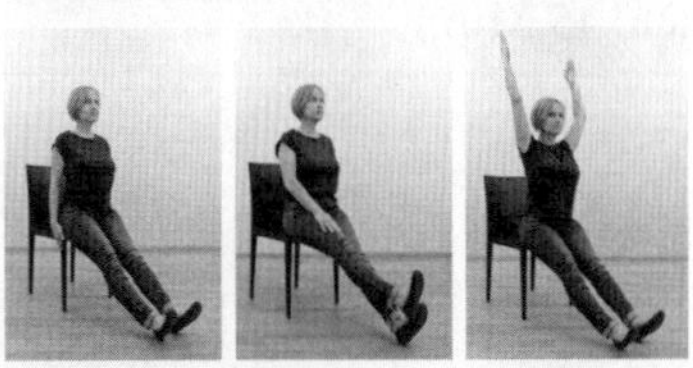	**Stockhaltung** (Seite 119) **Wahlmöglichkeiten:** Ein Bein anheben, Hand auf den Oberschenkel legen, Arme strecken
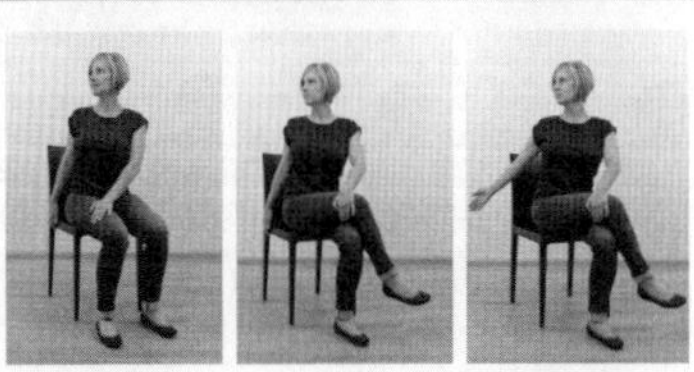	**Drehsitz** (Seite 133) **Wahlmöglichkeiten:** Beine übereinanderschlagen, Arm nach hinten strecken

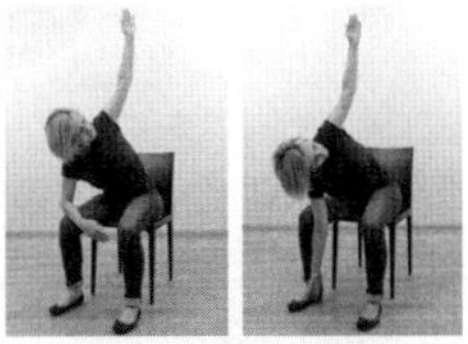	**Dreieck** (Seite 139) **Wahlmöglichkeiten:** Arm auf dem Knie, Arm an die Innenseite des Unterschenkels legen
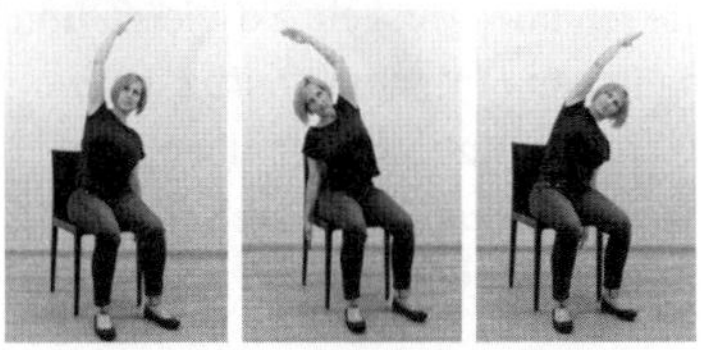	**Seitbeuge** (Seite 148) **Wahlmöglichkeiten:** Seitbeuge statisch oder dynamisch; Arm strecken, um die Seitbeuge zu intensivieren
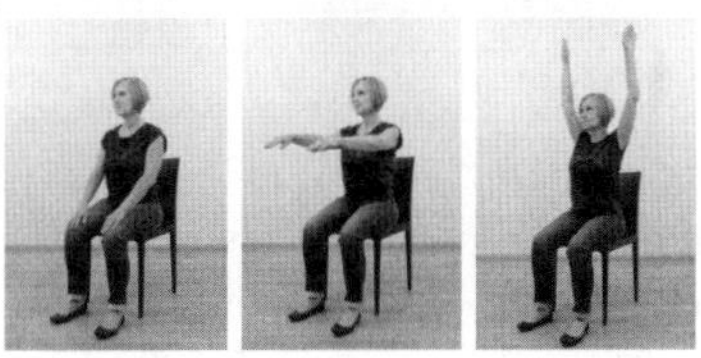	**Sonnenatem** (Seite 213) **Wahlmöglichkeiten:** Arme nur wenig anheben, Arme bis über den Kopf heben, Arme seitlich heben

17.2 Yogaprogramm im Stehen

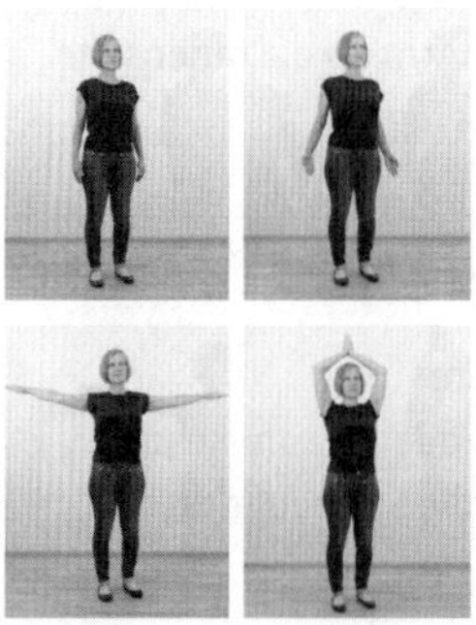	**Berghaltung** (Seite 143) **Wahlmöglichkeiten:** Arme, Schultern und Hände locker hängen lassen oder Muskeln aktivieren und Spannung in den Armen und aufbauen, Arme ausbreiten, Handflächen über dem Kopf zusammenbringen, dynamische Bewegung der Arme
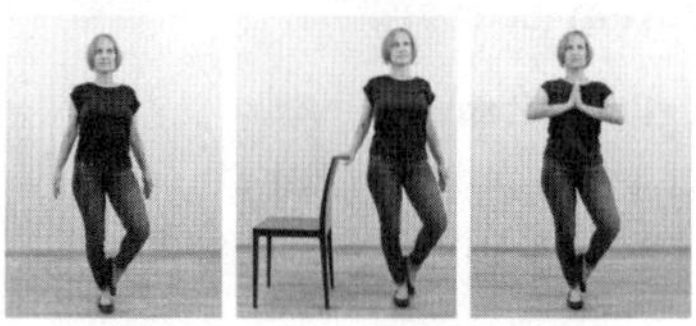	**Baum** (Seite 146) **Wahlmöglichkeiten:** Sich Halt geben, zum Beispiel an einer Stuhllehne oder Wand, Hände vor der Brust falten
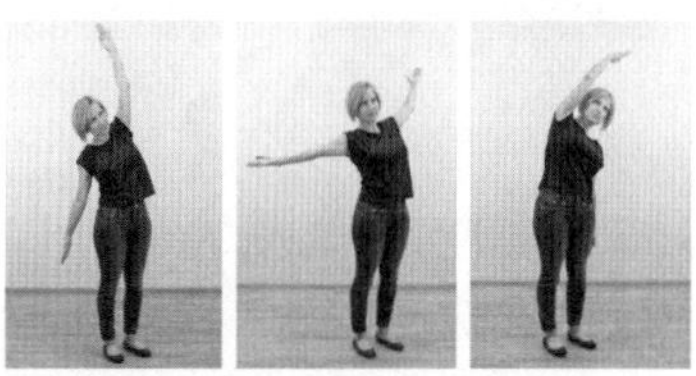	**Dynamische Seitbeuge** (Seite 149) **Wahlmöglichkeiten:** Langsamer oder schneller bewegen
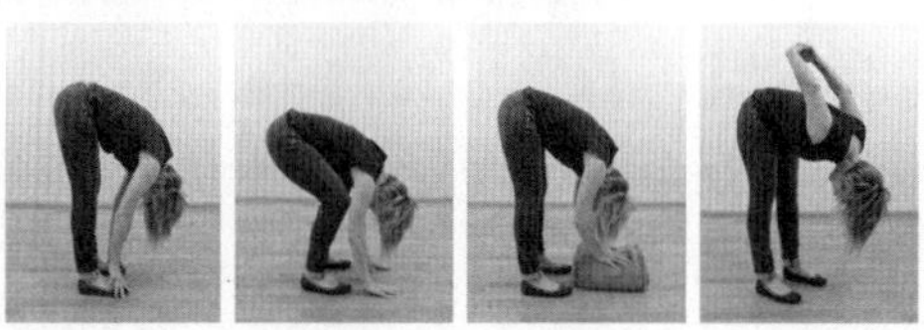	**Vorwärtsbeuge** (Seite 150) **Wahlmöglichkeiten:** Knie beugen, Hände auf eine Decke oder Kissen legen, Arme hinter dem Rücken strecken
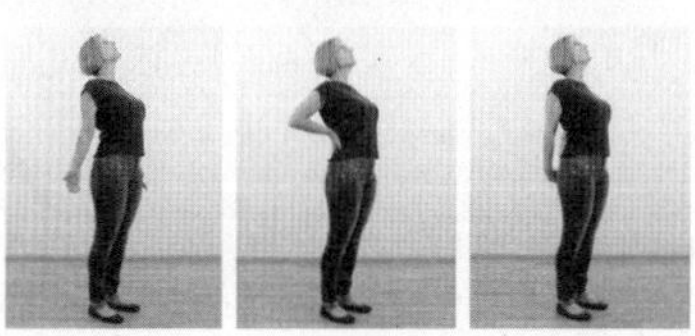	**Rückbeuge** (Seite 153) **Wahlmöglichkeiten:** Rücken mit Händen stützen, Finger ineinander verschränken, Hände nach unten ziehen

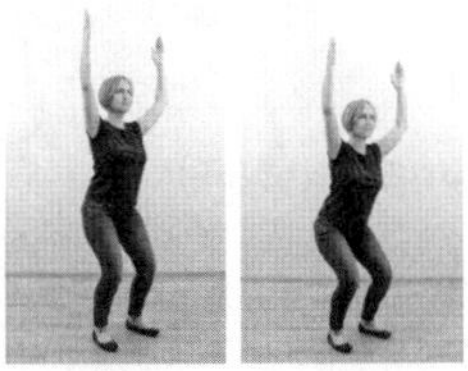	**Stuhlposition** (Seite 155) **Wahlmöglichkeiten:** Tiefer gehen
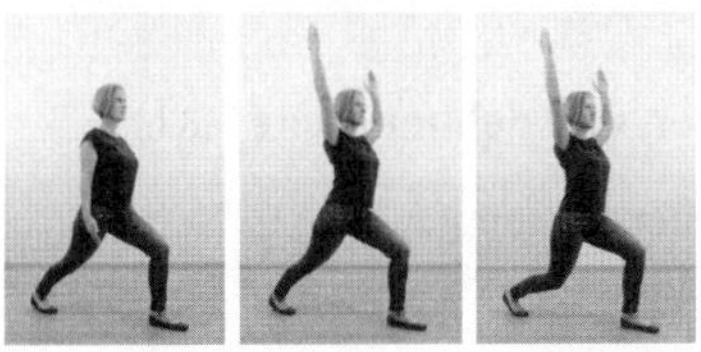	**Krieger I** (Seite 156) **Wahlmöglichkeiten:** Arme locker hängen lassen, Arme strecken, größerer Schritt, tiefer gehen
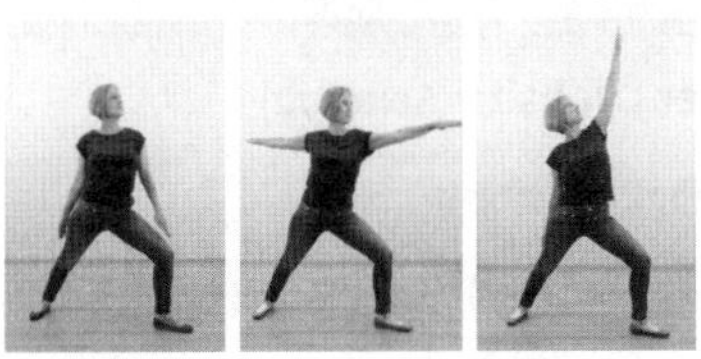	**Krieger II** (Seite 158) **Wahlmöglichkeiten:** Größerer Schritt, Arme höher oder tiefer, hinteren Arm an hinteres Bein, vorderen Arm anheben

17.3 Yogaprogramm auf der Matte

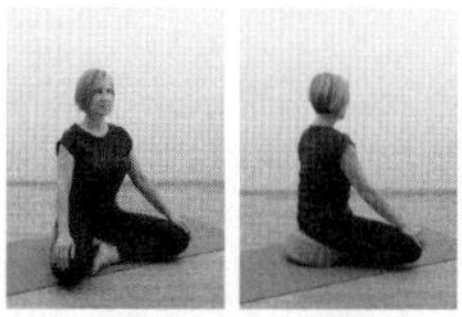	**Einfache Sitzhaltung** (Seite 166) **Wahlmöglichkeiten:** Mit Kissen oder Decke
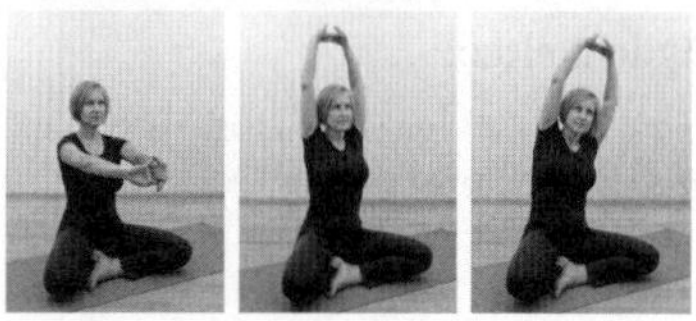	**Strecken und dehnen** (Seite 168 f.) Arme über dem Kopf, Seitbeuge
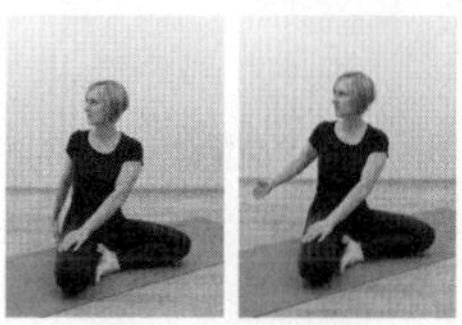	**Leichter Drehsitz** (Seite 172) **Wahlmöglichkeiten:** Arm nach hinten strecken
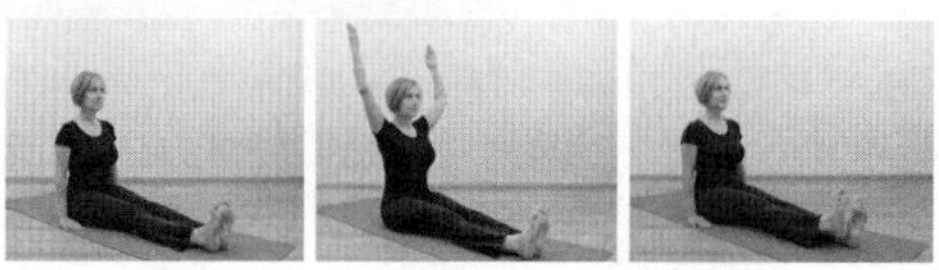	**Stockhaltung** (Seite 173) **Wahlmöglichkeiten:** Arme heben, Bein heben
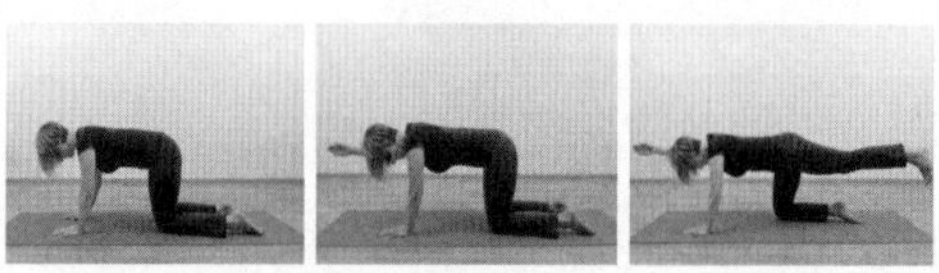	**Tischposition** (Seite 180) **Wahlmöglichkeiten:** Einen Arm heben, Arm und Bein heben
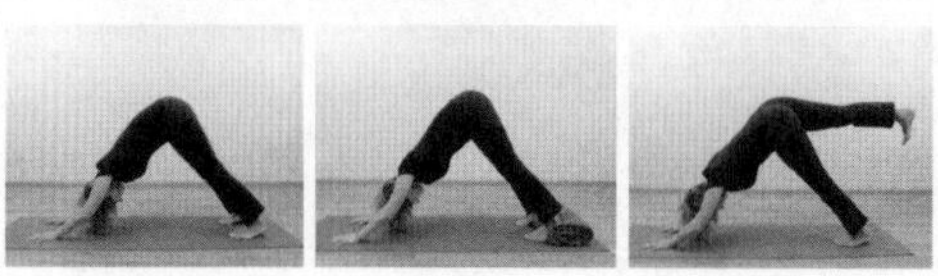	**Nach unten schauender Hund** (Seite 183) **Wahlmöglichkeiten:** Decke unter die Füße legen, Bein parallel zum Boden strecken oder höher bzw. tiefer

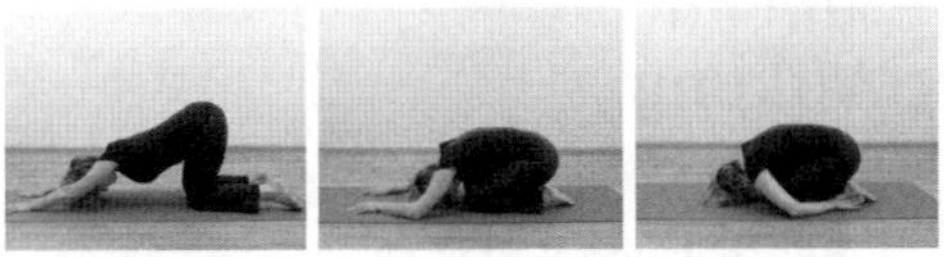	**Kindhaltung** (Seite 185) **Wahlmöglichkeiten:** Auf die Fersen setzen, Arme strecken, Arme neben den Körper legen
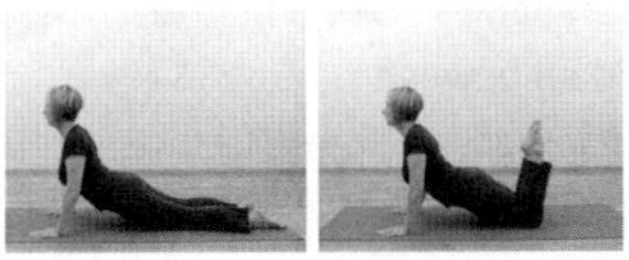	**Nach oben schauender Hund** (Seite 188) **Wahlmöglichkeiten:** Höher oder tiefer gehen, Beine anwinkeln
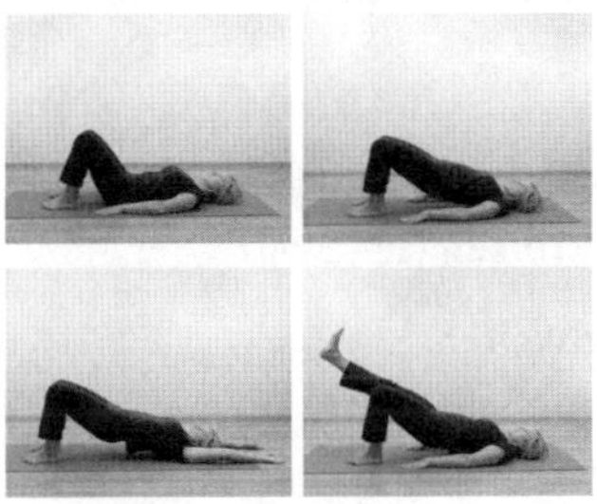	**Schulterbrücke** (Seite 190) **Wahlmöglichkeiten:** Dynamische Variante, Becken auf und ab bewegen, Arme über den Kopf strecken, gestrecktes Bein heben
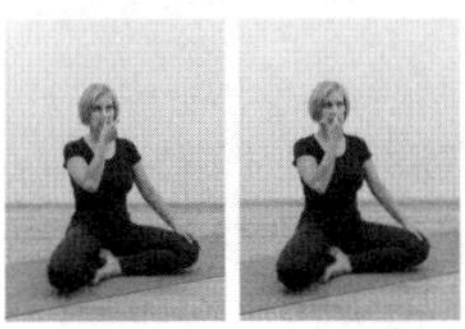	**Wechselatem** (Seite 218) **Wahlmöglichkeiten:** Langsamer oder schneller atmen, Atempausen einlegen, Ausatmung verlängern

17.4 Yogaprogramm auf dem Stuhl mit tendenziell beruhigender Wirkung

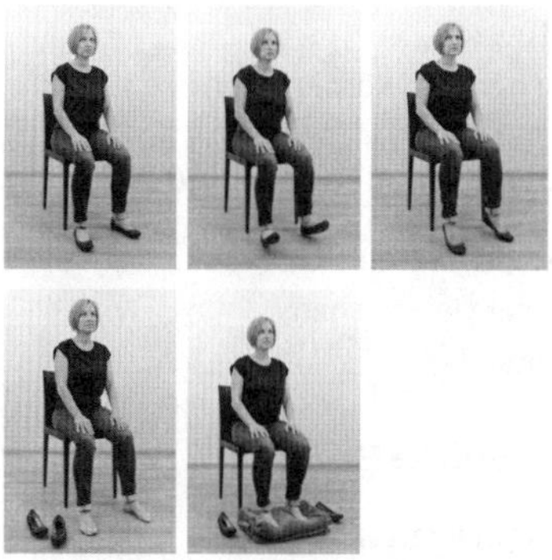	**Berghaltung** (Seite 107) **Wahlmöglichkeiten:** Füße über den Boden bewegen, Füße auf und ab bewegen, Füße kreisen lassen, Schuhe ausziehen, Decken unterlegen
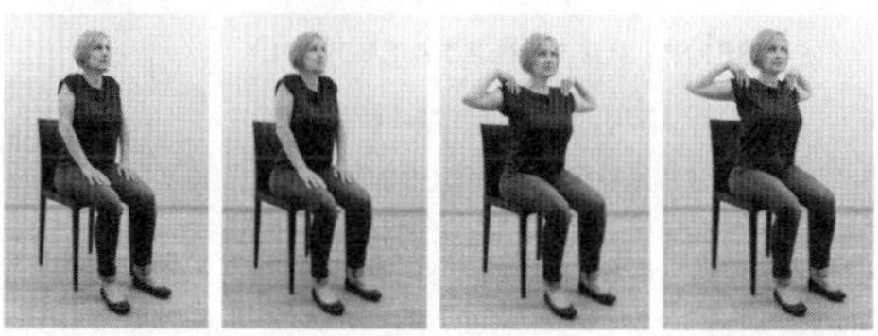	**Schultern kreisen** (Seite 115) **Wahlmöglichkeiten:** Kleine oder größere Kreise, Richtungswechsel, Hände auf die Schultern legen und mit den Ellbogen kreisen
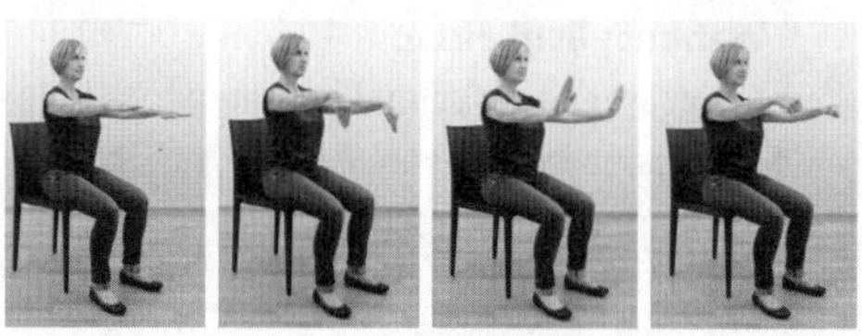	**Handgelenke bewegen** (Seite 117) **Wahlmöglichkeiten:** Nach unten, nach oben, langsam oder schnell, Hände zu Fäusten ballen und kreisen, Richtungswechsel
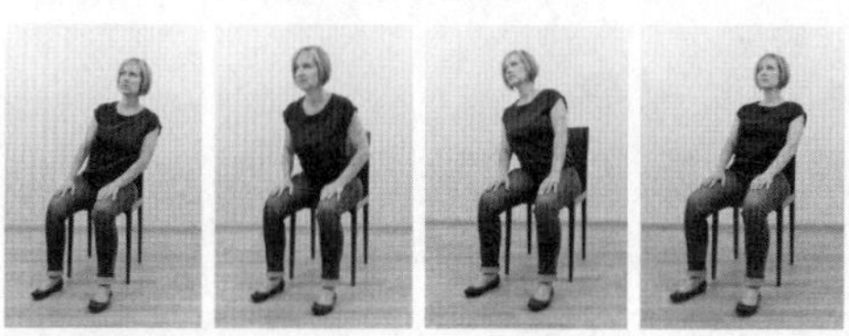	**Torsokreise** (Seite 122) **Wahlmöglichkeiten:** Kleine oder große Kreise, langsam oder schneller, Richtungsänderung
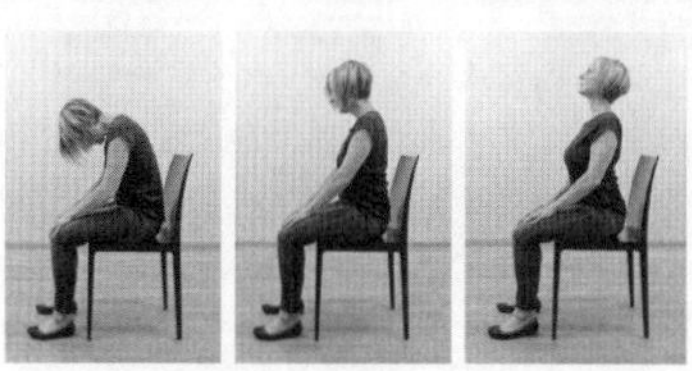	**Katze – Kuh** (Seite 123) **Wahlmöglichkeiten:** Kleine oder größere Bewegungen, keine Rückbeuge, sondern nur aufrichten, langsamer oder schneller bewegen, Bewegung mit Atem koordinieren

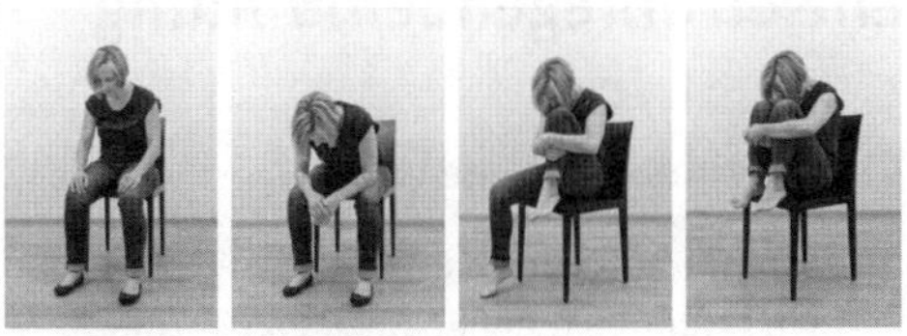	**Vorwärtsbeuge** (Seite 125) **Wahlmöglichkeiten:** Unterarme auf den Beinen abstützen, Bein anziehen und Fuß auf den Stuhl stellen, beide Beine zur Brust ziehen
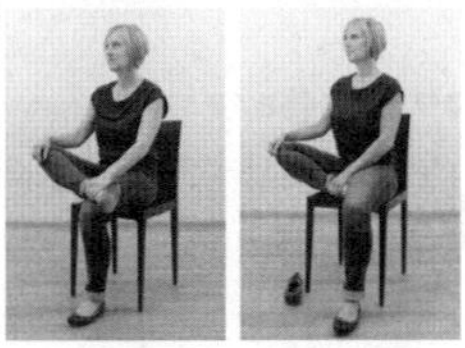	**Hüftöffner** (Seite 137) **Wahlmöglichkeiten:** Fußsohle an den Oberschenkel legen ohne Schuhe
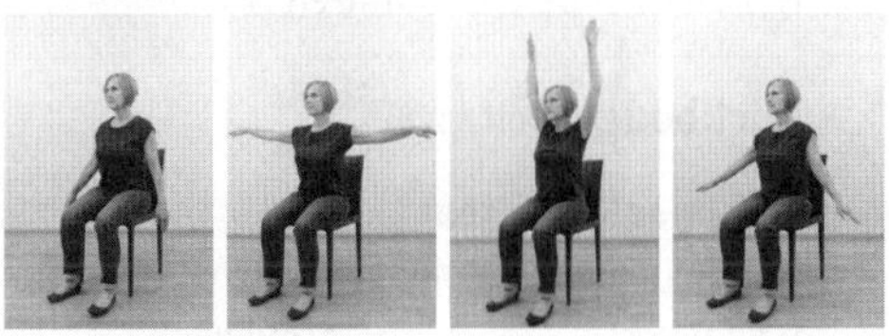	**Sonnenatem** (Seite 213) **Wahlmöglichkeiten:** Arme nur wenig anheben, Arme bis über den Kopf heben, Arme vor dem Körper heben

17.5 Yogaprogramm mit tendenziell anregender Wirkung

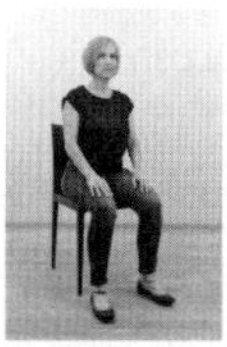	**Berghaltung** (Seite 107) **Wahlmöglichkeiten:** Füße über den Boden bewegen
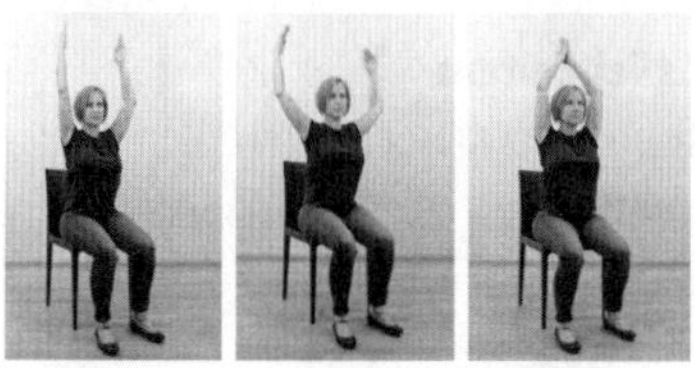	**Gestreckte Berghaltung** (Seite 110) **Wahlmöglichkeiten:** Arme strecken, Arme beugen, Hände über dem Kopf falten
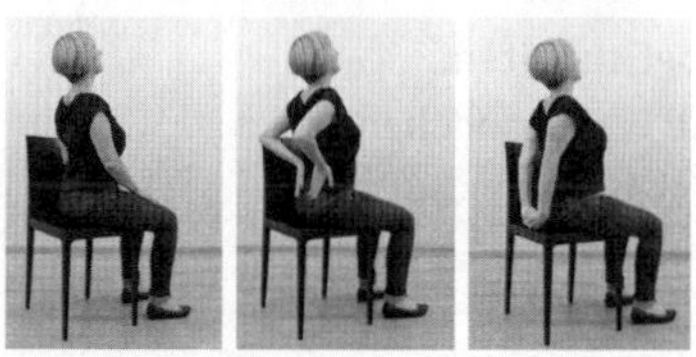	**Rückbeuge** (Seite 128) **Wahlmöglichkeiten:** Hände in die Lendengegend legen, Finger verschränken und Arme nach unten ziehen
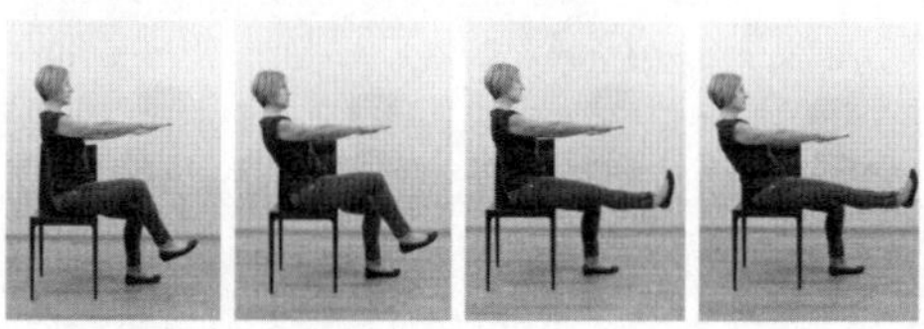	**Boot** (Seite 141) **Wahlmöglichkeiten:** Weiter nach hinten lehnen, Bein strecken
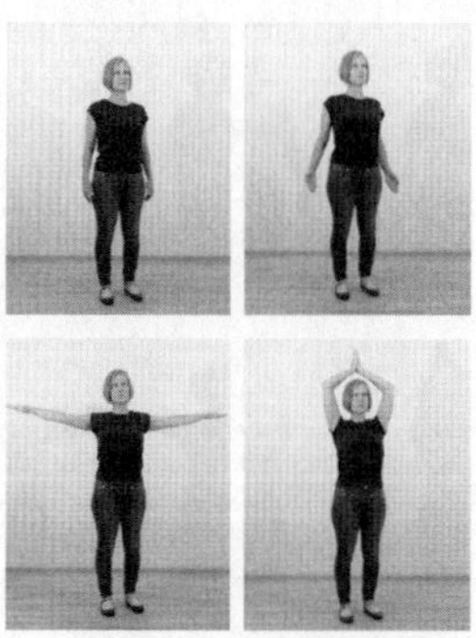	**Berghaltung** (Seite 143) **Wahlmöglichkeiten:** Arme, Schultern und Hände locker hängen lassen oder Muskeln aktivieren und Spannung in den Armen und aufbauen, Arme ausbreiten, Handflächen über dem Kopf zusammenbringen, dynamische Bewegung der Arme

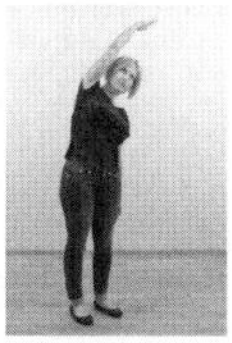	**Seitbeuge** (Seite 150) **Wahlmöglichkeiten:** Intensivere oder weniger intensive Beugung, dynamisches Beugen, Hand an der „Hosennaht“ locker hängen lassen, Hand an der „Hosennaht“ nach unten ziehen
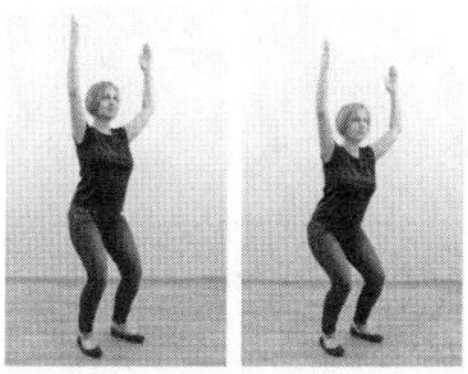	**Stuhlposition** (Seite 155) **Wahlmöglichkeiten:** Die Knie stärker beugen, dynamisch hoch und tief gehen
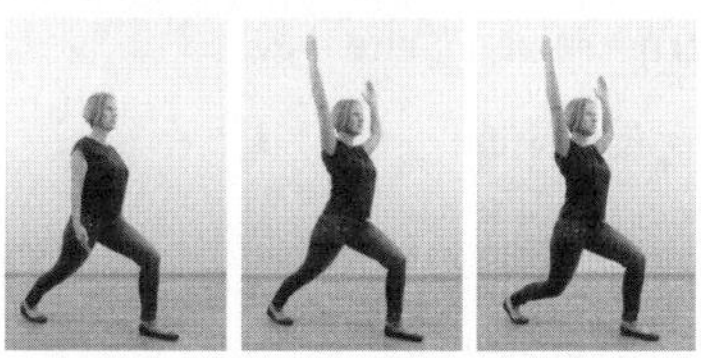	**Krieger I** (Seite 186) **Wahlmöglichkeiten:** Schrittgröße variieren → höher bzw. tiefer gehen, hinteres Knie beugen, dynamisch Knie beugen und strecken
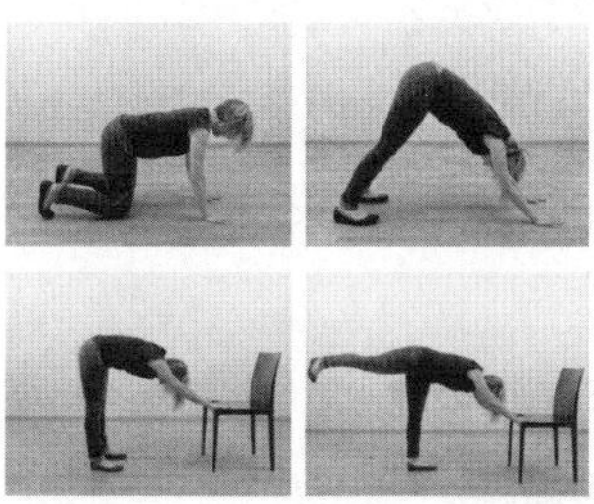	**Nach unten schauender Hund** (Seite 162/160) **Wahlmöglichkeiten:** Auf der Sitzfläche eines Stuhls abstützen, Bein parallel zum Boden strecken
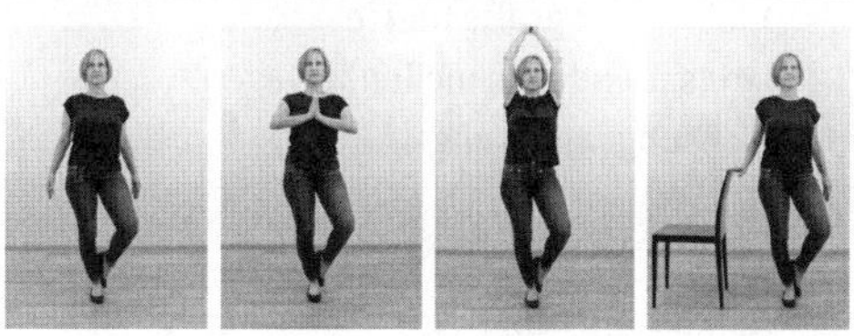	**Baum** (Seite 146) **Wahlmöglichkeiten:** Hände hängen lassen, Hände vor dem Herz falten, Hände über dem Kopf falten, sich an einer Stuhllehne abstützen

17.6 Rhythmisches Yogaprogramm auf dem Stuhl – abwechselnd beruhigend und anregend

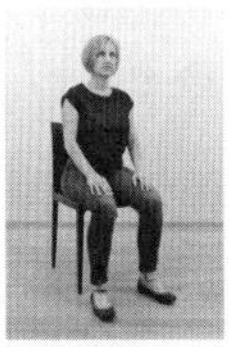	**Berghaltung** (Seite 107) **Wahlmöglichkeiten:** Füße über den Boden bewegen
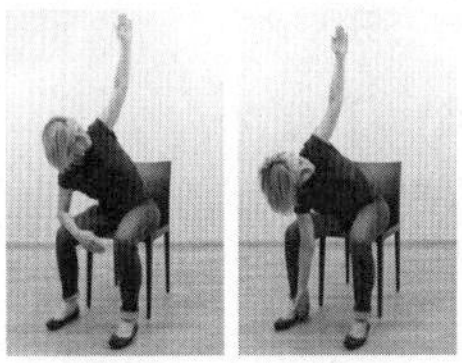	**Dreieck** (Seite 139) **Wahlmöglichkeiten:** Arm am Unterschenkel platzieren, Drehung intensiver oder weniger intensiv gestalten
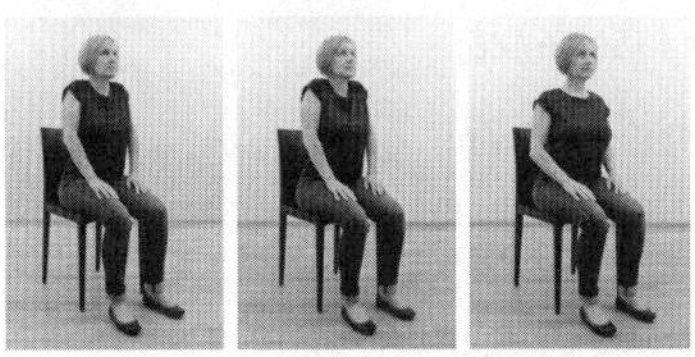	**Schultern kreisen** (Seite 115) **Wahlmöglichkeiten:** Kleine oder größere Kreise, Richtungswechsel, langsamer oder schneller
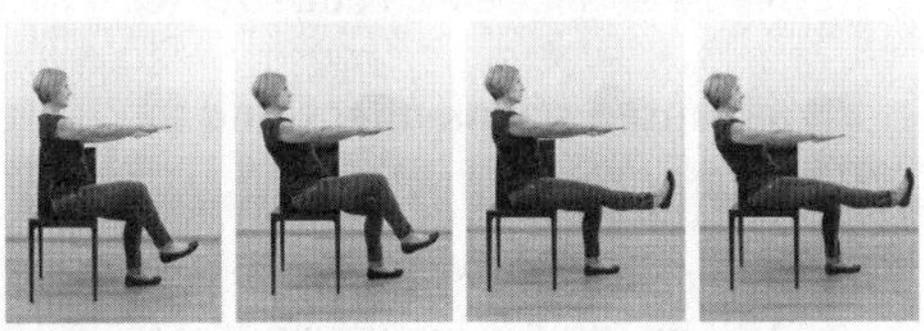	**Boot** (Seite 141) **Wahlmöglichkeiten:** Weiter nach hinten lehnen, Bein anwinkeln, Bein strecken
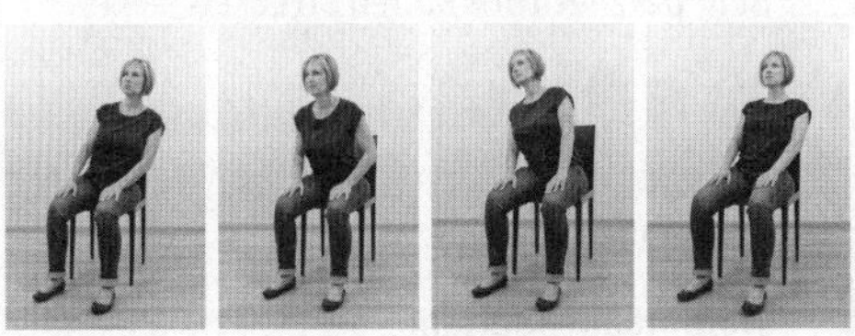	**Torsokreise** (Seite 122) **Wahlmöglichkeiten:** Kleine oder große Kreise, langsam oder schneller bewegen, Richtungsänderung
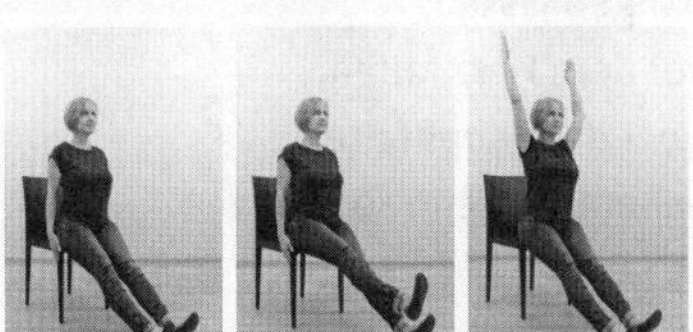	**Stockhaltung** (Seite 119) **Wahlmöglichkeiten:** Ein Bein anheben, eine Hand auf den Oberschenkel legen, Arme strecken

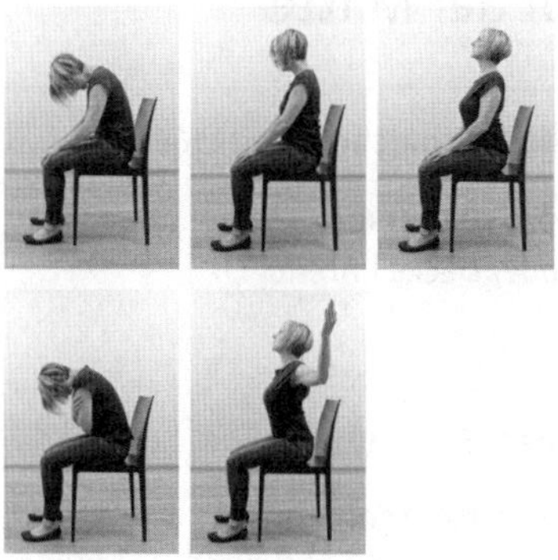	**Katze – Kuh** (Seite 123) **Wahlmöglichkeiten:** Kleine oder größere Bewegungen, keine Rückbeuge, sondern nur aufrichten, Arme vor der Brust verschränken, Arme öffnen
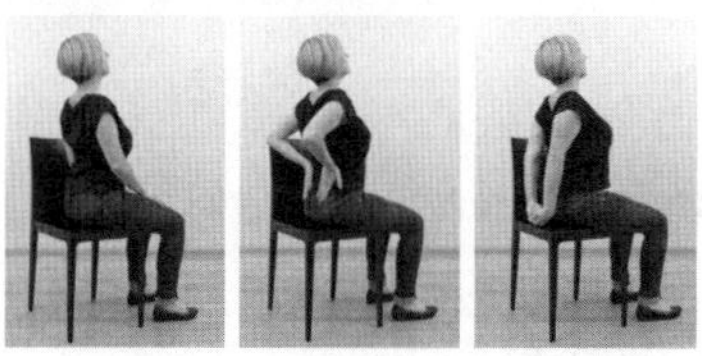	**Rückbeuge** (Seite 128) **Wahlmöglichkeiten:** Hände in die Lendengegend legen, Finger verschränken und die Arme nach unten ziehen
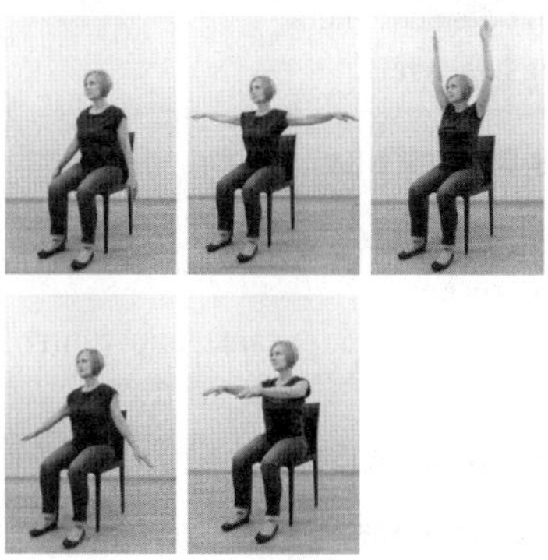	**Sonnenatem** (Seite 213) **Wahlmöglichkeiten:** Arme nur wenig anheben, Arme bis über den Kopf heben, Arme vor dem Körper heben

17.7 Ausgedehntes Yogaprogramm auf der Matte

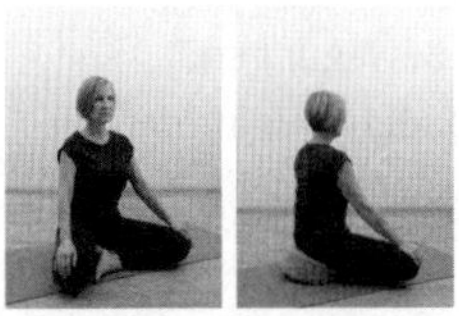	**Einfache Sitzhaltung** (Seite 166) **Wahlmöglichkeiten:** Kissen oder Decke unterlegen
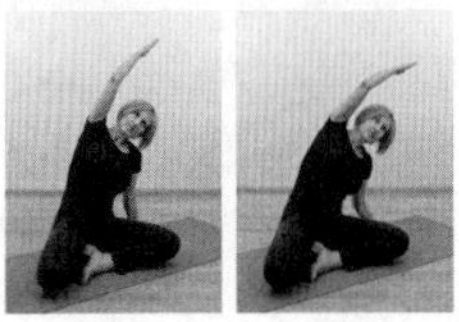	**Seitbeuge** (Seite 167) **Wahlmöglichkeiten:** Intensiver oder weniger intensiv zur Seite beugen
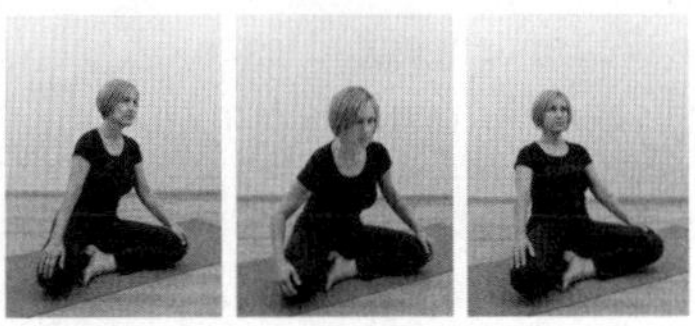	**Torsokreise** (Seite 171) **Wahlmöglichkeiten:** Kleine oder große Kreise, langsam oder schneller, Richtungswechsel
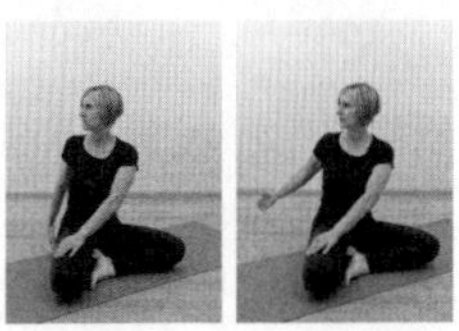	**Sanfter Drehsitz** (Seite 172) **Wahlmöglichkeiten:** Arm ausstrecken, Drehung intensiver oder sanfter ausführen
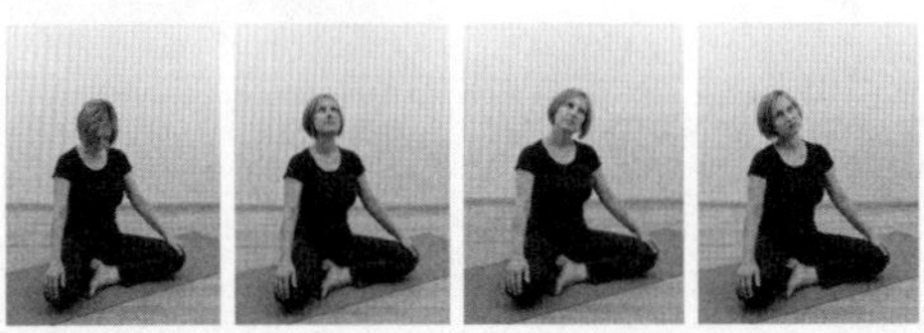	**Nacken bewegen** (Seite 169) **Wahlmöglichkeiten:** Kopf kreisen, nach oben und nach unten schauen, Kopf nach rechts und nach links drehen Kopf zur Seite neigen
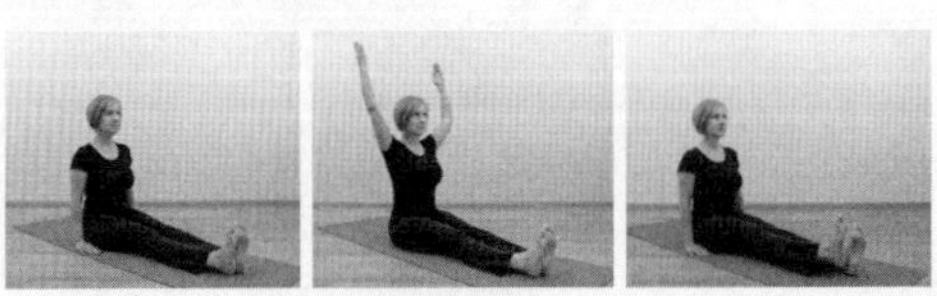	**Stockhaltung** (Seite 173) **Wahlmöglichkeiten:** Arme heben, Bein heben

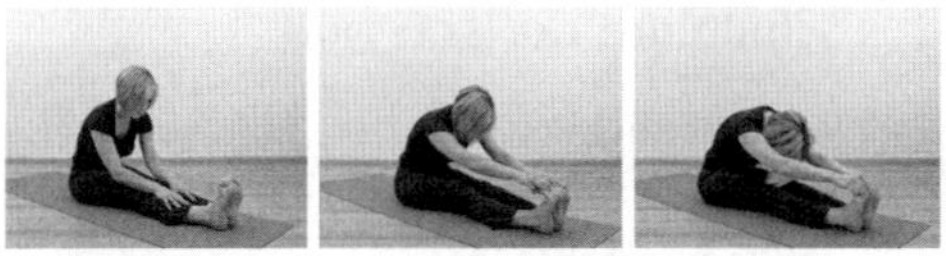	**Vorwärtsbeuge** (Seite 175) **Wahlmöglichkeiten:** Zehen fassen, Oberkörper stärker beugen
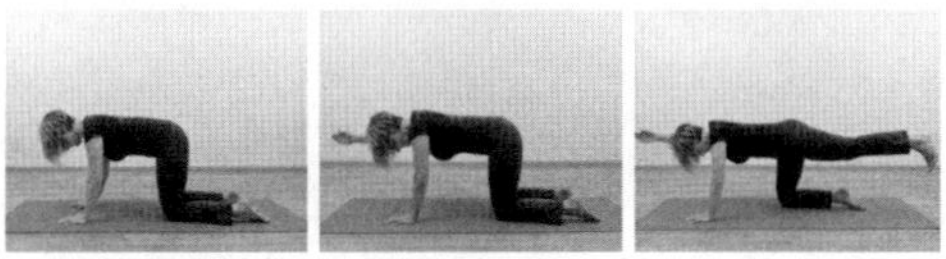	**Tischposition** (Seite 180) **Wahlmöglichkeiten:** Arm heben, Arm und Bein heben
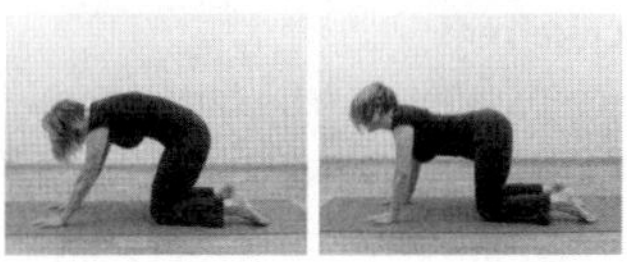	**Katze – Kuh** (Seite 182) **Wahlmöglichkeiten:** Kleine Bewegungen, keine Rückbeuge – Rücken gerade
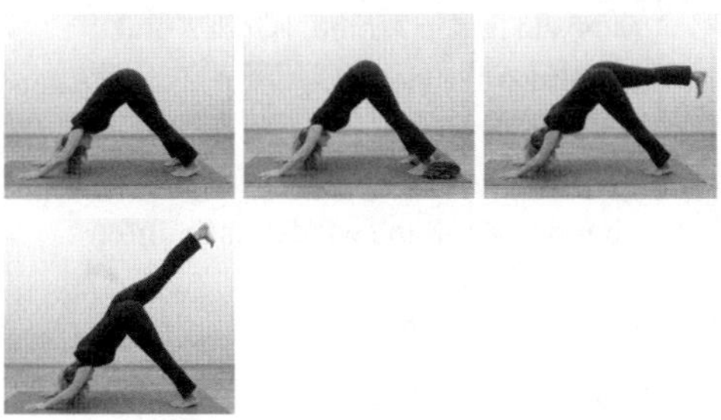	**Nach unten schauender Hund** (Seite 183) **Wahlmöglichkeiten:** Decke unterlegen, Bein parallel zum Boden heben, Bein höher oder tiefer heben
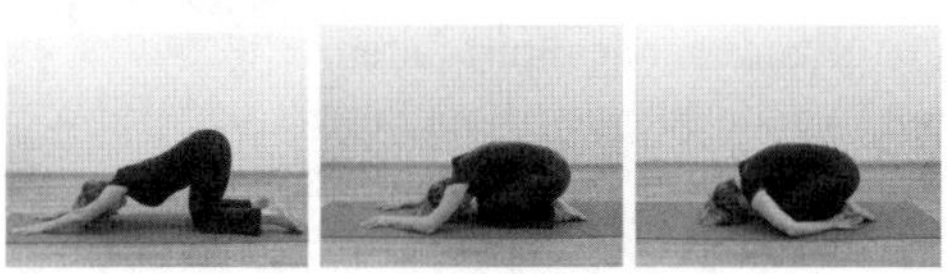	**Kindhaltung** (Seite 185) **Wahlmöglichkeiten:** Auf Fersen sitzen, Arme strecken, Arme neben den Körper legen
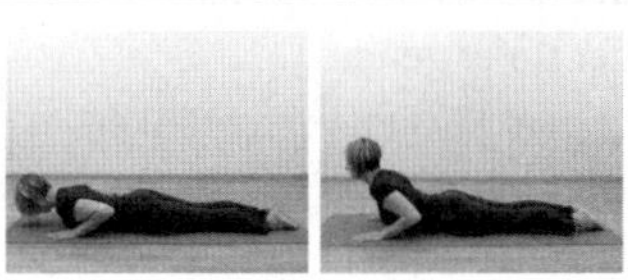	**Kobra** (Seite 187) **Wahlmöglichkeiten:** Tiefer oder höher gehen

<table>
<tr><td>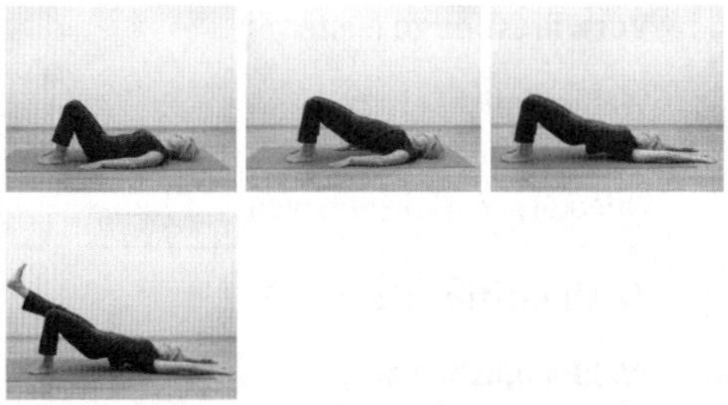</td><td>Schulterbrücke (Seite 190)

Wahlmöglichkeiten:
Arme über dem Kopf strecken,
ein Bein strecken</td></tr>
<tr><td>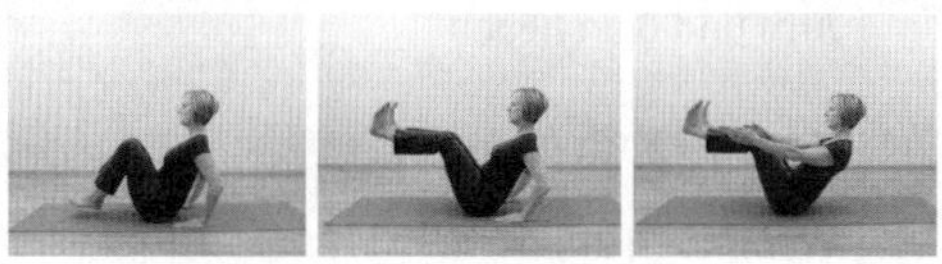</td><td>Boot (Seite 192)

Wahlmöglichkeiten:
Unterschenkel parallel zum Boden heben,
Arme parallel zum Boden heben</td></tr>
<tr><td>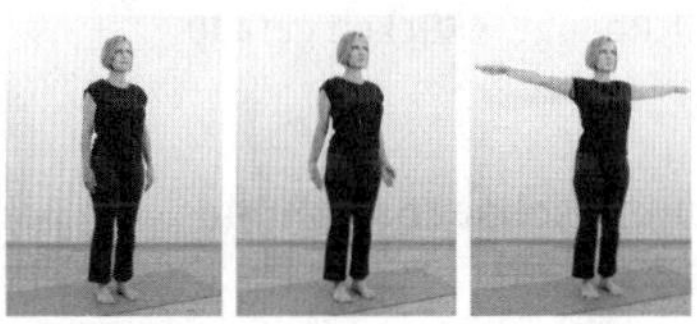</td><td>Berghaltung (Seite 194)

Wahlmöglichkeiten:
Muskeln in den Armen, Händen und
Schultern aktivieren,
Arme ausbreiten,
dynamische Bewegung mit den Armen
über den Kopf und wieder nach unten</td></tr>
<tr><td>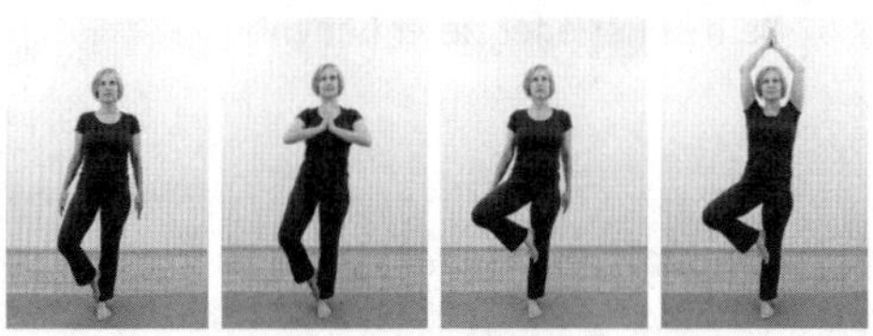</td><td>Baum (Seite 198)

Wahlmöglichkeiten:
Fuß am Kniegelenk platzieren,
Hände vor der Brust falten,
Hände über dem Kopf falten</td></tr>
<tr><td>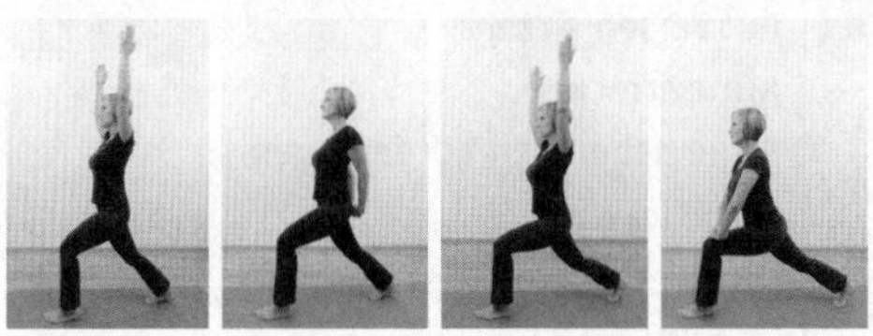</td><td>Krieger I (Seite 202)

Wahlmöglichkeiten:
Größerer oder kleinerer Ausfallschritt
→ höher oder tiefer gehen,
Finger hinter dem Rücken verschränken
und nach unten ziehen,
sich auf dem vorderen Bein abstützen</td></tr>
</table>

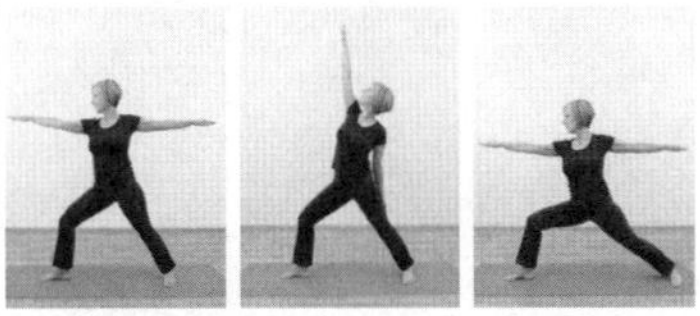	**Krieger II** (Seite 205) **Wahlmöglichkeiten:** Größerer Schritt, Arme höher oder tiefer, hintere Hand ablegen und den vorderen Arm strecken
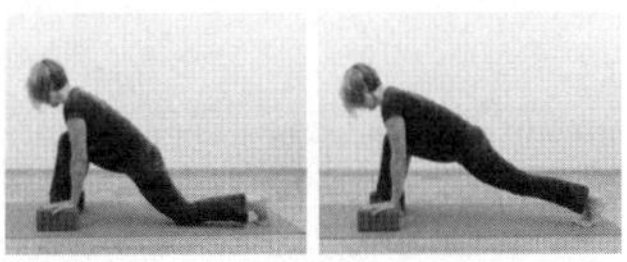	**Tiefer Krieger** (Seite 207) **Wahlmöglichkeiten:** Mit oder ohne Yogablöcke, Knie am Boden lassen, Knie abheben
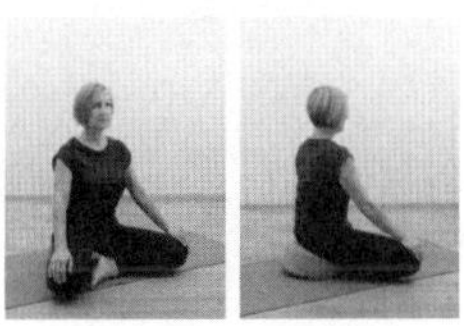	**Einfache Sitzhaltung** (Seite 166) **Wahlmöglichkeiten:** Kissen oder Decke unterlegen, Hände in den Schoß legen

Anhang

Verzeichnis der Asanas und Pranayama-Übungen

Asanas auf dem Stuhl

Asanas im Stehen, in Alltagskleidung

Asanas auf der Matte

Pranayama-Übungen auf dem Stuhl

Pranayama-Übungen auf der Matte

Alphabethisches Verzeichnis

Übungen zum Beruhigen und Erden

54321-Übung[11]

Finden Sie eine angenehme Position und einen Punkt im Raum, auf dem Sie Ihren Blick ruhen lassen. Sagen Sie sich nun laut oder in Gedanken, was Sie mit Ihren Sinnen im Moment gerade wahrnehmen, das heißt, was Sie sehen, hören und fühlen!

Sie beginnen mit fünf Gegenständen, die Sie sehen, fünf Geräuschen, die Sie hören, und fünf Empfindungen.

Ein Beispiel:

Ich sehe meinen Computerbildschirm, meine Tastatur, die Maus, meine Schreibtischlampe und den Kalender.

Ich höre Autos, Vogelgezwitscher, das Klicken meiner Tastatur, die Straßenbahn, meinen Atem.

Ich spüre die Finger auf der Tastatur, den Stuhl unter meinem Gesäß, meinen Rücken an der Stuhllehne, meine Füße auf dem Boden, meine Armbanduhr um mein Handgelenk.

Nach der ersten Runde reduzieren Sie auf jeweils vier Wahrnehmungen, dann auf drei, auf zwei, und zum Schluss benennen Sie jede Sinneswahrnehmung noch einmal:

Fünfmal: Ich sehe ...	Fünfmal: Ich höre ...	Fünfmal: Ich spüre ...
Viermal: Ich sehe ...	Viermal: Ich höre ...	Viermal: Ich spüre ...
Dreimal: Ich sehe ...	Dreimal: Ich höre ...	Dreimal: Ich spüre ...
Zweimal: Ich sehe ...	Zweimal: Ich höre ...	Zweimal: Ich spüre ...
Einmal: Ich sehe ...	Einmal: Ich höre ...	Einmal: Ich spüre ...

11 Nach Dolan 1991, Schubbe 1999.

Hinweise, damit es funktioniert:

1. Es ist in Ordnung, immer wieder dieselben Wahrnehmungen zu benennen.
2. Wenn z. B. während der Phase des Sehens Geräusche stören, wechseln Sie einfach zum Hören und integrieren Sie die Geräusche auf diese Weise in Ihre Wahrnehmung.
3. Wenn Sie mit der Abfolge der Übung durcheinandergeraten, ist dies ein Zeichen, dass Sie es gut machen und besonders schnell entspannen. Sie können dann entweder in diesem Zustand verweilen oder „raten", wo Sie waren, und fortfahren.
4. Wenn Sie während der Übung merken, wie sich die Augen schließen wollen, geben Sie dem nach! Sie können dann entweder die konkreten Wahrnehmungen der geschlossenen Augen beschreiben oder nur noch hören und spüren.
5. Bei manchen verstärkt es den positiven Effekt der Übung, wenn sie die Wahrnehmungen laut aussprechen und dabei die eigene Stimme hören.

Die Tresorübung[12]

Stellen Sie sich jetzt ein Behältnis vor, in dem Sie alles, was Sie im Moment belasten oder beunruhigen mag, einschließen können, z. B. einen Tresor oder ein anderes sicheres Behältnis als eine Art Zwischenlager.

Legen Sie fest: Wo steht das Behältnis? Wie gelangen Sie dorthin? Wie sieht das Behältnis aus? Aus welchem Material sind die Wände? Wie dick sind sie? Wie fühlen sie sich an? Sorgen Sie auch dafür, dass dieser Ort oder das Behältnis verschlossen oder gesichert wird ..., vielleicht durch eine stabile Tür mit einem speziellen Schließmechanismus. Nehmen Sie sich nun einen Moment Zeit, um all das, was Sie im Moment belastet oder was Sie für eine Weile nicht mit sich tragen wollen, in dem Behältnis sicher unterzubringen, in dem Wissen, dass Sie alleine entscheiden, ob und wann Sie einen kleineren oder größeren Teil dieses Materials wieder herausholen, um sich in einer angemessenen Weise damit zu beschäftigen.

Manchen tut auch die Vorstellung gut, belastende Erinnerungsbilder mit einer Kamera festzuhalten, die Karte aus der Kamera zu nehmen und die Bilder auf diese Weise in dem Behältnis aufzubewahren. Vielleicht möchten Sie sich auch eine ganz bestimmte Ordnung vorstellen, in der Sie die Dinge dort unterbringen. Machen Sie sich bewusst, dass Sie jederzeit neu auftauchendes, belastendes Material in Ihrem Behältnis unterbringen können, um dann, wenn Sie es wollen, daran zu arbeiten – vielleicht in Ihrer nächsten Therapiesitzung. Wenn Sie sich davon überzeugt haben, dass nun alles für den Moment Wichtige sicher untergebracht ist, schließen Sie die Tür oder verriegeln Sie den Schließmechanismus.

Kehren Sie jetzt in Gedanken dem Ort Ihres Behältnisses den Rücken und gehen Sie den ganzen Weg wieder zurück, bis Sie wieder hier im Raum angekommen sind. Orientieren Sie sich langsam wieder nach außen und beenden Sie die Übung zum Beispiel mit einigen Bewegungen und einem tiefen Atemzug.

12 Nach Reddemann 2001.

Fragebögen für PTBS und komplexe PTBS

Die Fragebögen auf den nächsten Seiten können und sollen keine präzise Diagnose ersetzen, Ihnen jedoch Hinweise bei der Einschätzung Ihrer Symptome geben. Auch decken sie nicht jene Symptome ab, die eigentlich Bewältigungsstrategien sind, wie z. B. selbstverletzendes Verhalten, Essstörungen, Suchterkrankungen, Zwangsstörungen, Gefühle der Verlorenheit und des Alleingelassenseins ebenso wie die Schwierigkeiten, tiefe Beziehungen aufbauen zu können.

Wenn Sie einen der Fragebogen ausfüllen wollen, lesen und beantworten Sie die Fragen in Ruhe. Eventuell holen Sie sich von einem Ihnen nahestehenden Menschen oder von Ihrer Therapeutin / Ihrem Therapeuten Unterstützung.

Fragebogen PTBS[13]

Die folgenden Fragen können Ihnen helfen einzuschätzen, ob Sie unter den Folgen einer Traumatisierung leiden.

13 Vgl. DSM 5 (2013).

	Ja/Nein
A. Sind Sie dem Tod, durch Todesdrohung, oder einer drohenden ernsthaften Verletzung, realer oder drohender sexueller Gewalt entweder selbst, als Zeuge oder indirekt (nahestehende Personen betroffen) ausgesetzt worden? Leiden Sie unter: a. wiederkehrenden und eindringlichen belastenden Erinnerungen (Bildern, Gedanken, Wahrnehmungen), b. wiederkehrenden belastenden Träumen, c. dissoziativen Reaktionen, z. B. Flashbacks, d. intensivem Stress, wenn Sie an das Ereignis erinnert werden, oder zeigen Sie körperliche Reaktionen, nachdem Sie an das Ereignis erinnert wurden? B. Vermeiden oder versuchen Sie, folgende Reize zu vermeiden: a. Stimuli, die Sie an das Trauma erinnern; b. Aktivitäten, Orte, Menschen, die Erinnerungen an das Trauma wachrufen? C. Hat sich Ihre Wahrnehmung und Stimmung nach dem Ereignis verändert? a. Können Sie sich an Teile des Ereignisses nicht mehr erinnern? b. Hat sich Ihre Einstellung zu sich selbst und der Welt dauerhaft negativ verändert? c. Geben Sie schnell sich selbst oder anderen Schuld? d. Hören Ihre negativen Gefühle wie Angst, Horror, Ärger, Schuld oder Scham nicht mehr auf? e. Haben Sie ein deutlich vermindertes Interesse oder weniger Lust auf Aktivitäten, die Sie vor dem Ereignis schätzten? f. Fühlen Sie sich von anderen losgelöst oder entfremdet? g. Haben Sie das Gefühl, dass Sie Emotionen wie beispielsweise Freude und Begeisterung, aber auch Trauer oder Wut weniger intensiv oder gar nicht mehr wahrnehmen? D. Fühlen Sie sich permanent unter Spannung und nehmen folgende Veränderungen wahr: a. Leiden Sie unter vermehrter Reizbarkeit oder Wutausbrüchen? b. Verletzen Sie sich selbst oder gehen wenig liebevoll mit sich selbst um? c. Beobachten Sie Ihre Umgebung extrem wachsam? d. Sind Sie übertrieben schreckhaft? e. Hat Ihre Konzentrationsfähigkeit nachgelassen?	

Haben Sie aus jeder Kategorie ein bis zwei dieser Fragestellungen bejaht, ist es sicher sinnvoll, mit Ihrer Therapeutin oder einer Fachkraft darüber zu sprechen.

Fragebogen komplexe PTBS[14]

Folgende Fragen können Ihnen helfen, Ihre Symptome einzuordnen und einzuschätzen, ob Sie unter den Folgen einer komplexen Traumatisierung leiden.

	Ja/Nein
Wie sieht Ihr Gefühlserleben aus?	
Fühlen Sie wenig Freude und Begeisterung?	
Leiden Sie unter chronischen Selbstmordgedanken?	
Verletzen Sie sich selbst?	
Haben Sie sich in Ihren Wutausbrüchen nicht im Griff oder unterdrücken Sie Ihre Wut permanent?	
Fühlen Sie sich in Ihrer Sexualität gehemmt oder neigen Sie zu zwanghaftem Verhalten?	
Wie ist Ihr Bezug zur Welt?	
Können Sie sich nicht mehr an das traumatische Ereignis erinnern oder im Gegenteil, ist es Ihnen ständig präsent?	
Erleben Sie zeitweilig Phasen, in denen Sie sich nicht wirklich präsent fühlen?	
Erleben Sie sich manchmal wie abgespalten von sich selbst und / oder der Welt?	
Haben Sie das Gefühl, das traumatische Geschehen wiederholen zu müssen, oder grübeln Sie ständig darüber nach?	
Wie nehmen Sie sich selbst wahr?	
Fühlen Sie sich ohnmächtig, gelähmt und mangelt es Ihnen an jeglicher Initiative?	
Werden Sie von Scham- oder Schuldgefühlen heimgesucht und geben Sie sich permanent selbst die Schuld an dem, was passiert ist?	
Empfinden Sie sich als beschmutzt und stigmatisiert?	
Haben Sie das Gefühl, völlig anders als andere zu sein?	
Wie sehen Sie den Täter?	
Denken Sie permanent über ihn nach?	
Schätzen Sie den Täter unrealistisch ein, z. B. als allmächtig, oder idealisieren Sie ihn?	
Fühlen Sie sich dem Täter durch eine besondere oder übernatürliche Beziehung verbunden?	
Haben Sie Teile seines Wertesystems übernommen?	
Wie geht es Ihnen in Ihren Beziehungen?	
Leben Sie eher isoliert und zurückgezogen?	
Fühlen Sie sich in Ihren Intimbeziehungen gestört?	
Suchen Sie nach einem Retter?	
Misstrauen Sie den meisten Menschen?	
Sind Sie nicht in der Lage, Gefahren richtig einzuschätzen und sich selbst zu schützen?	

14 Vgl. Herman 2003.

Wenn Sie in jeder der Kategorien zwei oder mehr Fragen mit „ja“ beantwortet haben, sprechen Sie mit Ihrer Therapeutin bzw. Ihrem Therapeuten darüber. Sollten Sie eine Behandlung erwägen, sprechen Sie mit einer in Psychotraumatologie ausgebildeten Fachkraft, um eine klare Diagnose und eine adäquate Behandlung zu erhalten.

Arbeitsblätter[15]

Auf den folgenden Seiten finden Sie verschiedene Arbeitsblätter:

Die **Fragen zum persönlichen Yogaprogramm** sollen Sie dabei unterstützen, Ihre persönlichen Ziele festzulegen, sodass es Ihnen leichter fällt, Ihr individuelles Programm zusammenzustellen.

Die Vorlage für Ihr **persönliches Übungsprogramm** soll Ihnen helfen, Ihre Yogapraxis zu strukturieren, und Ihnen umständliches Blättern im Buch ersparen.

Die **Yoga-Notes** und das **Yogatagebuch** dienen dazu, Ihre Beobachtungen zu dokumentieren sowie Erfolge und wichtige Erkenntnisse, seien sie für die Therapie oder persönlich für Sie bedeutsam, festzuhalten. Dabei beziehen sich die **Yoga-Notes** vor allem auf Beobachtungen Ihre Yogapraxis betreffend, das **Yogatagebuch** fokussiert auf mögliche Veränderungen, die sich in Ihrem Leben einstellen.

Wählen Sie auch hier, welche Form für Sie am geeignetsten erscheint.

---

15 Die folgenden Arbeitsblätter finden Sie auf ↗ http://www.junfermann.de zum kostenlosen Download.

Fragen zum persönliches Programm

Bevor Sie ein Übungsprogramm zusammenstellen, können folgende Fragen hilfreich sein:

- Möchte ich ein Übungsprogramm, das ich regelmäßig übe?
- Wie viel Zeit kann bzw. will ich aufwenden?
- Wünsche ich mir ein beruhigendes Programm oder etwas, das mir aus der Dissoziation hilft und mir hilft, mich wieder lebendig zu fühlen? (Vielleicht brauchen Sie zwei unterschiedliche Abläufe.)

Das führt zu der nächsten Frage:

- Welche Übung hat eine beruhigende Wirkung auf mich?
- Welche Übung hat eine anregende Wirkung auf mich?
- Mit welcher Übung fühle ich mich geborgen und sicher?
- Mit welcher Übung fühle ich meine Kraft und Stärke?
- Welche Übung verbinde ich mit „Weite und Öffnung"?

Auf den folgenden Seiten finden Sie eine Kopiervorlage für Ihr persönliches Übungsprogramm. Das Formblatt gibt Ihnen die Möglichkeit, z. B. mit Strichmännchen eine Skizze für die ausgewählte Übung anzufertigen oder den Namen der Übung nebst Seitenzahl aufzuschreiben. Sie können auch persönliche Wahlmöglichkeiten oder Bemerkungen anfügen.

Vorlage: Mein persönliches Übungsprogramm

Bezeichnung

Asana / Pranayama:

	Variationen, Bemerkungen

Bezeichnung

Asana / Pranayama:

	Variationen, Bemerkungen

Bezeichnung

Asana / Pranayama:

	Variationen, Bemerkungen

Bezeichnung

Asana / Pranayama:

	Variationen, Bemerkungen

Bezeichnung

Asana / Pranayama:

Variationen, Bemerkungen

Bezeichnung

Asana / Pranayama:

Variationen, Bemerkungen

Bezeichnung

Asana / Pranayama:

Variationen, Bemerkungen

Bezeichnung

Asana / Pranayama:

Variationen, Bemerkungen

Yoga-Notes

Wenn Sie für sich Yoga üben, kann es hilfreich sein, regelmäßig aufzuschreiben, was Sie während des Übens wahrgenommen haben:

Habe ich irgendwelche Veränderungen während des Yogaübens bemerkt? Wenn ja, welche?

____

____

Gab es während des Übens besonders **gute** Erfahrungen, einen besonders positiven Moment oder Aspekt?

____

____

Gab es während des Übens **negative** Erfahrungen, einen besonderen schwierigen Moment oder Aspekt?

____

____

Gab es eine Körperstelle oder Empfindung, die ich während des Übens bewusst wahrgenommen habe? Wenn ja, welche und auf welche Weise?

____

____

Gab es etwas, das ich während des Übens in Bezug auf meinen Atem wahrgenommen habe?

____

____

Habe ich mir während des Übens erlaubt, etwas auszuprobieren, Veränderungen vorzunehmen bzw. von Wahlmöglichkeiten Gebrauch zu machen?

____

____

Yogatagebuch

Oft bemerken wir kleine Veränderung nicht bzw. gewöhnen uns schnell an Verbesserungen. Deshalb hat sich eine regelmäßige Selbsteinschätzung als nützlich erwiesen. In welcher Form und wie häufig Sie Ihr Tagebuch führen, bleibt Ihnen überlassen – ganz im Sinne des traumasensitiven Yoga. Auf der nächsten Seite finden Sie einige Anregungen, auf was Sie achten könnten.

Tagebuch

Datum: ______________________

Welche (neuen) Erfahrungen (positiv oder negativ) habe ich während (Zeitabschnitt) ______________________ gemacht:

Emotionen

____

Körperempfindungen

____

Gedanken über mich, andere Menschen, die Welt

____

Gedanken über die Zukunft

____

Meine Beziehung zu meinem Körper

____

Meine Beziehungen zu anderen Menschen

____

Meine Schlafqualität

____

Meine Fähigkeit, mich zu konzentrieren

____

Was ist mir sonst noch aufgefallen?

____

Literatur

American Psychiatric Association (2013): Diagnostic and Statistical Manual of Mental Disorders, Fifth Edition (DSM 5). Arlington, VA.

Anda, R. F. (2006): The enduring effects of abuse and related adverse experiences in childhood. A convergence of evidence from neurobiology and epidemiology. European Archives of Psychiatry and Clinical Neurosciences 256 (3), S. 174–186.

Arnsten, A. (2009): Stress Signaling Pathways that Impair Prefrontal Cortex Structure and Function. Nature Reviews Neuroscience 10, S. 410–422.

Bauer, J. (2013): Das Gedächtnis des Körpers. München: Piper.

Bengel J.; Lyssenko, L. & Rottmann N. (2004): Resilienzforschung. Relevanz für Prävention und Gesundheitsförderung. Bundesgesundheitsblatt 53, S. 1067–1072. DOI 10.1007/s00103-010-1127-7. Online publiziert: 28. September 2010.

Bishop, S. R.; Lau, M.; Shapiro, S.; Carlson, L.; Anderson, N. D. & Carmody, J. et al. (2004): Mindfulness: A proposed operational definition. Clinical Psychology: Science and Practice 11, S. 230–241.

Boos, A. (2007): Traumatische Ereignisse bewältigen. Göttingen: Hogrefe.

Butler, D. (2009): Schmerzen verstehen. Heidelberg: Springer.

Coulter, D. H. (2001): Anatomy of Hatha Yoga. A Manual for Students, Teachers, and Practitioners. Marlboro: Body and Breath, Inc.

Damasio, A. R. (2004): Descartes Irrtum. Berlin: List.

D'Andrea, W.; Ford, J.; Stolbach, B.; Spinazzola, J. & van der Kolk, B. (2012): Understanding Interpersonal Trauma in Children: Why We Need a Developmentally Appropriate Trauma Diagnosis. American Journal of Orthopsychiatry 82 (2), S. 187–200.

Descilo, T.; Vedamurtachar, A. & Gerbarg, P. L. et al. (2010): Effects of a yoga breath intervention alone and in combination with an exposure therapy for post-traumatic stress disorder and depression in survivors of the 2004 South-East Asia tsunami. Acta Psychiatrica Scandinavica, 121, S. 289–300.

Dolan, Y. (1991): Resolving Sexual Abuse. New York: Norton.

Ehlers, A. (1999): Posttraumatische Belastungsstörung. Göttingen: Hogrefe.

Ehring, T. & Ehlers, A. (2012): Ratgeber Trauma und Posttraumatische Belastungsstörung – Informationen für Betroffene und Angehörige. Göttingen: Hogrefe.

Emerson, D. (2012): Yoga Teachers as Part of the Clinical Team (Interview). Yoga Therapy Today, S. 24–25.

Emerson, D. (2015): Trauma-Sensitive Yoga in Therapy. Bringing the body into treatment. New York: Norton.

Emerson, D. (2015): Trauma-Yoga in der Therapie. Die Einbeziehung des Körpers in die Traumabehandlung. Lichtenau: Probst.

Emerson, D. & Hopper, E. (2012): Trauma-Yoga. Heilung durch sorgsame Körperarbeit. Lichtenau: Probst.

Emerson, D.; Sharma, C.; Chaudhry, S. & Turner, J. (2009): Yoga Therapy in Practice. Trauma-Sensitive Yoga: Principles, Practice, and Research. International Journal of Yoga Therapy, No. 19, S. 123–128.

Figley, C. (Hrsg.) (1985): Trauma and Its Wake. Bd. 1. New York: Brunner/Mazel.

Figley, C. (Hrsg.) (1986): Trauma and Its Wake. Bd. 2. New York: Brunner/Mazel.

Fogel, A. (2013): Selbstwahrnehmung und Embodiment in der Körperpsychotherapie. Vom Körpergefühl zur Kognition. Stuttgart: Schattauer.

Ford, J.; Grasso, D.; Greene, C.; Levine, J.; Spinazzola, J. & van der Kolk, B. (2013): Clinical Significance of a Proposed Developmental Trauma Disorder Diagnosis: Results of an International Survey of Clinicians. Journal of Clinical Psychiatry 74 (8), S. 841–849.

Franzblau, S. H.; Smith, M.; Echevarria, S. & van Cantfort, T. E. (2006): Take a breath, break the silence: the effects of yogic breathing and testimony about battering on feelings of self-efficacy in battered women. International Journal of Yoga Therapy, Vol. 16, S. 49–57.

Berufsverband deutscher Yogalehrer (Hrsg.) (2007): Der Weg des Yoga. Handbuch für Übende und Lehrende vom Berufsverband Deutscher Yogalehrer: Petersberg: Via Nova.

Fuchs, C. (2007): Die Geschichte des Yoga. In: Berufsverband deutscher Yogalehrer (Hrsg.) Der Weg des Yoga. Petersberg: Via Nova.

Gerbarg, P. L. (2008): Yoga and neuro-psychoanalysis. In: Anderson, F. S. (Hrsg.): Bodies in treatment: The unspoken dimension (S. 127–150). New York: The Analytic Press.

Grossmann, K. E. & Grossmann, K. (Hrsg.) (2011): Bindung und menschliche Entwicklung: John Bowlby, Mary Ainsworth und die Grundlagen der Bindungstheorie. Stuttgart: Klett-Cotta.

Gunaratana, B. H. (1996): Die Praxis der Achtsamkeit. Eine Einführung in die Vipassana-Meditation. Heidelberg: Kristkeitz.

Härle, D. (2015): Körperorientierte Traumatherapie. Sanfte Heilung mit traumasensitivem Yoga. Paderborn: Junfermann.

Herman, J. L. (1992): Complex PTSD: A syndrome in survivors of prolonged and repeated trauma. Journal of Traumatic Stress 5 (3), S. 377–391.

Herrmann, J. L. (2003): Die Narben der Gewalt. Traumatische Erfahrungen verstehen und überwinden. Paderborn: Junfermann.

Huppertz, M. (2011): Achtsamkeitsübungen: Experimente mit einem anderen Lebensgefühl. Paderborn: Junfermann.

Kabat-Zinn, J. (1990): Full catastrophe living: Using the wisdom of your body and mind to face stress, pain, and illness. New York: Delacorte.

Kabat-Zinn, J. (2007): Im Alltag Ruhe finden. Das umfassende praktische Meditationsprogramm. Freiburg: Herder.

Khalsa Dharma Singh & Stauth, C. (2004): Mediation as Medicine. New York: Simon & Schuster.

Kaminoff, L. (2007): Yoga Anatomie. Ihr Begleiter durch die Asanas, Bewegungen und Atemtechniken. München: riva Verlag.

Levine, P. (1998): Trauma-Heilung: Das Erwachen des Tigers. Unsere Fähigkeit, traumatische Erfahrung zu transformieren. Essen: Synthesis.

Levine, P. (2011): Sprache ohne Worte. Wie unser Körper Trauma verarbeitet und uns in die innere Balance zurückführt. München: Kösel.

Levine, P. & Phillips M. (2013): Vom Schmerz befreit. Entdecken Sie die Kraft Ihres Körpers, Schmerzen zu überwinden. München: Kösel.

Liedl, A. & Knaevelsrud, C. (2008): PTBS und chronische Schmerzen. Entstehung, Aufrechterhaltung und Zusammenhang: ein Überblick. Der Schmerz 22, S. 644–651.

Maercker, A. (2009): Posttraumatische Belastungsstörung. Berlin: Springer.

McGonigal, K. (2012): Schmerzen lindern durch Yoga. Paderborn: Junfermann.

Mischel, W. (2015): Der Marshmallow-Test. München: Siedler Verlag.

OGDEN, P.; MINTON, K. & PAIN, CLARE (2009): Trauma und Körper. Ein sensumotorisch orientierter psychotherapeutischer Ansatz. Paderborn: Junfermann.

PATANJALI (2010): Die Wurzeln des Yoga. Die klassischen Lehrsprüche des Patanjali. München: O.W. Barth.

PUTNAM, F. W. (1997): Dissociation in Children and Adolescents. New York: Guilford Press.

REDDEMANN, L. (2001): Imagination als heilsame Kraft. Zur Behandlung von Traumafolgen mit ressourcenorientierten Verfahren. Stuttgart: Klett-Cotta.

ROHNFELD, E. (2004): Yoga auf dem Stuhl. Ein Übungsbuch für Beruf und Alltag. Petersberg: Via Nova.

ROTHSCHILD, B. (2002): Der Körper erinnert sich. Die Psychophysiologie des Traumas und der Traumabehandlung. Essen: Synthesis.

SANDERSON, C. (2013): Counselling Skills for Working with Trauma. London: Jessica Kingsley.

SAPOLSKY, R. M. (1996): Why Stress Is Bad for Your Brain, Science 273 (5276), S. 749–750.

SARASWATI, SATYANANDA SWAMI (2001): Asana Pranayama Mudra Bandha. Köln: Ananda Verlag.

SCHAUER, M. & ELBERT, T. (2010): Dissociation Following Traumatic Stress Etiology and Treatment. Zeitschrift für Psychologie / Journal of Psychology, Vol. 218 (2), S. 109–127.

SCHAUER, M.; NEUNER, F. & ELBERT, T. (2011): Narrative Exposure Therapy: A Short-Term Treatment for Traumatic Stress Disorders. Cambrigde, MA: Hogrefe.

SEEMANN, H. (2015): Freundschaft mit dem eigenen Körper schließen. Stuttgart: Klett-Cotta.

SEGAL, Z.; WILLIAMS, J. M. & TEASDALE, J. (2012): Mindfulness-based cognitive therapy for depression. New York: Guilford Press.

SIEGEL, D. (2007): Das achtsame Gehirn. Freiamt: Arbor.

SANDERSON, C. (2013): Counseling Skills for Working with Trauma. Healing Sexual Abuse, Sexual Violence and Domestic Abuse. London: Jessica Kingsley.

STREETER, C. C.; JENSEN, E. J. & PERMUTTER, R. M. et al. (2007): Yoga Asana Sessions Increase Brain GABA Levels: A Pilot Study. Journal of Alternative and Complementary Medicine 13 (4), S. 419–426.

TRÖKES, A. & KNOTHE, B. (2014): Neuro-Yoga. München: O. W. Barth.

VAN DER KOLK, B. A.; MCFARLANE, A. & WEISAETH, L. (2000): Traumatic Stress. Grundlagen und Behandlungsansätze. Theorie, Praxis, Forschung zu posttraumatischem Stress und Traumatherapie. Paderborn: Junfermann.

VAN DER KOLK, B. A. (2005): Developmental Trauma Disorder. Psychiatric Annals, S. 401–408.

VAN DER KOLK, B. A. (2009): Yoga and Post-Traumatic Stress Disorder: An Interview. Integral Yoga Magazine, S. 12–13.

VAN DER KOLK, B. A. (2016): Verkörperter Schrecken. Lichtenau: Probst.

WEBER, M.A. (2009): Achtsamkeit – ein Begriff zwischen den Welten. Teil 1: Zur Psychologie buddhistischer Geistesgegenwart. Transpersonale Psychologie und Psychotherapie. 15/2, S. 71–82.

WELLENSIEK, S. K. (2010): Handbuch Integrales Coaching. Weinheim: Beltz.

WÖLLER, W. (2006): Trauma und Persönlichkeitsstörungen. Stuttgart: Schattauer.

WOLZ-GOTTWALD, E. (2013): Yoga-Philosophie-Atlas. Erfahrung ursprünglicher Bewusstheit. Petersberg: Via Nova.

WYLIE, M.S. (2004): The limits of talk. Psychotherapy Networker 28 (1), S. 30–41.

Die Autorin

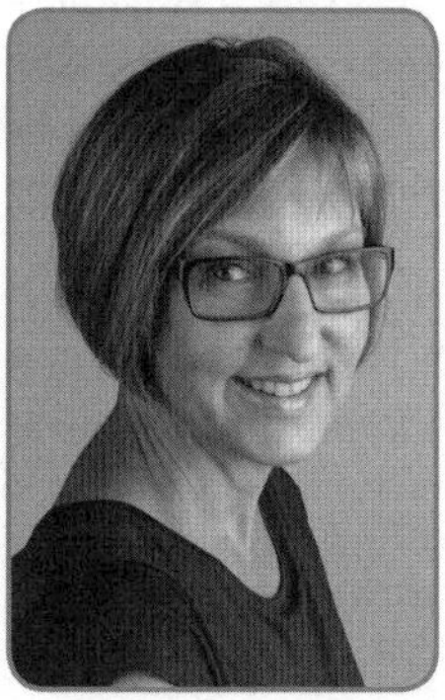

Nach dem Studium der Ernährungswissenschaft an der Universität Gießen mit Schwerpunkt Ernährungsberatung und Ernährungspsychologie betrieb Dagmar Härle gemeinsam mit sechs Mitarbeitenden eine Praxis für Ernährungsberatung in Friedrichshafen am Bodensee. In dem Wunsch, ihre Klienten noch gezielter beraten und unterstützen zu können, absolvierte sie eine Ausbildung in klientenzentrierter Gesprächstherapie nach Rogers sowie zur Lehrtrainerin und zum Lehrcoach (DVNLP) und bildete sich darüber hinaus in Verhaltenstherapie und Gruppendynamik weiter.

Im Laufe dieser Tätigkeit wuchs ihr Interesse an der menschlichen Psyche, und daher nahm sie 1995 das Angebot an, in München als Trainerin und Coach für Persönlichkeitsentwicklung und Kommunikation zu arbeiten, und sie bildete sich in systemischer Beratung sowie in Familien- und Organisationsaufstellung weiter. In dieser Zeit begann auch ihre Begeisterung für Yoga, und so machte sie ihre erste Ausbildung zur Yogalehrerin, auf die später eine zweite folgte.

Ihre Ehe mit einem Schweizer führte Dagmar Härle 2004 nach Basel. Im Rahmen ihrer Tätigkeit als Gesprächstherapeutin und Coach begegneten ihr dort häufig Menschen, die unter den Folgen früher Traumatisierungen litten. Die positiven Erfahrungen der eigenen Yogapraxis ließen sie nach einem körperorientierten Weg suchen, diesen Menschen zu helfen. Im Somatic Experiencing (SE) von Peter Levine eröffnete sich ihr dieser Weg. Nach erfolgter Ausbildung und einer Weiterbildung in EMDR erhielt sie von der Universität Zürich die Zulassung zum Masterstudium für Psychotraumatologie.

Bereits während des Studiums setzte Dagmar Härle Yoga in der Traumatherapie in Gruppen und im Einzelsetting wirksam ein. In dem Buch *Trauma-Yoga – Heilung durch sorgsame Körperarbeit* von David Emerson und Elizabeth Hopper fand sie dafür bestärkende Hinweise. Die Weiterbildung in Boston am Trauma Center von Bessel van der Kolk zum cert. Facilitator TC-TSY (Traumasensitive Yoga – Trauma Center) wurde zu einem weiteren wichtigen Baustein zum Verständnis der Zusammenhänge zwischen Körper, Geist und Emotionen.

Dagmar Härle arbeitet als körperorientierte Traumatherapeutin in eigener Praxis und bietet Weiterbildung in TSY an.